"十二五"职业教育国家规划教材

经全国职业教育教材审定委员会审定

供中等职业教育护理等医学相关专业使用

健 康 评 估

（第 3 版）

主　编　王　峰

副主编　赵宇航　苍　薇　何晓彬

编　者　（按姓氏汉语拼音排序）

苍　薇（黑龙江省林业卫生学校）

陈铁清（朝阳市卫生学校）

丁　芳（孝感市孝南区广场街道社区卫生服务中心）

何晓彬（梧州市卫生学校）

呼建峰（吕梁市卫生学校）

计亚萍（桐乡市卫生学校）

贾　玲（长治卫生学校）

李　丽（桂林市卫生学校）

刘志超（百色市民族卫生学校）

王　峰（湖北职业技术学院）

王春洋（通化市卫生学校）

严正梅（文山州卫生学校）

赵宇航（沈阳市中医药学校）

周晓斌（南宁市卫生学校）

科 学 出 版 社

北 京

内 容 简 介

本教材是"十二五"职业教育国家规划教材，根据中职护理专业培养目标与技能要求，结合最新国家护士执业资格考试大纲编写而成。主要内容有健康史评估、常见症状评估、心理与社会状况评估、身体状况评估、实验室检查、心电图检查及影像学检查。本教材内容贴近临床实践，通俗易懂，图文并茂，具有很强的可读性与适用性。健康评估是介于基础课程和临床课程之间的桥梁课程，涉及大量的基础医学知识和人文社会知识，同时又是各临床护理课程的基础，是中职护理专业的主干课程。本次再版增加了考点、链接、医者仁心模块，对重点内容运用图表进行归纳总结，并对前版图片进行了更新，方便学生更好地把握学习重点、扩展知识面，同时将思政教育融入教材，培养学生树立正确的世界观、人生观、价值观。本教材配套数字资源，读者可通过多种途径访问"中科云教育"平台获取数字化课程学习资源。

本教材可供中等职业教育护理等医学相关专业使用。

图书在版编目（CIP）数据

健康评估 / 王峰主编 . —3 版 . —北京：科学出版社，2021.11
"十二五"职业教育国家规划教材
ISBN 978-7-03-069005-0

Ⅰ . 健… Ⅱ . 王… Ⅲ . 健康－评估－中等专业学校－教材 Ⅳ . R471

中国版本图书馆 CIP 数据核字（2021）第 104707 号

责任编辑：邱 波 王昊敏 / 责任校对：杨 赛
责任印制：李 彤 / 封面设计：涿州锦晖

科 学 出 版 社 出版
北京东黄城根北街16号
邮政编码：100717
http://www.sciencep.com

北京中科印刷有限公司 印刷
科学出版社发行　各地新华书店经销

*

2012 年 4 月第 一 版　开本：850×1168 1/16
2021 年 11 月第 三 版　印张：12 1/2
2023 年 8 月第 六 次印刷　字数：294 000
定价：69.80元
（如有印装质量问题，我社负责调换）

前　言

党的二十大报告指出"人民健康是民族昌盛和国家强盛的重要标志。把保障人民健康放在优先发展的战略位置，完善人民健康促进政策。"贯彻落实党的二十大决策部署，积极推动健康事业发展，离不开人才队伍建设。"培养造就大批德才兼备的高素质人才，是国家和民族长远发展大计。"教材是教学内容的重要载体，是教学的重要依据、培养人才的重要保障。本次教材修订旨在贯彻党的二十大报告精神，坚持为党育人、为国育才。

时光荏苒，由科学出版社出版的中职护理专业教材《健康评估》第2版已有6个年头了，6年间，一些疾病防治指南已更新，部分疾病的名称、分类及一些医学术语发生了变化，国家护士执业资格考试大纲数次修订，教材使用者也提出了很多建议，科学出版社组织开展教材修订正适时。本次修订中，我们查阅了大量的文献资料，更新了陈旧的内容，采纳了教材使用者的合理化建议，删除了超越中职护理及相关专业教学大纲的自测题。同时，我们将课程思政融入教材中，增添了医者仁心模块；为帮助广大学生顺利通过护士执业资格考试，本次修订增添了考点模块；为拓展学生的知识面，增添了链接模块；"中科云教育"平台的数字化资源实现了纸质教材与数字教材有机结合。本教材共8章，主要内容包括绪论、健康史评估、常见症状评估、心理与社会状况评估、身体状况评估、实验室检查、心电图检查及影像学检查。本教材内容简洁，配有大量彩色图片，可看图识意，重点难点内容使用表格进行归纳总结，适合中等职业教育护理等医学相关专业学生学习。

中等职业教育护理等医学相关专业学生就业主要定位于基层医疗机构，鉴于我国医疗卫生实践中护理工作的实际情况，我们建议在教学活动中除健康史采集、心电图描记及基本生命体征测量为必需的实训项目外，其他实训项目可根据本地及学校实际情况酌情开展，把教学的重点放在身体异常状况临床意义的理解上。

本教材编者多具有高级职称，教学经验丰富，有丰富的教材编写经历。本教材在编写过程中得到了科学出版社、参编单位各级领导和有关专家的大力支持，在此一并致以衷心的感谢。限于编者的知识水平和教学经验，书中可能存在疏漏和不当之处，恳请广大读者不吝指教，以便修正完善。

王　峰

2023 年 8 月

配 套 资 源

欢迎登录"中科云教育"平台，**免费**数字化课程等你来！

本教材配有图片、视频、音频、动画、题库、PPT 课件等数字化资源，持续更新，欢迎选用！

"中科云教育"平台数字化课程登录路径

电脑端

> 第一步：打开网址 http://www.coursegate.cn/short/YS5I3.action
> 第二步：注册、登录
> 第三步：点击上方导航栏"课程"，在右侧搜索栏搜索对应课程，开始学习

手机端

> 第一步：打开微信"扫一扫"，扫描下方二维码

> 第二步：注册、登录
> 第三步：用微信扫描上方二维码，进入课程，开始学习

PPT 课件：请在数字化课程各章节里下载！

目　　录

第 1 章

绪 论

健康评估是以个体、家庭或社区等评估对象，研究现存的或潜在的健康问题的生理、心理及其社会适应等方面的基本理论、基本技能和临床思维方法的学科。本课程是基础护理学与临床护理学的桥梁，是临床各科护理学的基础，是护理专业的核心课程之一。评估的目的是识别患者的护理需要、临床问题或护理诊断，评价治疗和护理的效果。全面、完整、准确地评估是确保高质量护理的前提条件。

一、健康评估的基本内容

健康评估研究范围主要包括健康问题评估的方法、步骤及技术；健康评估相关理论；健康评估各项具体工作的操作规程和标准；健康评估资料的收集、分析、保存和利用；健康评估学科的发展方向等。健康评估包括以下主要内容。

1. 健康史评估　健康史采集是健康评估资料的重要组成部分，主要包括一般资料、主诉、目前健康史、既往健康史、目前用药史、成长发展史、家族健康史和系统回顾等。

2. 心理与社会状况评估　护理的对象是人，人的心理、社会功能对人的生理健康有着重要的影响。因此，心理、社会评估是健康评估的重要组成部分，客观而准确的心理、社会评估是整体护理的前提条件之一（本部分内容在本套教材《医护心理学基础》中有详尽讲解，故本书不做详细介绍）。

3. 常见症状评估　症状是人体对机体功能异常的主观感觉或体验。症状是疾病本质的外部表现，症状的出现常提示疾病的存在，是认识疾病的向导，能为健康评估提供重要依据，是医患交谈中重点收集并评估的内容。

4. 身体状况评估　是评估者运用自己的感官或借助简单辅助工具，如体温计、血压计、听诊器等，对患者进行全面细致的检查，从而作出健康或疾病状况判断。检查中发现的机体异常表现称为体征，如肺部湿啰音、心脏杂音、肝脾肿大等。作为客观资料，体征是形成护理诊断的重要依据。

5. 辅助检查　包括实验室检查、影像学检查（X线检查、超声检查）、心电图检查等。其检查结果作为客观资料的重要组成部分，可为护士评估患者健康状况提供重要依据。

6. 护理诊断及护理病历　分析资料、作出合理的诊断是健康评估的关键环节。收集、核实、整理资料是作出正确诊断的基础。书写护理病历是护士对所收集到的患者资料，通过整理、分析，按照规范化格式书写的记录，是从事护理工作的基本技能（本部分内容在本套教材《护理学基础》中有详尽讲解，故本书不做介绍）。

二、健康评估的学习方法和要求

健康评估是一门实践性很强的学科，教学方法和基础课程有很大的不同，强调实践技能的训练，学习过程中学生应注重将课堂学到的理论知识转化为从事临床护理实践的能力，学会以整体评估的思维模式确认患者的健康问题和护理需求。同时还应注重自身素质的培养，学会与人沟通和交流，学会关爱尊重患者。学习本课程的基本要求如下。

1. 基本概念清楚，基本技能熟练，基本知识牢固。

2. 掌握健康评估的基本方法，学会通过交谈和身体评估收集资料。

3. 能独立进行系统的、全面的、规范的身体评估，评估结果准确。

4. 学会各项实验室检查的标本采集方法，了解其结果的临床意义。

5. 学会心电图检查的操作，能初步识别正常心电图与常见异常、危重心电图的表现。

6. 熟悉影像学检查的患者准备及护理，了解其结果的临床意义。

（苍　薇）

| 第 2 章 |
健康史评估

第 1 节　健康史评估方法及注意事项

案例 2-1

　　实习护士小林对新入院患者进行健康史采集，"您好，李大爷。听说您肚子疼，是不是胃不舒服？""您是不是吃完饭后疼得比较厉害？""有没有反酸嗳气、里急后重的症状？"

问题：1. 健康史采集过程中存在哪些问题？

　　　　2. 小林应如何正确采集患者的健康史？

　　健康史是关于患者目前、过去健康状况及生活方式的主观资料。健康史评估是护理程序的第一步，主要采用问诊的方式，护士通过与患者的交谈，有目的、有计划、系统地采集患者的健康资料，从而了解患者疾病发生发展、诊疗护理经过及既往健康状况等健康史资料。它是认识疾病的开始，也是获得护理诊断的重要手段之一，同时为进一步评估提供线索。

一、问诊的方法、过程与技巧

（一）问诊的方法

　　护士问诊应从患者主诉开始，有目的、有层次、有顺序、逐步深入地进行询问。问诊主要有以下两种方式。

　　1. 开放式提问　用于提问比较笼统、范围较广的问题，问句中不包含要回答的内容，患者不能用"是"或"不是"来回答，只能根据具体情况叙述其病情。开放式提问常用于对现病史、既往史等开始提问时使用。例如，"您感到哪儿不舒服？您病了多长时间了？""以往曾患过什么病？"这样的问题有利于患者主动、自由地叙述，护士也能获得客观、完整的资料。但开放式提问因内容复杂，要求患者具有一定的语言表达能力，护士也要花费较多的时间耐心倾听。

　　2. 封闭式提问　这种提问方式比较具体，提问直接简单，只要求患者回答"是"或"不是"即可。例如，"您精神好不好？""您经常腹痛吗？"这种提问方式回答内容已包含在问句中，护士难以获得问句以外的信息。

（二）问诊的过程

　　1. 准备阶段　在问诊前，护士应查阅患者的资料（包括患者门诊、急诊病历等），了解患者的基本情况，预测交谈中可能出现的问题及需要采取的相应措施。营造轻松、和谐的环境，同时注意保护患者隐私，并选择适当的时间进行交谈。

2. 问诊开始　问诊一般从礼节性的交谈开始，根据患者的年龄、性别、职业等选择合适的称呼，应避免以床号称呼患者。护士应先做自我介绍（佩戴胸牌是很好的自我介绍的方式），讲明自己的职责，让患者了解护士身份，促进良好的护患关系的建立（图 2-1）。

3. 深入交谈　一般从主诉开始，有目的、有层次、有顺序、逐步深入地进行询问。选择一般性易于回答的开放性问题，如"您感到哪里不舒服？""您不舒服是从什么时候开始？"这样开放式提问常在交谈的开始进行。耐心倾听患者的叙述后，逐步提出比较有针对性的问题，可采用封闭式提问，如"您曾经有过类似的头痛经历吗？""您的头痛是阵发性还是持续性？"要求患者回答"是"或"不是"（图 2-2）。

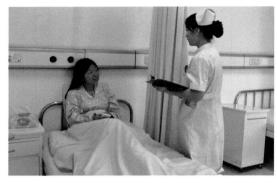
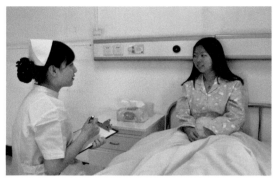

图 2-1　向患者进行自我介绍　　　　图 2-2　正式交谈

4. 结束阶段　问诊结束前，护士应简要复述本次交谈的重点内容，对患者提出的疑虑做出必要的解释。如果护士碰到自己不清楚或不能及时回答的问题，应告知患者待自己去查阅资料或请教医生后再回答，或指导患者去何处能解决这一问题。最后询问患者"请问您还有什么事要说吗？"谈话结束后，对患者的配合表示感谢，"您的情况我已经大致了解，谢谢您的配合。"如有必要可预约下次谈话的时间、内容等。

（三）问诊的技巧

为确保所获病史资料的准确性，在问诊过程中必须对含糊不清、存有疑问的内容及时核实，常用以下技巧。

1. 澄清　要求患者对模棱两可或含糊不清的内容做进一步的解释和说明，以求取得更具体、更确切的信息。例如，"您说您每天都要喝酒，您能否说具体一点，比如喝的什么酒、每天喝多少？"

2. 复述　以护士自己的表达方式重复患者所说的内容，如患者说"昨天晚上我觉得很难受，胸口很闷，睡不着"。护士可以说"您是说您昨天晚上感到胸闷，是吗？"

3. 反问　以询问的口气重复患者所说的话，从而鼓励患者提供更多的信息。

4. 质疑　当患者所说的情况与护士所见的不一致或患者前后所说的情况不一致时，使用质疑探究原因。例如，"您说您对治疗很有信心，可我看见您总是闷闷不乐，能告诉我这是为什么吗？"

5. 解析　对患者提供的信息进行分析和推论，并与其交流，患者可对护士的解析确认、否定或提供另外的解释。

考点　问诊的方法及问诊技巧

二、问诊的注意事项

（一）态度友善，尊重患者

得体的仪表、礼节和友善的举止，有助于和患者建立和谐的关系，获得患者信任，甚至让患者讲出原本想隐瞒的敏感事情。护士在问诊过程中，应适当微笑或者赞许地点头示意。问诊中记录要简单、快速，不要只埋头记录，必要时要与患者进行眼神交流。交谈时采用前倾姿势以表示注意倾听。尊重患者的隐私权，如患者不愿回答的问题，不应强迫回答，如果是重要的资料需向患者做充分的解释，并承诺保密以解除其顾虑；避免使用对患者有不良刺激的语言和表情，如"难治""麻烦"或摇头、皱眉等。

（二）尽量避免使用医学术语

护士问诊应使用患者能够理解、通俗易懂的语言，避免使用医学术语，如隐血、发绀、黄疸、里急后重等，以免导致病史资料不确切、不完整。有时，可对术语作出适当解释后再使用，如"您是否有过血尿，换句话说有没有尿色变红的情况？"

（三）避免使用暗示诱导性提问

不正确的提问可能得到错误的信息或遗漏有关的资料。护士应避免使用诱导性或暗示性提问，如"您是下午发热吗？""您的大便是黑色的吗？"正确的提问应是"您在什么时候发热？""您的大便是什么颜色？"

（四）注意文化背景

不同文化背景的人在人际沟通方式上存在明显的文化差异，因此护士应了解自己与患者之间的文化差异，充分理解和尊重患者的文化背景和价值观，灵活应用问诊方式，否则将影响问诊结果。

（五）特殊患者的问诊

1.病情危重患者　在做简单的询问后，应立即抢救，详细的健康史采集应待患者病情稳定后再做补充或由其他知情者提供。

2.焦虑和抑郁患者　鼓励患者说出其真实感受，注意其语言和非语言的各种异常线索。

3.愤怒和敌意患者　当患者对医护人员表现不满或怀有敌意时，护士一定不能发怒，也不要认为自己受到侮辱而耿耿于怀，应采取坦然、理解、不卑不亢的态度，尽量发现患者发怒的原因并予以适当的解释，切勿使其迁怒他人或医院其他部门。

4.老年患者　老年人因体力、视力、听力都有所减退，对问诊有一定的影响。因此，问诊时要注意语言简单易懂，语速放慢，音量提高，必要时适当重复。

5.精神疾病患者　大多精神疾病患者对自己的病缺乏自知力，甚至不认为自己患有精神障碍。采集病史时，最重要的是取得患者信任，不能直接否认患者的病态体验。此外，还可从患者家属或相关人员处获得病史资料。

考点 问诊注意事项

医者仁心　　　　　　　　　**细心护理**

　　火神山医院护理部副主任宋彩萍，细心观察每一位患者的情绪变化并适时给予安抚慰藉。当发现老年患者胃口不好时，宋彩萍立即协调保障人员多准备柔软易消化的食物，并特意要求给每位患者增加一碗鸡蛋羹……这种专业化和有温度的暖心护理，不仅为患者及时补充了营养，还给他们带去了极大的心理安慰。20多位患者纷纷写信表达感激之情，"看不清你的脸庞，但我记住了你照顾我的样子！""你就是白衣天使，为我们带来爱和希望。"抗疫一线护士的各种暖心举动，像是穿透黑暗的一束光，让患者看到了阳光和希望。诚如南丁格尔所说，护理是一项最精细的艺术，要靠高洁的护风和高尚的护德铸就。

第 2 节　健康史内容

案例 2-2

　　患者，女，75岁，因"咳嗽、咳黄绿色脓痰1周，发热2天"入院。既往有慢性支气管炎、慢性阻塞性肺疾病15年。患者受凉感冒后出现咳嗽、咳痰、发热症状，体温39℃，呼吸急促，被家人送入院就诊。

问题：1. 患者目前主要的主诉是什么？

　　　　2. 为了全面评估患者情况，护士还需要采集哪些健康史？

一、一般资料

　　一般资料包括患者的姓名、性别、年龄、民族、职业、婚姻、籍贯、文化程度、工作单位、家庭住址及电话、入院日期、记录日期、入院方式、入院诊断、病史供述人、可靠程度等。若病史陈述者不是患者本人，则应注明与患者的关系。

二、主诉

　　主诉是患者感受最主要的痛苦或最明显的症状和（或）体征及持续时间，也是本次就诊的最主要原因。主诉记录应简明扼要，一般不超过20个字，或不超过3个主要症状，同时注明主诉自发生到就诊的时间，如"头痛1周、发热3天"，尽可能用患者自己描述的症状，而不是诊断名词，如"糖尿病两年应记录为"多饮、多食、多尿、消瘦两年"。除非特殊情况，如乳腺癌术后化疗可作为主诉。若主诉包括前后不同时间出现的几个症状，按其发生的先后顺序记录，如"反复上腹部疼痛3天，加重伴呕血3小时"。

三、现病史

　　现病史是健康史的主要部分，围绕患者主诉，详细描述疾病的发生、发展、演变及诊治、护理的全过程，主要包括以下内容。

（一）起病情况与患病的时间

　　起病情况包括起病的环境、具体时间（指起病到就诊或入院的时间）、起病急或缓，有无与本病有关的明显病因（如外伤、中毒、感染等）及诱因（如气候变化、环境改变、情绪、饮食失调等）。

（二）主要症状特点及病情发展过程

主要症状特点及病情发展过程包括主要症状出现的部位、性质、持续时间和严重程度、缓解或加重的因素；患病过程中主要症状的变化及有无新症状的出现等。

（三）伴随症状

伴随症状指与主要症状同时或随后出现的其他症状，包括具有鉴别诊断意义的阳性（或阴性）的症状（或体征），应记录其发生的时间、特点、演变情况、与主要症状之间的关系等。

（四）诊疗及护理经过

患病后曾在何时、何地做过何检查，有何结果及诊断何种疾病，已接受治疗者，应询问治疗方法，所用药名称、剂量和疗效，已采取的护理措施及其效果等。

（五）一般情况

患病后的精神状态、体力、食欲及食量的改变、睡眠与大小便等情况。这些内容对全面评估患者病情变化和预后及选择护理措施是不可缺少的。

考点　主诉和现病史的主要内容

四、既　往　史

既往史包括患者既往的健康状况和患过的疾病（包括各种传染病）、外伤手术史、预防接种史，以及对药物、食物和其他接触物的过敏史等，特别是与现病史有密切关系的疾病。记录顺序一般按年月的先后顺序排列。诊断明确者可用病名并加引号；诊断不明确者，可简述其症状、体征和转归。

五、用　药　史

用药史是指患者过去和目前所用过药物的名称、时间、剂型、用法、用量、效果及不良反应等。询问患者的用药史有助于正确适当地指导患者用药，避免发生药物过敏反应及因使用不当或过量而导致的毒性反应。

六、个　人　史

（一）出生及成长情况

出生及成长情况包括出生地、居住地、有无疫区和地方病流行区居住史、成长过程中有无特殊问题等。

（二）生活习惯与行为方式

患者的生活习惯和行为方式，包括受教育情况、经济和社交状况、生活习惯与嗜好、活动与休息情况等，烟酒嗜好及摄入量，有无吸毒史及毒物种类，有无不洁性生活史，是否患过性病等。

（三）职业及工作条件

职业及工作条件包括工种、劳动环境、对工业毒物的接触情况及时间。

七、婚 姻 史

询问是否结婚，结婚年龄，配偶健康状况，性生活情况等。如丧偶，应询问死亡年龄、原因和时间。

八、月经史和生育史

（一）月经史

对已进入青春期或其后的女性应询问月经初潮年龄、月经周期、行经期、月经量、颜色，有无血块、痛经与白带，末次月经日期，绝经年龄。记录格式如下：

$$初潮年龄\frac{行经期(天)}{月经周期(天)}末次月经时间或绝经年龄$$

例：

$$14\frac{5\sim7天}{28\sim30天}2020年1月20日(或53岁)$$

（二）生育史

生育史包括妊娠与生育次数，有无人工或自然流产，有无早产、手术分娩或死胎等。

九、家 族 史

家族史包括父母、同胞兄弟、姐妹及子女的健康与疾病情况，特别要询问是否有与患者类似的疾病及有无与遗传有关的疾病，如糖尿病、血友病、高血压等。对已死亡的直系亲属要询问死亡的原因和年龄。

自 测 题

A₁/A₂ 型题

1. 健康史评估资料的主要来源是
   A. 既往的各种健康记录
   B. 各种实验室及其他检查报告
   C. 患者本身
   D. 亲朋好友
   E. 其他医护人员

2. 健康史采集过程中，不正确的提问语言是
   A. 您这次发病感到最痛苦的不适是什么

   B. 你的腹痛是在左边吗
   C. 您的牙齿能咬开坚硬的果壳吗
   D. 您近来食欲如何
   E. 您有药物过敏情况吗

3. 关于问诊，下列叙述错误的是
   A. 问诊是采集健康史的重要手段
   B. 问诊一般从主诉开始，有目的有序地进行
   C. 问诊要全面，重危患者更应详细询问后再处理

D. 问诊中应注意与患者的非语言沟通

E. 问诊时要避免暗示诱导

4. 下列问诊技巧不正确的是

A. 开始提出一般性问题

B. 提问时注意条理性

C. 避免重复提问

D. 首次问诊前应做自我介绍

E. 若患者对问题答案模糊不清时，可对其稍加诱导

5. 为了保证问诊结果的有效性，问诊过程中，不应该采取的方式是

A. 复述患者的内容

B. 可以恰当的方式打断患者

C. 澄清相关内容

D. 对患者的内容马上表示怀疑

E. 对患者相关问题进行解析

6. 主诉的基本内容应反映

A. 主要症状及发病时间

B. 主要症状或体征及持续时间

C. 主要症状及伴随症状

D. 患者就诊时的症状和体征

E. 主要症状或体征及伴随症状

7. 下列主诉内容书写不正确的是

A. 进行性吞咽困难两个月

B. 上腹部肿块 3 个月

C. 反复左上腹钝痛 1 年

D. 劳累后心悸两年，加重伴下肢水肿

E. 不规则发热 1 个月

8. 描述主要症状的特点时不正确的是

A. 主要症状的性质

B. 主要症状出现的部位

C. 主要症状的诱因、缓解及伴随症状

D. 主要症状出现的程度及持续时间

E. 主要症状应包括一般情况

9. 现病史不包括

A. 主要症状特征

B. 起病情况与患病时间

C. 伴随症状

D. 既往诊疗经过

E. 病因与诱因

10. 生育史内容不包括

A. 妊娠生育次数及年龄

B. 有无不洁性交史

C. 有无人工或自然流产

D. 计划生育

E. 分娩及有无死产、手术分娩、产褥感染

（何晓彬）

| 第 3 章 |
常见症状评估

症状是指患者对机体生理功能异常的自身体验和感觉。症状是健康状况的主观资料，是健康史的重要组成部分，是医患交谈中重点收集并评估的内容。主要症状既是评估健康的重要依据，也是反映健康状态的重要指标。本章主要是对常见症状的临床表现进行评估，分析其可能的病因，总结其评估要点，并提出护理诊断及相关护理问题。

第 1 节 发 热

 案例 3-1

患者，男，25 岁。高热 2 天入院。3 天前下班路上突遭大雨，2 天前出现寒战、高热，自测体温 39.5℃，有鼻塞、咽痛、咳嗽症状。自感乏力、食欲减退、全身肌肉酸痛。

问题：该患者主要的护理诊断有哪些？

体温一般指人体内部的温度，正常人的体温受下丘脑体温调节中枢调控，并通过神经、体液调节等使体内产热和散热过程动态平衡，使体温保持在相对恒定的范围内。体温调节中枢受致热原的作用，或体温调节中枢功能紊乱，使人体产热增多，散热减少，体温升高超过正常范围，称为发热（fever）。

正常体温在不同个体间略有差异，并受昼夜节律、年龄、性别、活动程度及机体内外环境的影响而稍有波动，但 24 小时内一般波动范围不超过 1℃。

一、病 因

发热的病因分为感染性和非感染性两大类，以前者多见。

（一）感染性发热

各种病原体感染均可引起发热。常见的病原体包括细菌、病毒、支原体、立克次体、螺旋体、寄生虫、真菌等，其中以细菌感染较常见。

（二）非感染性发热

常见的有以下几种原因。

1. 无菌性坏死物质的吸收　如大面积烧伤，大手术后组织损伤，内出血，恶性肿瘤，血管栓塞或血栓形成引起的心、肺、脾等梗死或肢体坏死等。

2. 抗原 - 抗体反应　如风湿热、血清病、药物热、结缔组织病等免疫性疾病。

3. 内分泌与代谢性疾病　如甲状腺功能亢进症、重度脱水等。

4. 皮肤散热障碍　如慢性心力衰竭、广泛性皮炎、鱼鳞病所致的发热，多为低热。

5.体温调节中枢功能紊乱　如中暑、重度镇静催眠药中毒、脑出血等，由体温调节中枢直接受损而致，典型特点是高热无汗。

6.自主神经功能紊乱　属于功能性发热，多为低热，如感染后低热、夏季低热、生理性低热（如精神紧张、剧烈运动后、月经前及妊娠初期）等。

二、发 生 机 制

（一）致热原性发热

致热原性发热是导致发热的主要因素，分为以下两类。

1.外源性致热原　各种病原体及其产物、炎性渗出物及无菌性坏死组织、抗原－抗体复合物、某些类固醇致热原等通过激活血液中的中性粒细胞、嗜酸性粒细胞和单核吞噬细胞系统，使之产生内源性致热原而使体温升高。

2.内源性致热原　又称白细胞致热原，如白细胞介素（白介素）、肿瘤坏死因子、干扰素等，通过血脑屏障直接作用于体温调节中枢，使产热增多，散热减少，体温升高引起发热。

（二）非致热原性发热

体温调节中枢直接受损，或存在引起产热过多或散热减少的疾病，如颅脑外伤、甲状腺功能亢进症、心力衰竭等。

三、临 床 表 现

（一）发热的过程

发热的临床经过一般分为三个阶段。

1.体温上升期　此期特点是产热大于散热，体温上升，为发热的早期阶段。临床表现为皮肤苍白、干燥无汗、疲乏、肌肉酸痛、畏寒或寒战等。体温上升有两种形式。

（1）骤升型：体温急剧升高，数小时内达39～40℃或以上，常伴寒战，小儿可伴有惊厥，见于大叶性肺炎、疟疾、败血症、急性肾盂肾炎、输液反应及某些药物反应等。

（2）缓升型：体温逐渐上升，在数天内达高峰，多不伴有寒战，见于伤寒、结核病等。

2.高热期　此期特点是产热和散热过程在较高水平上保持相对平衡。发热持续时间因病因不同而异，如疟疾可持续数小时，流行性感冒可持续数天，伤寒则持续数周。临床表现为皮肤潮红、灼热、呼吸深快，寒战消失而开始出汗并逐渐增多。

3.体温下降期　此期特点是散热大于产热，由于病因消除，体温下降并恢复至正常，临床表现为皮肤潮湿、多汗。由于出汗多，如果液体入量不足，可引起脱水甚至休克。体温下降有两种形式。

（1）骤降型：体温在数小时内迅速降至正常，伴有大量出汗，见于大叶性肺炎、疟疾、输液反应及某些药物反应等。

（2）渐降型：体温在数天内逐渐降至正常，见于伤寒、风湿热等。

考点　发热的三个阶段的特点

（二）发热的分度

以口腔温度为标准，可将发热分为：①低热，37.3～38.0℃。②中热，38.1～39.0℃。

③高热，39.1 ～ 41.0℃。④超高热，41.0℃以上。

考点 发热的分度

（三）常见的热型

将发热患者在不同时间测得的体温数值分别记录在体温单上，将各数值点连接起来形成体温曲线，该曲线的不同形状（形态）称为热型。不同的发热性疾病可表现为不同的热型，热型有助于发热病因的诊断和鉴别诊断。常见的热型有以下几种。

1. 稽留热　体温维持在 39 ～ 40℃或以上达数天或数周，24 小时内波动范围不超过 1℃（图 3-1），常见于大叶性肺炎、伤寒等。

2. 弛张热　又称败血症热型，体温常在 39℃以上，波动幅度大，24 小时内波动范围超过 2℃，最低体温仍高于正常水平（图 3-2），常见于败血症、风湿热、严重化脓性感染及重症肺结核等。

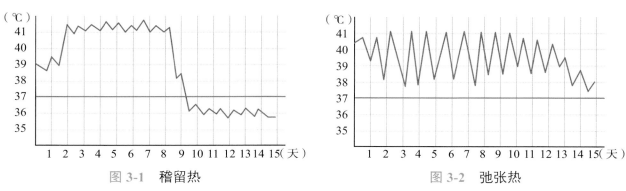

图 3-1　稽留热　　　　　　　　　　　图 3-2　弛张热

3. 间歇热　高热期与无热期交替出现，无热期可持续数天，如此反复（图 3-3），常见于疟疾、急性肾盂肾炎等。

4. 波状热　体温逐渐升达 39℃或以上，持续数天后又渐降至正常水平；数天后体温又逐渐上升，如此反复多次（图 3-4），常见于布鲁氏菌病。

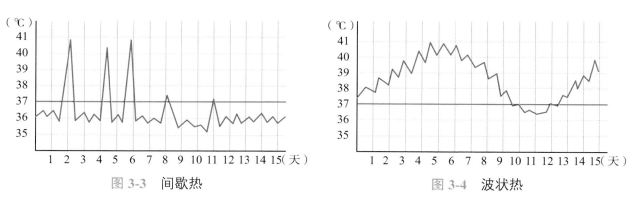

图 3-3　间歇热　　　　　　　　　　　图 3-4　波状热

5. 回归热　体温骤升至 39℃或以上，持续数天后又骤降至正常水平。高热期与无热期各持续数天后规律性交替一次（图 3-5），常见于霍奇金淋巴瘤等。

6. 不规则热　发热的体温曲线无一定规律（图 3-6），常见于结核病、风湿热、渗出性胸膜炎、支气管肺炎等。

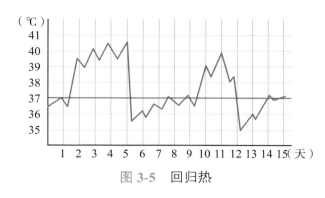

图 3-5　回归热

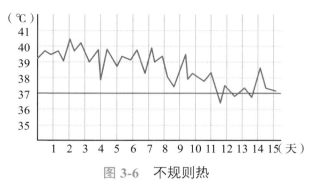

图 3-6　不规则热

考点　常见热型的鉴别

四、护理评估

1. **发热的程度、热期和热型**　定时测量体温，绘制体温曲线，观察发热的程度、热期，注意有无特征性热型。评估时应注意年龄差异、女性月经周期，以及运动、情绪和环境对体温的影响。例如，育龄期女性体温在月经期较平日稍低，而在月经期前和妊娠期稍高等；体力活动、进餐、情绪激动等因素可使体温暂时升高，睡眠、饥饿等时体温稍低。

2. **伴随症状**　发热伴寒战见于疟疾、肺炎链球菌肺炎、败血症、急性溶血、急性胆囊炎、输液反应等；先发热后昏迷多见于流行性乙型脑炎、流行性脑脊髓膜炎等中枢神经系统感染及中毒性痢疾、中暑等，先昏迷后发热多见于脑出血、巴比妥类药物中毒；发热伴有淋巴结肿大、肝大、脾大可见于淋巴瘤、白血病、传染性单核细胞增多症等。

3. **病情观察及心理评估**　对高热期患者，要动态观察脉搏、呼吸、血压和意识状态，以判断高热对机体重要器官的影响及程度；体温下降期的患者，尤其是应用解热药或年老体弱者，要记录 24 小时出入量，观察有无口渴、皮肤干燥及弹性减弱、眼球凹陷、尿量减少、谵妄、狂躁、幻觉等脱水情况。此外，还应评估患者有无紧张、焦虑等心理反应。

五、主要护理诊断 / 问题

1. **体温过高**　与病原体感染有关；与体温调节中枢功能障碍有关；与自主神经功能紊乱有关。

2. **体液不足**　与体温下降期出汗过多和（或）摄入液体量不足有关。

3. **营养失调：低于机体需要量**　与长期发热代谢率增高或营养摄入不足有关。

4. **口腔黏膜改变**　与发热所致口腔黏膜干燥有关。

5. **潜在并发症：惊厥、意识障碍等。**

第 2 节　咳嗽与咳痰

案例 3-2

　　患者，女，48 岁。因急性上呼吸道感染，在医院门诊输液时，突发严重呼吸困难，咳嗽、咳痰，咳大量粉红色泡沫痰。

问题：1. 该患者病情发生了什么变化？

　　　　2. 该患者主要的护理诊断是什么？

咳嗽是一种保护性反射动作，呼吸道内的分泌物或进入呼吸道的异物可借咳嗽反射排出体外。但长期、频繁的咳嗽将影响休息与工作，失去其保护性意义，属于病理状态。咳痰是通过咳嗽将呼吸道或肺部的分泌物排出口腔的动作。咳嗽与咳痰是呼吸系统疾病最常见的症状之一。

一、病　　因

1. 呼吸道疾病　为最常见的病因。

（1）感染：如急性上呼吸道感染、肺炎、慢性支气管炎、支气管扩张、慢性阻塞性肺气肿等。

（2）肿瘤：如支气管肺癌等。

（3）变态反应性疾病：如支气管哮喘。

（4）其他：如呼吸道异物、粉尘、吸入刺激性气体等。

2. 胸膜疾病　如胸膜炎、自发性气胸等。

3. 循环系统疾病　如二尖瓣狭窄或其他原因所致左心功能不全引起的肺淤血与肺水肿，或因右心及体循环静脉栓子脱落引起的肺栓塞等。

4. 中枢神经因素　从大脑皮质发出的冲动传至延髓咳嗽中枢后产生咳嗽，表现为随意性或抑制性咳嗽，如皮肤、鼻黏膜、咽喉部黏膜受刺激可引起反射性咳嗽。发生脑炎、脑膜炎时也可出现咳嗽。

二、发生机制

1. 咳嗽　为延髓咳嗽中枢受刺激引起。咳嗽动作的全过程是短促的吸气，声门关闭，膈肌下降，随即呼吸肌收缩，使肺内压迅速升高，然后高压气流喷射而出，冲击狭窄的声门裂隙而发生咳嗽动作。

2. 咳痰　正常呼吸道黏膜只分泌少量黏液，使呼吸道保持湿润。当咽、喉、气管、支气管发生炎症、过敏或受理化因素刺激时，黏膜充血、水肿、黏液分泌增多，毛细血管通透性增加，浆液渗出。此时，含红细胞、白细胞、巨噬细胞、纤维蛋白等的渗出物与黏液、吸入的尘埃和某些坏死组织等混合成痰液。痰液借助支气管黏膜上皮细胞的纤毛运动、支气管平滑肌收缩及咳嗽的冲力排出体外。

三、临床表现

咳嗽与咳痰因病因不同而有不同的临床表现，掌握这些特点，有助于诊断疾病。所以在观察时请注意以下几个方面。

1. 咳嗽的性质　咳嗽而无痰或痰量很少称为干性咳嗽，常见于急性咽喉炎、急性支气管炎的早期、胸膜炎等；咳嗽伴有痰液时称为湿性咳嗽，常见于肺炎、慢性支气管炎、支气管扩张及肺脓肿等。

考点　干性咳嗽与湿性咳嗽的区别

2.咳嗽的时间与规律 骤然发生的咳嗽，常见于急性呼吸道炎症、支气管内异物等；长期慢性咳嗽多见于慢性支气管炎、支气管扩张症和肺结核等；发作性咳嗽多见于百日咳、肿瘤压迫气管等；周期性咳嗽可见于慢性支气管炎或支气管扩张症，且往往于体位改变时咳嗽加剧；夜间咳嗽可见于慢性左心功能不全。

3.咳嗽的音色 咳嗽声音嘶哑是声带炎症或肿瘤压迫喉返神经所致，可见于喉炎、喉结核、喉癌等；咳嗽无声或声音低微，可见于极度衰弱或声带麻痹的患者；咳嗽声音高亢呈金属音调，可由纵隔肿瘤、主动脉瘤或支气管肺癌直接压迫支气管所致。

4.痰的性质和量 痰根据性质可分为泡沫痰、黏液痰、脓性痰和混合痰。急性支气管炎患者起初有白色黏液痰，以后为黄色黏稠脓性痰；支气管扩张症、肺脓肿患者长期咳大量脓性痰；肺水肿患者咳粉红色泡沫痰；肺炎链球菌肺炎患者咳铁锈色痰；肺结核、肺癌、支气管扩张症患者有血痰；厌氧菌肺部感染者痰液有恶臭味。

考点 不同疾病咳出的痰的性状

痰量少者仅数毫升，见于呼吸道炎症；痰量多时可达数百毫升，静置后出现分层现象：上层为泡沫，中层为浆液或浑浊黏液，底层为坏死组织，见于支气管扩张症或肺脓肿。

四、护 理 评 估

1.病史 有无粉尘、有害气体长期吸入史，有无大量吸烟史，有无心、肺疾病史等。

2.咳嗽的特点 注意咳嗽的性质、程度、发生时间和持续时间、节律、音色及其与气候、环境、体位、睡眠的关系等；有无明显诱因等。

3.咳痰的特点 注意痰的量、性质、颜色、气味、黏稠度及其与体位的关系，如痰量增加提示病情加重，减少则提示好转；痰量骤降而体温升高，可能为排痰不畅。

4.伴随症状 伴发热常表示呼吸道和肺部有感染存在；伴胸痛及呼吸困难常见于胸膜炎、肺炎、肺脓肿、自发性气胸；伴哮喘常见于支气管哮喘、心源性哮喘、气管内异物；伴咯血常见于支气管扩张症、肺结核、肺脓肿、肺癌、二尖瓣狭窄等；伴杵状指多见于支气管扩张症、慢性肺脓肿、肺癌。

5.咳嗽与咳痰的身心反应 有无长期或剧烈咳嗽所致的头痛、失眠、精神萎靡、食欲减退等，以及由此产生的烦躁、焦虑等心理反应。例如，剧烈咳嗽后突然出现胸痛、气促，应警惕自发性气胸的可能。

链接

吸烟与咳嗽

烟草中含有4000多种化学物质，其中上百种具有毒性，超过70种会诱发癌症。烟草和烟雾属于致癌物质，对气道产生刺激后，患者会出现气道高反应性导致的咳嗽，还会进一步引发肿瘤。吸烟会引起慢性阻塞性肺疾病，还会引起气道损伤、心血管疾病等。吸烟有害健康。要远离香烟，养成健康的生活习惯。

五、主要护理诊断 / 问题

1. 清理呼吸道无效　与痰液黏稠有关；与极度衰竭、咳嗽无力有关。

2. 有窒息的危险　与呼吸道分泌物阻塞大气道有关。

3. 睡眠型态紊乱　与夜间频繁咳嗽有关。

4. 活动无耐力　与长期频繁咳嗽有关。

5. 潜在并发症：自发性气胸。

第 3 节　呼吸困难

案例 3-3

　　患儿，男，11 个月。1 天前出现发热、声音嘶哑、犬吠样咳嗽，安静时有喉鸣和三四征。

问题： 1. 该患儿属于哪种类型呼吸困难？

　　　2. 呼吸困难有哪几种？

　　呼吸困难是指患者主观感觉空气不足、呼吸费力；客观上表现为呼吸运动用力，重者鼻翼扇动、张口耸肩、端坐呼吸甚至出现发绀，且伴有呼吸的频率、节律和（或）深度的改变。

一、病　　因

（一）呼吸系统疾病

1. 呼吸道阻塞　如喉、气管、支气管的炎症，慢性阻塞性肺疾病，支气管哮喘，肿瘤、水肿、气道异物等引起的狭窄或阻塞。

2. 肺部疾病　如肺结核、肺炎、肺脓肿、肺淤血、肺水肿、肺不张等。

3. 胸廓疾病　如胸骨骨折、胸廓畸形、胸腔积液、气胸等。

4. 神经肌肉病变　如急性多发性神经根炎和重症肌无力累及呼吸肌，急性多发性神经根炎、脊髓灰质炎累及颈髓，药物所致呼吸肌麻痹等。

5. 膈肌运动障碍　如大量腹水、腹腔巨大肿瘤、膈肌麻痹、胃肠胀气等。

（二）循环系统疾病

　　循环系统疾病如左心功能不全或右心功能不全、心脏压塞，原发性肺动脉高压及肺栓塞等可引起呼吸困难。

（三）中毒

　　中毒如有机磷杀虫药中毒、吗啡等药物中毒、一氧化碳中毒、代谢性酸中毒（尿毒症、糖尿病酮症酸中毒）等可引起呼吸困难。

（四）血液系统疾病

　　血液系统疾病如重度贫血、异常血红蛋白血症等可引起呼吸困难。

（五）神经精神因素

　　颅脑外伤、脑出血、脑肿瘤、脑炎及脑膜炎致呼吸中枢功能障碍可引起呼吸困难；精神因素如焦虑症、癔症等可致癔症性呼吸困难。

考点　呼吸困难的病因

二、发生机制

呼吸的过程包括肺通气、肺换气、气体在血液中运输及组织换气，任一过程发生障碍时均可导致呼吸困难。

三、临床表现

（一）肺源性呼吸困难

肺源性呼吸困难是由于呼吸系统疾病引起的通气和（或）换气功能障碍，导致缺氧和（或）二氧化碳潴留而引起。临床上分为三种类型。

1. 吸气性呼吸困难　由于高位呼吸道炎症、异物、水肿、肿瘤等引起的气管、支气管的狭窄或梗阻所致。常表现为吸气费力，吸气时间明显延长，重者因呼吸肌极度用力，胸腔负压增大，吸气时胸骨上窝、锁骨上窝和肋间隙出现明显凹陷，称"三凹征"（图 3-7），可伴有干咳及高调吸气性哮鸣音。

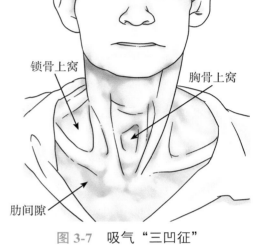

图 3-7　吸气"三凹征"

考点　三凹征

2. 呼气性呼吸困难　由肺泡弹性减弱（肺气肿）或小支气管狭窄与痉挛（支气管哮喘）引起，常表现为呼气费力，呼气时间明显延长或呼气缓慢，常伴有哮鸣音。

3. 混合性呼吸困难　见于肺呼吸膜面积减少（如肺炎、气胸、胸腔积液）与胸廓运动受限时，患者表现为呼气与吸气均费力，呼吸浅、快，可伴有呼吸音异常或病理性呼吸音。

（二）心源性呼吸困难

左心衰竭和（或）右心衰竭均可出现呼吸困难。左心衰竭时呼吸困难较严重，且常为最早出现的症状，主要由于肺淤血和肺组织弹性减弱，肺泡与其周围毛细血管的气体交换受损所致。左心衰竭引起的呼吸困难常有下列表现形式。

1. 劳力性呼吸困难　特点是在体力活动时发生或加重，休息时减轻或缓解，是最早出现也是病情最轻的一种表现。

2. 夜间阵发性呼吸困难　常发生在夜间，患者于熟睡中突感胸闷、憋气惊醒，被迫坐起，惊恐不安，伴咳嗽、呼吸深快，轻者数分钟或数十分钟后症状逐渐缓解。严重左心衰竭时出现气喘、发绀、大汗、咳粉红色泡沫样痰，两肺有湿啰音和哮鸣音，心率加快，可有奔马律，又称为心源性哮喘。

3. 端坐呼吸　常为严重左心衰竭的表现之一。患者平卧时有明显呼吸困难，坐位时减轻，常迫使其采取半坐或端坐位呼吸。

右心衰竭严重时也可引起呼吸困难，但程度较左心衰竭引起的呼吸困难要轻。为缓解呼吸困难，患者常采取半坐位。

（三）中毒性呼吸困难

1. 呼吸增快的呼吸困难　血液中酸性代谢产物增多，刺激呼吸中枢所致，如尿毒症、糖尿病酮症酸中毒等。特点是呼吸深长而规则，称酸中毒大呼吸（Kussmaul 呼吸）。

考点　酸中毒大呼吸的特点

2. 呼吸减慢的呼吸困难　吗啡、巴比妥类药物中毒时，呼吸中枢受抑制，呼吸浅慢，也可有节律异常，如潮式呼吸、间停呼吸。

（四）神经精神性呼吸困难

1. 神经性呼吸困难　见于重症颅脑损伤、脑出血、脑炎、脑膜炎等，由于呼吸中枢受压迫或血流减少所致，特点是除呼吸深、慢外，常伴有节律的改变。

2. 精神因素所致的呼吸困难　受精神因素及心理因素的影响而诱发，呼吸快而浅，常因通气过度而发生呼吸性碱中毒，出现口周、肢体麻木或手足搐搦现象。

（五）血源性呼吸困难

重度贫血、高铁血红蛋白血症、硫化血红蛋白血症或一氧化碳中毒时，红细胞携氧量减少，血氧含量下降，呼吸常加快加深。此外，在大出血或休克时，因缺血及血压下降，刺激呼吸中枢引起呼吸困难，使呼吸增快。

呼吸困难时因能量消耗增加及缺氧，患者可因活动耐力下降而使日常生活活动能力受到不同程度的影响，严重时不仅影响患者的正常生活，甚至危及生命，并由此产生不良的情绪反应，如悲观、紧张等。

四、护　理　评　估

1. 呼吸困难的严重程度及其对日常生活自理能力的影响　如患者出现潮式呼吸、间停呼吸等呼吸节律的改变，多因中枢性呼吸衰竭所致，凡呼吸频率＜5 次/分或＞40 次/分并伴有意识障碍者，提示病情危重。

2. 呼吸困难发生的速度和持续的时间　数分钟、数小时内发生的呼吸困难多由支气管哮喘或肺水肿、气胸等引起；数天或数周内发生的呼吸困难多由心力衰竭或胸腔积液引起；持续数月或数年的呼吸困难常与慢性阻塞性肺疾病、肺动脉高压有关。

3. 伴随症状

（1）伴胸痛，见于肺炎、自发性气胸、胸腔积液等。

（2）伴发热，见于呼吸系统感染性疾病。

（3）伴严重发绀、大汗及其他周围循环衰竭表现，提示病情危重。

4. 呼吸困难的心理反应　呼吸困难与心理反应相互作用，如烦躁不安、极度紧张、急躁发怒、焦虑等时，会加重呼吸困难；而严重呼吸困难时，患者可有不安、紧张、表情痛苦，甚至产生恐惧、惊慌和濒死的感觉。

5. 诊断、治疗与护理经过　尤其注意是否采取氧疗、氧疗浓度、流量及疗效。

五、主要护理诊断 / 问题

1. 低效性呼吸型态　与上呼吸道梗阻有关；与心肺功能不全有关。

2. 活动无耐力　与呼吸困难所致的能量消耗增加和缺氧有关。

3. 语言沟通障碍　与严重喘息有关；与辅助呼吸有关。

4. 气体交换受损　与心肺功能不全、肺部感染等引起有效肺组织减少，肺弹性减退等有关。

5. 自理能力缺陷　与呼吸困难有关。

6. 恐惧　与严重呼吸困难的心理变化有关。

第 4 节　发　　绀

 案例 3-4

> 患儿，男，10 个月。患儿 6 个月时，其母亲发现患儿较同龄儿童发育迟缓、活动较少，面色发绀，但未予以警觉。近日来，患儿全身发绀明显，稍活动就有气喘，玩耍、哭闹、清晨醒来时发绀加重，偶尔发生因为哭闹而出现闭气、抽搐。
>
> 问题：1. 该患儿属于何种类型的发绀？
>
> 　　　2. 首先应该考虑该患儿有何种疾病？

发绀亦称紫绀，是由于血液中还原型血红蛋白增多，或血液中有异常血红蛋白衍生物所致的皮肤和黏膜弥漫性青紫的现象。发绀多在皮肤较薄、色素较少和毛细血管丰富的末梢部位，如口唇、鼻尖、耳垂、颊部及指（趾）甲床等处较明显。

一、病　　因

（一）血液中还原型血红蛋白增多

发绀按病因不同可分为以下三类。

1. 中心性发绀　由于心、肺疾病，致使动脉血氧饱和度降低而引起的发绀。可分为以下两种。

（1）肺性发绀：由于呼吸系统疾病导致肺通气、换气功能障碍，肺氧合作用不足，血中还原血红蛋白增多引起发绀。常见于呼吸道阻塞、肺炎、阻塞性肺气肿、急性呼吸窘迫综合征、大量胸腔积液或气胸等。

（2）心性发绀：由于心脏与大血管之间存在异常通道，部分静脉血未经过肺氧合作用而混入体循环动脉血中，当分流量超过心排血量的 1/3 时，即可引起发绀。常见于发绀型先天性心脏病，如法洛四联症、艾森门格综合征等。

2. 周围性发绀　由周围循环障碍或周围血管收缩、组织缺氧所致，可分为以下两种。

（1）淤血性周围性发绀：常见于右心衰竭、缩窄性心包炎等。因体循环淤血、周围血流缓慢，组织内氧被过多摄取，还原型血红蛋白增多所致。

（2）缺血性周围性发绀：常见于引起心排血量减少的疾病和局部血流障碍性疾病，如严重休克。因循环血量不足、心排血量减少与周围血管痉挛性收缩，血流缓慢，周围组织缺血、缺氧导致发绀。此外，雷诺病、血栓闭塞性脉管炎等因肢体动脉闭塞或小动脉强烈收缩也可引起缺血性周围性发绀。

3. 混合性发绀　为中心性发绀与周围性发绀两者并存，常见于心力衰竭等。

（二）血液中存在异常血红蛋白衍生物

1. 高铁血红蛋白血症　服用某些化学制剂或药物，如亚硝酸盐、磺胺类药物或含有亚硝酸盐的变质蔬菜等，由于血液中血红蛋白分子中的二价铁被三价铁所取代，失去与氧结合的能力，当血中高铁血红蛋白含量超过 30g/L 时，即可出现发绀。

2. 硫化血红蛋白血症　便秘或服用硫化物的患者，肠内形成大量硫化物，吸收后作用于血红蛋白，形成硫化血红蛋白血症。血液中硫化血红蛋白含量超过 5g/L 即出现发绀，而且持续时间长。

二、发病机制

当血液中还原型血红蛋白量＞ 50g/L 时，即可出现发绀。严重贫血的患者即使缺氧严重，还原型血红蛋白仍达不到上述值，不会出现发绀。当血液中出现较多的异常血红蛋白，如高铁血红蛋白、硫化血红蛋白时，会出现类似发绀的表现。

考点　发绀的发病机制

三、临床表现

1. 中心性发绀　特点为全身性发绀，除四肢和颜面部外，也累及黏膜和躯干皮肤，且发绀的皮肤温暖。

2. 周围性发绀　特点是常出现于肢体下垂部分及周围部位（如肢端、耳垂、鼻尖等处），皮肤冷，经按摩或加温后发绀可消失，此点可与中心性发绀鉴别。

考点　中心性发绀与周围性发绀的鉴别

3. 异常血红蛋白血症　虽然有发绀，但不一定伴有呼吸困难，见于以下几种。

（1）高铁血红蛋白血症：特点是发绀出现急骤，抽出的静脉血呈深棕色，给予氧疗发绀不减，只有在静脉注射亚甲蓝或大量维生素 C 后，发绀才可消退。

（2）硫化血红蛋白血症：特点是持续时间长，可达数月或更长，临床上比较少见。

（3）先天性高铁血红蛋白血症：特点是自幼有发绀，但无心、肺疾病及引起异常血红蛋白的其他原因，有家族史，身体一般状态较好。分光镜检查可证明血中存在高铁血红蛋白。

四、护理评估

1. 了解相关病史　与发绀有关的疾病史或药物、化学物品、变质蔬菜摄入史等。

2. 发绀的特点及严重程度　发绀的程度与皮肤厚度及肤色有关，观察时应予注意；是否合并呼吸困难，对疾病的鉴别有意义；区别中心性发绀和周围性发绀，观察发绀的部位、皮温及按摩加温后是否消失等。

3.伴随症状

（1）伴意识障碍，多见于中毒、休克、急性肺部感染或急性心力衰竭。

（2）伴呼吸困难、咳嗽、咯血及水肿，多见于慢性心肺功能不全。

（3）伴头晕、头痛，多为缺氧所致，吸氧后可改善。

（4）伴蹲踞，常为法洛四联症的典型表现。

（5）伴杵状指，主要见于先天性心脏病和某些慢性肺部疾病。

4.发绀对人体功能性健康型态的影响

（1）有无失眠、疲乏等睡眠型态的改变。

（2）有无情绪紧张、焦虑或者恐惧、惊慌、濒死感等压力与应对型态的改变。

（3）有无日常生活自理能力减退等活动与运动型态的改变。

5.诊断、治疗和护理经过　有无采取氧疗、药物治疗及其治疗效果。

链接

发绀与缺氧的关系

发绀是缺氧的表现，但缺氧不一定都会发绀，发绀通常在血氧饱和度下降至 80% ～ 85% 时才能观察到。严重的发绀容易观察，而轻度发绀不易观察，如休克患者的发绀。皮肤色素较多，自然光线下，可通过观察黏膜、甲床的颜色判断。

五、主要护理诊断 / 问题

1.活动无耐力　与还原型血红蛋白增多导致缺氧有关。

2.气体交换受损　与心肺功能不全所致肺淤血或呼吸膜面积减少等因素有关。

3.低效性呼吸型态　与肺泡通气、换气功能障碍有关。

4.焦虑或恐惧　与缺氧所致呼吸费力有关。

5.潜在并发症：意识障碍。

第 5 节　咯　血

案例 3-5

患者，女，28 岁。因反复咳嗽、咳痰 2 个月，痰中带血 1 周，咯血 1 次入院。该患者近 2 个月经常食欲不振、疲乏无力、午后低热，面部潮红，盗汗，消瘦。今晨咳嗽前自觉胸闷、喉痒，后咯出一大口鲜血，约 50ml。查体：体温 37.8℃，呼吸 20 次 / 分，脉搏 85 次 / 分，血压 125/85mmHg。右肺上叶闻及湿啰音。X 线检查：右肺上叶云絮状阴影。

问题：1.患者患了哪种疾病？

2.如何评估咯血量？

咯血是指喉及喉以下的呼吸道和肺组织的出血，血液随咳嗽经口腔咯出。鼻咽部出血也常从口排出，需要与咯血相鉴别。鼻出血患者，血多从鼻孔流出，常可在鼻中隔下方利特尔（Little）区发现出血灶；鼻腔后部出血，血液自后鼻孔沿软腭与咽后壁流下，患者因而有咽部异物感。

链接

呼吸系统的组成（图 3-8）

　　呼吸系统主要包括呼吸道和肺。呼吸道以环状软骨为界分上、下呼吸道。上呼吸道由鼻、咽、喉构成。环状软骨以下的气管和支气管为下呼吸道，是气体的传导通道。气管向下逐渐分级，在隆凸处分为左右两主支气管，主支气管向下逐渐分支为肺叶支气管、肺段支气管直至终末细支气管，呼吸性细支气管以下至肺泡为气体交换场所。

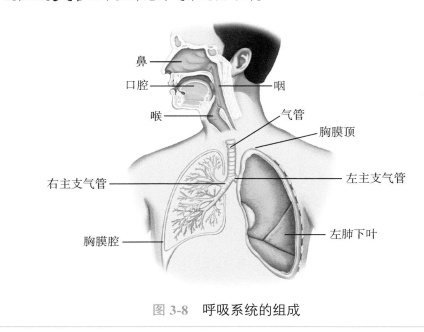

图 3-8　呼吸系统的组成

一、病因与发病机制

（一）呼吸系统疾病

1. 支气管疾病　常见于支气管扩张症、支气管结核。由病变损害支气管或病灶处的毛细血管，使其通透性增高或黏膜下血管破裂所致。

2. 肺部疾病　常见于肺癌、肺结核、肺炎、肺梗死等。其中以肺结核的咯血临床上最常见，多为病变侵蚀血管，使其破溃引起出血；也可因炎症使毛细血管通透性高，血液渗出所致。

（二）心血管疾病

心血管疾病引起的咯血常见于二尖瓣狭窄，由于肺淤血所致毛细血管破裂或支气管静脉曲张破裂所致；急性肺水肿时，咳粉红色泡沫样血痰。

（三）全身性疾病

1. 血液病　常见于白血病、血小板减少性紫癜、再生障碍性贫血、血友病、弥散性血管内凝血（DIC）。

2.急性传染病　常见于流行性出血热、肺出血型钩端螺旋体病。

3.自身免疫性疾病　常见于贝赫切特综合征、结节性多动脉炎、肺出血-肾炎综合征等。

4.其他　如毛细血管扩张症、子宫内膜异位症等。

二、临 床 表 现

1.小量咯血　每日咯血量在 100ml 以内，只表现为痰中带血，一般无明显特殊症状，部分患者表现为焦虑、紧张。

2.中等量咯血　每日咯血量在 100～500ml，咯血前患者可有胸闷、喉痒、咳嗽等先兆症状，咯出的血多为鲜红色，伴有泡沫或痰。

3.大量咯血　每日咯血量在 500ml 以上，或一次咯血量＞300ml。患者常伴有呛咳，出冷汗，脉速，呼吸急促、表浅，颜面苍白伴紧张不安和恐惧感。大量咯血可产生窒息、肺不张、继发感染和失血性休克等并发症。

考点　咯血量的判断

链接

咯血量与病情成正比吗？

能不能说咯血量与病情成正比，即咯血量越大，病情越重？这是不正确的。咯血量与病情不成正比，而与受损血管直径大小有关。如果病变引起毛细血管通透性增高可表现为小量咯血；侵犯小血管使管壁破溃可致中等量咯血；如果小动脉被侵蚀或增生的血管被破坏、小动脉瘤、动静脉瘘破裂可致大量咯血。

三、护 理 评 估

1.注意查询与咯血有关的疾病史或诱发因素。

2.注意咯血与呕血的区别　见表 3-1。

表 3-1　咯血与呕血的鉴别

项目	咯血	呕血
病史	肺结核、支气管扩张、肺癌、二尖瓣狭窄等	消化性溃疡、肝硬化、急性胃黏膜病变、胃癌等
出血前症状	喉部痒感、胸闷、咳嗽等	上腹部不适、恶心、呕吐
出血方式	咯出	呕出
血的颜色	鲜红色	棕红色、暗红色，大量呕血时为鲜红色
血内混有物	泡沫痰	食物残渣、胃液
酸碱反应	碱性	酸性
黑便	无（咽下血液时可有）	有、可持续数日
出血后痰的性状	痰中带血	无痰

考点　咯血与呕血的鉴别要点

3. 判断咯血的量及伴随症状与体征

（1）青年人伴有午后潮热、盗汗、消瘦等结核中毒症状，多为肺结核。

（2）中年以上，长期吸烟史，反复少量咯血、呛咳，抗生素治疗无效，肺部听诊闻及局限性哮鸣音，要考虑肺癌的可能性。

（3）伴大量脓臭痰，多考虑支气管扩张症或肺脓肿，但前者一般情况好，既往有类似病史，肺部有局限性、持续性、固定的湿啰音。

（4）伴有心脏杂音、心尖区的舒张期隆隆样杂音，多为二尖瓣狭窄所致的咯血。如痰呈粉红色泡沫状，则考虑有急性肺水肿发生。

4. 咯血的心理反应　无论咯血量的多少，均可导致患者产生不同程度的恐惧和焦虑。少量持续咯血可伴有精神不安、失眠等；较大量的咯血可产生交感神经兴奋的表现如心率增快、呼吸增快，血压降低，皮肤潮红、苍白，出汗等。

5. 并发症的评估

（1）窒息：大量咯血过程中，咯血突然减少或中止，继而出现气促、胸闷、烦躁不安、惊恐、大汗淋漓、发绀或意识障碍。窒息是咯血主要的致死原因。

（2）肺不张：咯血后如出现呼吸困难、胸闷、气急、发绀、呼吸音减弱或消失，可能为血块堵塞支气管引起全肺或一侧肺、肺叶或肺段不张。

（3）继发感染：表现为咯血后发热不退、咳嗽加重，伴局部的干、湿啰音。

（4）失血性休克：大量咯血后出现脉搏增快、血压下降、四肢湿冷、烦躁不安、少尿等。

考点 窒息的表现

链接

窒息的抢救

①应立即取头低足高 45° 俯卧位，头偏向一侧，轻拍背部，迅速排出在气道和口咽部的血块，或直接刺激咽部以咳出血块。②必要时用吸痰管负压吸引。③给予高浓度吸氧。④做好气管插管或气管切开的准备和配合，解除呼吸道阻塞。

四、主要护理诊断/问题

1. 有窒息的危险　与大量咯血有关；与意识障碍有关；与无力咳嗽所致血液潴留于大气道内有关。

2. 有感染的危险　与血液潴留于支气管内有关。

3. 恐惧/焦虑　与咯血不止有关；与对检查结果感到不安有关。

4. 体液不足　与大量咯血所致循环血量不足有关。

5. 潜在并发症：休克。

第 6 节　呕血与便血

案例 3-6

　　患者，男，36 岁。因腹痛 6 个月，呕咖啡色液体、排黑便 1 次就诊。该患者 6 个月以来经常在上午 11 点左右胃部疼痛，进食后好转，未进行系统治疗。昨晚喝酒后又出现胃部疼痛，同时恶心、呕吐，并呕出三口咖啡色液体，含食物残渣，量约 100ml，过半小时后排出黑色粪便，感头晕、出冷汗。既往身体健康。饮食不规律，每日饮酒约 500ml。查体：体温 36.3℃，呼吸 18 次 / 分，脉搏 80 次 / 分，血压 115/80mmHg。胃镜示：十二指肠球部见直径 1.0cm 溃疡。

问题：1. 患者的初步诊断是什么？

　　　　2. 如何评估出血量？

一、呕血与黑便

　　呕血与黑便都是上消化道出血的症状。上消化道出血是指十二指肠悬韧带（屈氏韧带）以上的消化器官，包括食管、胃、十二指肠及胰管和胆道出血（图 3-9）。血液经胃从口腔呕出称呕血。上消化道出血部分经肠道排出体外，形成黏稀有光泽的柏油样便，称黑便。呕血一般均伴有黑便，但有黑便不一定伴呕血。

（一）病因与发生机制

1. 消化系统疾病

（1）食管疾病：如食管炎、食管癌、食管异物及外伤等。

（2）胃及十二指肠疾病：如消化性溃疡、急性胃炎、胃癌、应激性溃疡等。

（3）肝、胆、胰腺疾病：如肝硬化食管胃底静脉曲张破裂出血、胰腺癌、出血性胆道炎、胆结石等。

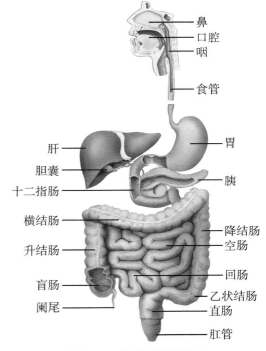

图 3-9　消化系统组成

2. 血液及造血系统疾病　如白血病、血小板减少性紫癜、再生障碍性贫血、血友病、弥散性血管内凝血（DIC）等。

3. 全身性疾病　如流行性出血热、钩端螺旋体病、尿毒症及系统性红斑狼疮等。

　　上述病因中，以消化性溃疡引起的出血最为常见，其次是胃底或食管静脉曲张破裂、急性胃黏膜病变。

考点　呕血与黑便的常见病因

（二）临床表现

1. 呕血与黑便的表现　呕血前多有上腹部不适及恶心，随后呕出血性胃内容物。出血量大或在胃内停留的时间短则为鲜红、暗红色血液或凝血块，如出血量小或在胃内停留的时间长，则为咖啡渣样或棕褐色。黑便的颜色取决于出血的速度与肠蠕动的快慢。

2. 失血的表现

（1）急性失血的表现：上消化道出血小于1000ml，主要表现为头晕、乏力、出汗、心慌、脉搏增快。

（2）急性周围循环衰竭表现：上消化道出血大于1000ml，可有脉搏细速、血压下降、呼吸急促及休克等急性周围循环衰竭表现。

3. 血液学改变　早期不明显，由于组织液的渗出及输液等情况，血液被稀释后，血红蛋白和红细胞可降低，出现贫血表现，出血停止后逐步恢复正常。

4. 发热　出血后24小时内多可有发热，但一般不超过38.5℃，可持续3～5天。

（三）护理评估

1. 是否为上消化道出血　注意同上呼吸道出血及咯血鉴别；此外，进食大量动物血、肝脏，服用铋剂、铁剂、炭粉或某些中药时可使粪便呈黑色，但一般黑而无光泽，隐血试验多为阴性。

2. 了解相关病史　查询有无与呕血和黑便相关的疾病史及其诱发因素。主要根据现病史、既往史、伴随症状和体征评估消化道出血的原因及出血量。明确出血病因，对出血抢救的护理配合具有重要意义。常见诱因有服用糖皮质激素、吲哚美辛、水杨酸类等药物史；酗酒史；进食粗硬食物；精神刺激；剧烈呕吐等。

3. 出血量　观察和记录呕血持续时间、次数、量、性状。失血量的估计以呕血与黑便量为参考，临床上＞500ml的失血还需根据临床表现来判断出血量，见表3-2。

表 3-2　出血量的评估

出血量	表现
＞5ml	大便隐血试验阳性
＞50ml	黑便
250～300ml	呕血
500ml 以下	一般无全身症状或头晕、心悸等
500～1000ml	一过性眩晕、乏力、口渴、心悸、烦躁、肤色苍白等，收缩压下降，脉搏100次/分左右
＞1000ml	神志恍惚、四肢厥冷、少尿或无尿，收缩压＜80mmHg，脉搏＞120次/分

考点　出血量的判断

链接

大量咯血与大量呕血区别

大量咯血是每日咯血量在500ml以上，或一次咯血量＞300ml；而大量呕血是上消化道出血大于1000ml或占循环血量的20%以上，正常人血液占体重的7%～8%，即每千克体重有70～80ml血液。

4. 出血部位　一般幽门以上部位出血兼有呕血与黑便；幽门以下部位多只有黑便，但如出血量很大时，则血液可反流入胃，引起呕血。

5. 出血是否停止　注意排便次数、颜色的变化。次数多，大便稀、暗红均代表仍在继续出血。出血是否停止，不能只根据排便情况来判断，必须结合临床表现，如血压、脉搏、意识、肠鸣音、血红蛋白、红细胞计数等来综合判断。

6. 呕血与黑便的心理反应　注意患者有无紧张、不安、焦虑、恐惧等情绪改变。

7. 伴随症状

（1）呕血伴上腹部慢性、周期性、节律性疼痛，多见于消化性溃疡。

（2）中老年慢性上腹痛，如无规律并有厌食、消瘦，应警惕胃癌。

（3）伴脾大、蜘蛛痣、腹壁静脉曲张或腹水，提示肝硬化门静脉高压。

（4）伴有其他器官出血，常提示为血液病或全身性疾病。

（四）主要护理诊断 / 问题

1. 组织灌注量改变　与上消化道出血所致血容量减少有关。

2. 活动无耐力　与上消化道出血所致贫血有关。

3. 恐惧　与急性上消化道大量出血有关。

4. 潜在并发症：休克、急性肾衰竭。

二、便　　血

便血是指消化道出血，血液由肛门排出。便血一般是下消化道出血的症状，若上消化道出血量大，血液在肠道内停留时间短，也可表现为便血。

（一）病因与发生机制

1. 小肠疾病　如肠结核、克罗恩病、小肠肿瘤、肠套叠、肠伤寒、急性出血性坏死性肠炎等。

2. 结肠疾病　如结肠癌、结肠息肉、溃疡性结肠炎、急性细菌性痢疾、阿米巴痢疾等。

3. 直肠、肛管疾病　如直肠炎、直肠息肉、直肠癌、痔疮、肛裂等。

（二）临床表现

1. 便血的表现　便血的颜色、性状，因病因、出血部位、出血速度、出血量及血液在肠道停留的时间长短而异。下消化道出血，如出血速度快、量多、血液在肠道停留的时间短则呈鲜红色，反之则呈暗红色。血色鲜红，仅黏附于粪便表面或于排便后有鲜血滴或喷射出，提示肛门或肛管疾病出血。急性细菌性痢疾多为黏液脓性鲜血便；阿米巴痢疾多为暗红色果酱样脓血便；急性出血性坏死性肠炎可排出洗肉水样血便，伴特殊的腥臭味。

考点　便血的表现

2. 失血的表现

（1）短时间大量出血的表现：可出现失血性贫血和周围循环衰竭的表现。

（2）长期慢性失血的表现：可出现乏力、头晕、心悸、面色苍白等贫血症状。

（三）护理评估

1. 是否为下消化道出血　注意同上消化道出血鉴别；注意排除药物、食物的影响，必要时作粪便隐血试验。

2.了解相关病史　查询有无与便血相关的疾病史及其诱发因素。主要根据现病史、既往史、伴随症状和体征，明确出血病因，对出血抢救的护理配合具有重要意义。

3.出血量　了解和观察血便的颜色、性状、排便次数和量，结合全身有无失血的症状及其严重程度等进行评估。

4.出血部位　询问有关病史、结合便血的特点及伴随症状等进行综合评估。

5.便血的心理反应　注意患者有无紧张、焦虑、恐惧等情绪改变。

6.伴随症状

（1）伴里急后重（肛门坠胀感，排便频繁，但每次排便量少，排便后未感轻松，犹觉排便未尽），提示肛门、直肠疾病，如细菌性痢疾、直肠癌等。

（2）伴发热，常见于急性细菌性痢疾、肠伤寒、流行性出血热、恶性肿瘤、急性出血性坏死性肠炎等。

（四）主要护理诊断/问题

1.组织灌注量改变　与便血所致血容量减少有关。

2.活动无耐力　与便血所致贫血有关。

3.恐惧　与便血有关。

4.有皮肤完整性受损的危险　与排泄物刺激肛周皮肤有关。

5.潜在并发症：休克、急性肾衰竭。

第7节 黄 疸

案例 3-7

　　患者，男，45 岁。因腹痛，皮肤、巩膜黄染 2 日就诊。患者近两年反复出现右上腹部疼痛，进食油腻食物更易发作，乏力。近两天腹痛加剧，自服"止痛药"效果不佳，并出现皮肤、巩膜黄染，皮肤瘙痒，尿色加深，粪便颜色变浅如陶土色。查体：体温 36.5℃，呼吸 14 次/分，脉搏 55 次/分，血压 120/80mmHg。实验室检查：胆红素 122μmol/L，结合胆红素 85μmol/L。腹部 B 超显示胆囊多发结石。

问题： 1.患者皮肤巩膜黄染的原因是什么？

　　　　2.怎样进行三种黄疸的鉴别？

　　黄疸是指由于血中总胆红素浓度过高，超过 34.2μmol/L，致使巩膜、黏膜、皮肤及体液黄染的现象（图 3-10）。正常血清胆红素为 1.7～17.1μmol/L。胆红素在 17.1～34.2μmol/L，肉眼未见黄疸者，称为隐性黄疸。

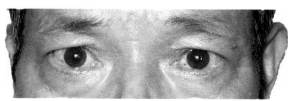

图 3-10　黄疸

一、病因与发病机制

1.胆红素正常代谢　胆红素主要来源于血红蛋白。血液循环中衰老的红细胞经单核吞噬细胞系统破坏、分解后形成非结合胆红素，非结合胆红素经肝细胞摄取与葡糖醛酸结合转化成结合胆红素，然后随胆汁排入肠道，经细胞分解为无色的尿胆原。其中大部分被氧化为黄褐色的粪胆素，随粪便排出，小部分在肠道内被重吸收，经门静脉入肝，其中大部分再转化为结合胆红素，排入肠道，形成胆红素的"肠肝循环"。小部分经体循环从肾脏排出，为尿中的尿胆原，被氧化后称尿胆素（图 3-11）。

2.溶血性黄疸　由于大量红细胞破坏，非结合胆红素生成过多，超过肝的代谢能力，同时因溶血而致贫血、缺氧等削弱了肝细胞的代谢功能，致使血中非结合胆红素浓度增高而出现黄疸（图 3-12）。

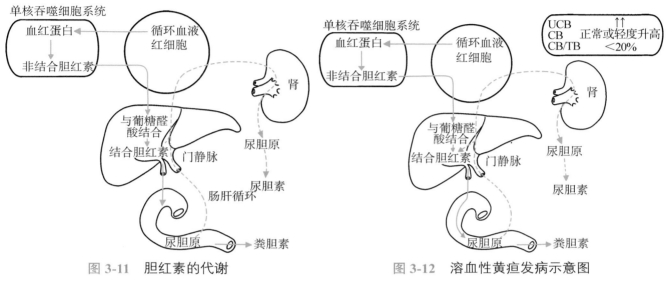

图 3-11　胆红素的代谢　　　　　　　图 3-12　溶血性黄疸发病示意图

UCB：非结合胆红素；CB：结合胆红素；TB：总胆红素

3.肝细胞性黄疸　因肝细胞广泛损伤，对非结合胆红素的代谢功能降低；已合成的结合胆红素经病变的肝细胞溢出、反流入血，故使血中非结合胆红素和结合胆红素均增高而出现黄疸（图 3-13）。

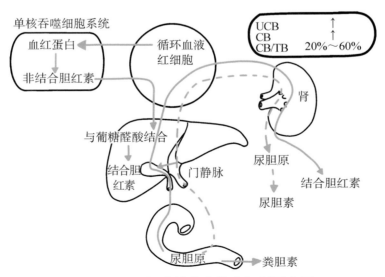

图 3-13　肝细胞性黄疸发病机制示意图

UCB：非结合胆红素；CB：结合胆红素；TB：总胆红素

4.胆汁淤积性黄疸　肝内或肝外胆管阻塞、胆汁淤积，胆管内压力增高、小胆管和毛细胆管破裂，结合胆红素反流入血，使血中结合胆红素增高而出现黄疸（图 3-14）。

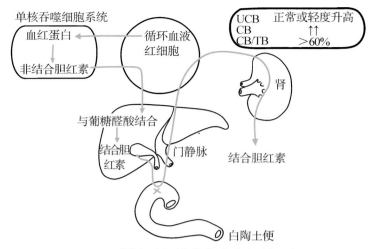

图 3-14　胆汁淤积性黄疸发病机制示意图

UCB：非结合胆红素；CB：结合胆红素；TB：总胆红素

二、临 床 表 现

1.溶血性黄疸　黄疸一般较轻，皮肤呈浅柠檬色。急性溶血多见于输血反应，可伴有寒战、高热、头痛、腰痛和不同程度的贫血，可出现血红蛋白尿，重者可发生急性肾衰竭。慢性溶血多因遗传性疾病所致，除贫血外可伴有脾大，长期高胆红素血症可并发胆结石和肝功能损害。

2.肝细胞性黄疸　皮肤、黏膜浅黄至深黄不等，可伴有乏力、恶心、呕吐、食欲减退、腹胀、肝区胀痛及其他原发病的表现。

3.胆汁淤积性黄疸　黄疸程度较重，皮肤呈暗黄色，完全梗阻者可呈黄绿色，甚至呈绿褐色，并伴有皮肤瘙痒、心动过缓、尿色深、粪便颜色呈白陶土色。由于胆汁不能进入肠道，影响脂溶性维生素 K 的吸收，部分凝血因子合成障碍而发生出血倾向。三种黄疸鉴别见表 3-3。

考点 各型黄疸的表现

表 3-3　三种类型黄疸的区别

项目	溶血性黄疸	肝细胞性黄疸	胆汁淤积性黄疸
病因	异型输血后溶血、新生儿溶血等	病毒性肝炎、肝硬化、肝癌等	胆石症、胰头癌、胆管癌等
皮肤颜色	浅柠檬色	颜色深浅不等	暗黄色、黄绿色或绿褐色
伴随症状	寒战、高热、头痛、腰痛、贫血等	乏力、恶心、呕吐、食欲减退、腹胀、肝区胀痛等	皮肤瘙痒、心动过缓等
尿液颜色	呈浓茶色或酱油色	深黄色	深黄色
粪便颜色	黄褐色	黄褐色	颜色变浅可呈白陶土色
非结合胆红素	明显增高	中度增高	正常或轻度增高
结合胆红素	正常或轻度升高	中度增高	明显升高
总胆红素	增高	增高	增高

三、护 理 评 估

1.确定有无黄疸,查询相关病因　注意与假性黄疸的鉴别,因进食过多的胡萝卜、南瓜、橘子等蔬菜瓜果或服用利福平、呋喃类等药物会导致假性黄疸,但一般巩膜黄染不均匀,靠近角膜缘处明显。

2.注意黄疸出现的急缓,粪、尿颜色、皮肤颜色深浅及是否伴有瘙痒,不同黄疸各有其特点,如前所述。

3.伴随症状

(1)伴发热、乏力、食欲下降、恶心、呕吐,常见于肝炎。

(2)伴寒战、发热、头痛、腰痛者,常见于急性溶血。

(3)伴右上腹剧烈疼痛者,常见于胆道、胆囊结石及胆道蛔虫病。

(4)伴肝大、质地硬、表面凹凸不平者常见于肝癌。

(5)伴上消化道大出血、腹水者可见于重症肝炎、肝硬化失代偿期。

(6)伴寒战、高热、右上腹绞痛者,常见于急性化脓性胆管炎。

4.黄疸的身体反应　有无消化道症状;有无出血倾向;有无皮肤瘙痒等影响睡眠。

5.黄疸的心理反应　严重者可引起焦虑、自卑、恐惧等情绪反应。

四、主要护理诊断 / 问题

1.舒适度的改变:皮肤瘙痒　与胆汁淤积性黄疸有关。

2.有皮肤完整性受损的危险　与胆汁淤积性黄疸所致皮肤瘙痒有关。

3.自我形象紊乱　与黄疸所致外形改变有关。

4.焦虑　与皮肤严重黄染有关;与创伤性病因学检查有关。

第 8 节　意 识 障 碍

案例 3-8

　　患者,男,65 岁。因意识障碍 15 分钟就诊。该患者高血压病史 30 年。两小时前因追赶公交车突然出现右侧肢体无力,继而倒地,不省人事,呼之不应,肢体对疼痛刺激无反应,有脉搏和呼吸。路人拨打 120 急救入院。查体:体温 36.5℃,呼吸 10 次 / 分,脉搏 55 次 / 分,血压 100/70mmHg。右侧肢体肌力 2 级。头部 CT 示内囊出血 10ml。

问题:1.患者意识障碍的程度如何?

　　　　2.提出患者的护理诊断。

　　意识障碍是指人体对周围环境及自身状态的识别和觉察能力出现障碍的一种精神状态,多由于高级神经中枢功能活动受损所引起,可表现为嗜睡、意识模糊、昏睡和谵妄,严重的意识障碍表现为昏迷。

一、病　因

（一）感染性因素

1. 颅内感染　如脑炎、脑膜炎、脑型疟疾等。

2. 全身严重感染　如伤寒、败血症、中毒性肺炎、中毒型细菌性痢疾等。

（二）非感染性因素

1. 颅脑疾病　①脑血管病，如脑出血、脑血栓形成、脑栓塞、蛛网膜下腔出血、高血压脑病等；②脑肿瘤；③脑外伤，如脑震荡、脑挫裂伤、颅骨骨折等；④癫痫。

2. 内分泌与代谢障碍　如甲状腺危象、甲状腺功能减退症、糖尿病酮症酸中毒、低血糖昏迷、肝性脑病、肺性脑病、尿毒症等。

3. 心血管疾病　完全性房室传导阻滞、病态窦房结综合征所致的阿–斯综合征（Adams-Stokes syndrome）、严重休克等。

4. 水电解质平衡紊乱　如稀释性低钠血症、低氯性碱中毒、高氯性酸中毒等。

5. 外源性中毒　如镇静催眠药、有机磷杀虫药、酒精、一氧化碳、氰化物等中毒。

6. 物理损伤　如电击、中暑、淹溺等。

二、发 病 机 制

意识有两个组成部分，即意识内容及其开关系统。意识内容即大脑皮质功能活动，包括记忆、思维、定向力和情感，还有通过视、听、语言和复杂运动等与外界保持紧密联系的能力。意识的开关系统包括经典的感觉传导路径（特异性上行投射系统）及脑干网状结构（非特异性上行投射系统）。意识开关系统可激活大脑皮质并使之维持一定水平的兴奋性，使机体处于觉醒状态，从而在此基础上产生意识内容。任何原因所致的大脑皮质弥漫性损害和（或）网状结构上行系统被阻断，均可产生意识障碍。

三、临 床 表 现

1. 嗜睡　为程度最轻的意识障碍。患者处于睡眠状态，但可以被轻度刺激和声音刺激唤醒，醒后能正确回答问题，但停止刺激后又入睡。

2. 意识模糊　意识障碍程度较嗜睡重，意识水平轻度下降，能保持简单的精神活动，但对时间、地点、人物等定向力发生障碍。

3. 昏睡　患者处于沉睡状态，强烈刺激可被唤醒，但醒后不能正确回答问题。

4. 昏迷　按程度不同，分为以下三种。

（1）浅昏迷：意识大部分丧失，无自主运动，对声、光刺激无反应，对疼痛刺激有反应。吞咽反射、角膜反射和瞳孔对光反射等浅反射多存在。血压、脉搏、呼吸无明显异常，可出现大、小便失禁。

（2）中度昏迷：对各种刺激无反应，对剧烈疼痛可有反应，但明显迟钝，浅反射可存在，但明显迟钝。

（3）深昏迷：意识完全丧失，肢体呈弛缓状态，对外界任何刺激无反应，深、浅反射均消失，血压、脉搏、呼吸常有改变。

5.谵妄　是以中枢神经系统兴奋性增高为主的急性脑器质性综合征，特征是意识障碍，表现为意识模糊、幻觉、错觉、定向力丧失、躁动不安、胡言乱语等，常见于急性感染高热期、肝性脑病、中枢神经系统疾病、某些药物中毒等。

考点　意识障碍的表现

四、护理评估

1.了解相关病史　注意意识障碍的相关病因及诱因。

2.意识障碍程度及进展　通过与患者交谈，了解其思维、反应、情感活动、定向力等，必要时做痛觉试验、角膜反射、瞳孔对光反射、腱反射等检测，判断意识障碍程度。

3.意识障碍的身体反应　定时测量体温、脉搏、呼吸、血压等生命体征，观察瞳孔变化。评估营养状态，有无大、小便失禁，有无口腔炎、角膜炎、角膜溃疡、结膜炎，有无压疮形成，有无肢体肌肉挛缩、关节僵硬、肢体畸形及活动受限。

4.伴随症状

（1）先发热后出现意识障碍，常见于感染性疾病，如流行性脑脊髓膜炎、病毒性脑炎、中毒性菌痢、肺炎链球菌肺炎等。

（2）先有意识障碍后出现发热见于脑出血、蛛网膜下腔出血等。

（3）伴有头痛、恶心、呕吐及肢体瘫痪常见于脑出血、脑血栓形成等。

（4）伴血压改变时，血压增高多见于高血压脑病、脑出血等；血压降低多见于各种原因引起的休克。

（5）伴瞳孔缩小，见于有机磷杀虫药中毒、巴比妥类药物中毒等。

（6）伴脑膜刺激征见于脑膜炎、蛛网膜下腔出血。

五、主要护理诊断／问题

1.急性意识障碍　与脑出血有关；与肝性脑病有关等。

2.清理呼吸道无效　与意识障碍有关。

3.有误吸的危险　与意识障碍所致咳嗽反射减弱或消失有关。

4.有外伤的危险　与意识障碍所致的躁动不安有关。

5.营养失调：低于机体需要量　与意识障碍不能正常进食有关。

6.有皮肤完整性受损的危险　与意识障碍所致自主运动丧失有关；与意识障碍所致大、小便失禁有关。

7.有感染的危险　与意识障碍所致咳嗽、吞咽反射减弱或消失有关。

8.躯体移动障碍　与意识障碍自主运动丧失有关。

9.有失用症的危险　与意识障碍自主运动丧失有关。

10.口腔黏膜改变　与意识障碍所致吞咽反射减弱或消失，口鼻腔分泌物积聚有关。

11.完全性尿失禁　与意识障碍所致排尿失控有关。

12. 排便失禁　与意识障碍所致排便失控有关。

第 9 节　疼　　痛

 案例 3-9

　　患者，男，28 岁。酗酒后突发剧烈上腹绞痛 10 小时，伴呕吐、冷汗、面色苍白入院。查体：体温 39.1℃，脉搏 110 次 / 分，血压 83/60mmHg。上腹部压痛及反跳痛阳性，腹肌紧张，两侧腰部、肋腹部皮肤有灰紫色斑。实验室检查：血清淀粉酶升高，血钙降低，入院初步诊断为出血坏死性胰腺炎。

　　问题：1. 什么是疼痛？疼痛的发生机制是什么？

　　　　　　2. 该患者疼痛的原因和特点分别是什么？

　　疼痛是临床常见的症状，是一种与组织损伤或潜在的损伤相关的不愉快的主观感觉和情感体验。换言之，疼痛既是一种生理感觉，又包括对这一感觉的情感反应。强烈持久的疼痛可导致生理功能紊乱，甚至休克。根据受累部位可分为头痛、胸痛、腹痛等。

一、病　　因

（一）头痛

　　头痛是指额、顶、颞及枕部的疼痛，可见于多种疾病，大多数无特异性，但反复发作或持续性头痛则可能是某些器质性疾病的信号。进行性加重的头痛提示病情加重或恶化。头痛的病因有颅脑病变、颅外病变、全身性疾病、神经症等。头痛的分类及常见病因见表 3-4。

表 3-4　头痛的分类及常见病因

分类	常见病因
颅脑病变	感染：如脑膜炎、脑膜脑炎、脑脓肿等
	血管病变：如蛛网膜下腔出血、脑出血、脑血栓形成、脑栓塞、高血压脑病、脑供血不足、脑血管畸形等
	占位性病变：如脑肿瘤、颅内转移瘤等
	颅脑外伤：如脑震荡、脑挫裂伤、颅内血肿、脑外伤后遗症等
	其他：如偏头痛、头痛型癫痫、腰椎穿刺后及腰椎麻醉后头痛等
颅外病变	颅骨疾病：如颅骨肿瘤
	颈部疾病：颈椎病及其他颈部疾病
	神经痛：如三叉神经痛、舌咽神经痛
	其他：如眼、耳、鼻和口腔疾病所致的头痛
全身性疾病	急性感染：如流感、伤寒、肺炎等发热性疾病
	心血管疾病：如高血压、心力衰竭
	中毒：如铅、酒精、一氧化碳、有机磷杀虫药等中毒
	其他：尿毒症、低血糖、贫血、肺性脑病等
神经症	如神经衰弱及癔症性头痛

（二）胸痛

胸痛是发生于胸廓与胸腔部位的疼痛，包括源于胸壁表层皮肤或骨骼肌肉病变引起的疼痛，以及源于胸部脏器病变引起的疼痛。胸痛的程度因个体痛阈差异而不同，不一定与病情严重程度相一致。胸痛的分类及常见病因见表 3-5。

表 3-5　胸痛的分类及常见病因

分类	常见病因
胸壁疾病	带状疱疹、肋间神经炎、肋软骨炎、肋骨骨折等
呼吸系统疾病	胸膜炎、胸膜肿瘤、气胸、肺炎、支气管肺癌等
心血管疾病	心绞痛、急性心肌梗死、急性心包炎、主动脉夹层、肺栓塞等
纵隔疾病	纵隔炎、纵隔气肿、纵隔肿瘤等
食管疾病	反流性食管炎、食管癌等

（三）腹痛

腹痛是由于腹部脏器病变或腹腔外疾病及全身性疾病引起的，发生于腹部的疼痛。腹痛的病变可为器质性，亦可为功能性。按起病缓急与病程长短，临床上一般将腹痛分为急性腹痛（即急腹症）与慢性腹痛。腹痛的病因复杂，其分类及常见病因见表 3-6 及表 3-7。

表 3-6　急性腹痛的分类及常见病因

分类	常见病因
腹腔器官急性炎症	急性胃炎、急性肠炎、急性胰腺炎、急性胆囊炎等
空腔器官阻塞或扩张	肠梗阻、胆道结石、胆道蛔虫病、泌尿系统结石梗阻等
器官扭转或破裂	肠扭转、卵巢囊肿蒂扭转、肝或脾破裂、异位妊娠破裂等
腹膜炎症	多由胃肠穿孔引起，少部分为自发性腹膜炎
腹腔内血管阻塞	缺血性肠病、主动脉夹层等
腹壁疾病	腹壁挫伤、脓肿等
胸腔疾病所致牵涉痛	肺梗死、心绞痛、心肌梗死、急性心包炎、胸膜炎等
全身性疾病	腹型过敏性紫癜、糖尿病酮症酸中毒、尿毒症等

表 3-7　慢性腹痛的分类及常见病因

分类	常见病因
腹腔器官慢性炎症	慢性胃炎、胆道感染、慢性胰腺炎、溃疡性结肠炎等
空腔器官的张力变化	胃肠痉挛或胃、肠、胆道运动障碍等
胃、十二指肠病变	胃溃疡、十二指肠溃疡
腹腔器官的扭转或梗阻	慢性胃、肠扭转，慢性肠梗阻
器官包膜的牵张	肝淤血、肝炎、肝脓肿、肝癌等
中毒与代谢障碍	铅中毒、尿毒症等
肿瘤压迫及浸润	以恶性肿瘤居多
胃肠神经功能紊乱	功能性肠胃病

二、发病机制

痛觉感受器是位于皮肤和其他组织内的游离感觉神经末梢，各种物理或化学刺激达到一定程度时，受损组织及痛觉感受器即会释放出多种致痛物质，如 H^+、K^+、组胺、缓激肽、前列腺素等。这些物质可直接兴奋神经末梢的痛觉感受器，冲动沿痛觉传入纤维传入痛觉初级整合中枢（脊髓背角），换元后继续上传至丘脑，从丘脑上传至大脑皮质的感觉中枢和运动中枢等多个部位，多个神经中枢共同参与疼痛的调控，包括痛觉的程度、定位、情感情绪体验及机体相应的反应等。

三、临床表现

不同病因所致的疼痛，其疼痛的部位、性质、程度、持续时间等亦不相同。常见疼痛的临床表现如下。

（一）头痛

1. 疼痛部位　全身性或颅内感染性疾病所致头痛多为全头部痛；高血压所致头痛常集中于额部或整个头部；偏头痛及丛集性头痛多在一侧；蛛网膜下腔出血或脑脊髓膜炎除头痛外还有颈痛及颈强直；眼源性、鼻源性或牙源性头痛多浅在而局限。

2. 疼痛程度与性质　头痛的程度可分为轻度、中度和重度，但与病情的严重程度并无平行关系。三叉神经痛、偏头痛及脑膜刺激的疼痛最为剧烈；脑肿瘤多为轻中度头痛；高血压性、血管性及发热性疾病所致的头痛往往带有搏动性；神经痛多呈电击样痛或刺痛；紧张性头痛多为重压感、紧箍感或呈钳夹样痛。

3. 疼痛出现与持续的时间　某些头痛可发生在特定时间，如颅内占位性病变所致头痛多于清晨加剧；鼻窦炎所致头痛也常发生于清晨或上午；丛集性头痛常在晚间发生；女性偏头痛常与月经周期有关；脑肿瘤所致头痛多为持续性，可有长短不等的缓解期。

4. 诱发与缓解因素　咳嗽、打喷嚏、摇头、俯身可使颅内高压性头痛、血管性头痛、颅内感染性头痛及脑肿瘤性头痛加剧；丛集性头痛在直立时可缓解；慢性或职业性的颈肌痉挛所致的头痛可因活动或按摩颈肌而逐渐缓解；偏头痛则可于应用麦角胺后缓解。

（二）胸痛

1. 疼痛部位　胸壁疾病所致的胸痛常局限于病变部位，且有压痛；若为胸壁皮肤的炎症性病变，局部可有红、肿、热、痛等表现；带状疱疹呈成簇水疱沿一侧肋间神经分布并伴有剧痛，疱疹不越过体表中线；肋软骨炎常在第1、2肋软骨处有单个或多个隆起，局部有压痛，但无红肿；心绞痛和心肌梗死的疼痛多在心前区与胸骨后或剑突下，心肌梗死者疼痛常放射至左肩、左臂内侧，达环指与小指，也可放射至左颈或面颊部；夹层动脉瘤疼痛多位于胸背部，向下放射至下腹、腰部与两侧腹股沟和下肢；胸膜炎疼痛多在胸侧部；食管及纵隔病变所致疼痛位于胸骨后。

2. 疼痛程度与性质　胸痛的程度可为剧烈、轻微或隐痛，胸痛的性质多样，如带状疱疹呈刀割样或灼热样剧痛；气胸发病初期有撕裂样疼痛；胸膜炎常呈隐痛、钝痛或刺痛；心绞痛呈绞榨性并伴重压窒息感，心肌梗死则疼痛更为剧烈伴恐惧、濒死感；夹层动脉瘤常呈突然发生的胸背部撕裂样剧痛或锥痛；肺梗死为突然剧烈刺痛或绞痛，随呼吸运动加剧，常伴呼吸困难与发绀；食管炎多为烧灼痛。

3.疼痛持续的时间　平滑肌痉挛致血管狭窄缺血引起的疼痛为阵发性；炎症、肿瘤、栓塞或梗死所致疼痛呈持续性，如心绞痛发作时间短暂（2 ~ 5 分钟），而心肌梗死疼痛持续时间很长（数小时或更长）且不易缓解；纵隔肿瘤、食管癌所致疼痛呈进行性。

4.诱发与缓解因素　自发性气胸所致疼痛常于剧烈咳嗽或过度用力时发生；胸膜炎及心包炎所致的胸痛可因咳嗽或用力呼吸加剧；劳累或精神紧张可诱发心绞痛，休息或含服硝酸甘油后 1 ~ 2 分钟内缓解，但硝酸甘油对心肌梗死所致疼痛无效；食管疾病所致疾病多在进食时发作或加剧，服用抗酸剂和促动力药物可减轻或消失。

（三）腹痛

1.疼痛部位　腹痛部位一般多为病变所在部位，如胃十二指肠疾病、急性胰腺炎疼痛多在中上腹部；肝胆疾病的疼痛多在右上腹部；急性阑尾炎疼痛在右下腹麦氏点；小肠疾病疼痛多在脐部或脐周；结肠疾病所致疼痛多在下腹部或左下腹部；膀胱炎、盆腔炎及异位妊娠破裂所致疼痛亦在下腹部；弥漫性或部位不定的疼痛见于急性弥漫性腹膜炎、机械性肠梗阻等。有些腹部脏器疾病还可出现牵涉痛，如胆囊炎（右肩痛）、急性胰腺炎（腰背部束带状痛）。

2.疼痛性质与程度　腹痛的性质和程度与病变性质密切相关（表 3-8）。

表 3-8　腹痛性质与程度变化的临床意义

疼痛性质与程度	临床意义
中上腹突发的剧烈刀割样痛、烧灼样痛	胃、十二指肠溃疡穿孔
中上腹持续剧痛或阵发性加剧	急性胃炎、急性胰腺炎
阵发性剧烈绞痛，患者辗转不安	胆石症、泌尿系统结石
阵发性剑突下钻顶样疼痛	胆道蛔虫病
持续、广泛而剧烈腹痛，伴腹肌紧张、板样强直	急性弥漫性腹膜炎
隐痛或钝痛	内脏性疼痛，由胃肠张力变化或轻度炎症引起
胀痛	实质性器官的包膜牵张所致

3.疼痛出现的时间　餐后腹痛可能是由于胆胰疾病、胃部肿瘤或消化不良所致；周期性、节律性腹痛见于胃、十二指肠溃疡；子宫内膜异位症患者的腹痛与月经周期相关；卵泡破裂者腹痛于月经间期发作。

4.诱发与缓解因素　胆囊炎或胆石症腹痛发作前常有进油腻食物史；急性胰腺炎腹痛发作前常有酗酒、暴饮暴食史；部分机械性肠梗阻多与腹部手术有关；腹部受暴力作用引起的剧痛并伴发休克者，可能是肝、脾破裂。胃黏膜脱垂患者左侧卧位可使疼痛减轻；胰腺癌、胰腺炎患者仰卧位时疼痛明显，而前倾位或俯卧位时减轻；反流性食管炎患者腹痛在躯体前屈时明显，而直立位时减轻。

考点　头痛、胸痛及腹痛的临床表现

四、护 理 评 估

（一）一般情况

询问患者一般资料，如年龄、职业等。

（二）患病情况

重点评估患者疼痛的特点，包括起病缓急、持续时间、疼痛部位，有无牵涉性、放射性或转移性疼痛，疼痛的性质与程度，有无诱发与缓解因素及伴随症状等。头痛、胸痛及腹痛的伴随症状及临床意义见表 3-9 至表 3-11。

表 3-9　头痛的伴随症状及临床意义

伴随症状	临床意义
剧烈呕吐（喷射性）	颅内压增高
眩晕	小脑肿瘤、椎 - 基底动脉供血不足
发热	感染性疾病
慢性头痛，伴精神症状	应注意颅内肿瘤
慢性头痛突然加剧并有意识障碍	提示可能发生脑疝
视力障碍	青光眼或脑肿瘤
脑膜刺激征	脑膜炎或蛛网膜下腔出血
癫痫发作	脑血管畸形、脑内寄生虫病或脑肿瘤
神经功能紊乱症状	可能是神经功能性头痛

表 3-10　胸痛的伴随症状及临床意义

伴随症状	临床意义
咳嗽、咳痰和（或）发热	气管、支气管和肺部疾病
呼吸困难	常提示病变累及范围较大，如气胸、渗出性胸膜炎、肺栓塞等
咯血	肺栓塞、支气管肺癌
苍白、大汗、血压下降或休克	心肌梗死、主动脉夹层、主动脉瘤破裂等
咽下困难	食管疾病

表 3-11　腹痛的伴随症状及临床意义

伴随症状	临床意义
发热、寒战	提示炎症存在
黄疸	可能与肝胆胰疾病有关
休克	有贫血者可能是腹腔脏器破裂；无贫血者多为胃肠穿孔、绞窄性肠梗阻、肠扭转等。心肌梗死、肺炎也可表现为腹痛与休克
呕吐、反酸、嗳气、腹泻	常见于食管、胃肠病变。大量呕吐宿食者提示幽门梗阻；呕吐、停止排便排气者提示肠梗阻；反酸、嗳气者提示消化性溃疡或胃炎；腹泻者提示消化吸收障碍或肠道炎症、溃疡或肿瘤
血尿	可能是泌尿系统疾病（如结石）所致

查科三联征（Charcot triad）和雷诺五联征

急性胆管炎时，患者出现右上腹部疼痛、寒战高热、黄疸，这三个症状称查科三联征。如果病情继续发展成急性梗阻性化脓性胆管炎时，患者在三联征的基础上出现休克及神经系统受抑制的表现，则称为雷诺五联征，是诊断急性梗阻性化脓性胆管炎的主要依据。

（三）既往情况

询问患者既往健康状况，有无与疼痛有关的疾病史及外伤史或手术史，有无传染病患者接触史，有无用药史及过敏史，有无家族遗传史等。

（四）疼痛影响

询问患者有无因疼痛影响休息、睡眠、日常生活、工作和社会交往，有无疼痛所致的肢体功能障碍，有无恐惧、焦虑等情绪。

（五）治疗及护理经过

询问患者已接受的诊断性检查项目及结果。已采用的治疗或护理措施，包括有无使用止痛药物，药物的名称、剂量、给药途径及效果，以及是否采用其他止痛措施及其疗效。

五、主要护理诊断/问题

1. 急性、慢性疼痛　与各种伤害性刺激作用于机体引起的不适有关。
2. 睡眠型态紊乱　与疼痛有关。
3. 焦虑　与疼痛频繁发作有关；与长期慢性疼痛有关。
4. 恐惧　与剧烈疼痛有关。

第 10 节　水　　肿

案例 3-10

患者，女，52岁。近半年来出现活动后心悸、呼吸困难，3周来夜间常因呼吸困难而惊醒，伴咳嗽、喘息，坐位可使症状逐渐缓解。既往无高血压及糖尿病病史。体检：血压 110/70mmHg，高枕卧位，颈静脉充盈，双肺底闻及湿啰音，心界扩大，心率92次/分，律齐，心尖部可闻 3/6 级收缩期吹风样杂音，$P_2 > A_2$，肝稍大，双下肢水肿明显。

问题：1. 什么是水肿？该患者水肿的病因及发病机制是什么？
　　　2. 该患者水肿的特点是什么？

水肿是指人体组织间隙过量积液而引起的组织肿胀。

一、分类及病因

（一）分类

1. 根据波及的范围分类　液体在组织间隙内弥漫性分布为全身性水肿；液体积聚在局部组织间隙为局部性水肿。

2.根据指压后是否凹陷分类　指压后凹陷，平复慢者为凹陷性水肿；若皮肤水肿，伴皮肤苍白、干燥，指压后无凹陷者为非凹陷性水肿。

3.根据是否显现分类　组织间隙内液体积聚量较少，体格检查时不易发现为隐性水肿；当组织间隙内液体积聚量达 4～5kg 及以上时，外观和指压凹陷明显为显性水肿。

4.其他　液体积聚在体腔内称为积液，如胸腔积液、腹腔积液、心包积液等，是水肿的特殊形式。通常所说的水肿不包括脑水肿、肺水肿等内脏器官的局部水肿。

（二）病因

水肿的常见病因见表3-12。

表 3-12　水肿的分类及常见病因

分类	类型	常见病因
全身性水肿	心源性水肿	右心衰竭、缩窄性心包炎
	肾源性水肿	各型肾炎、肾病
	肝源性水肿	肝功能失代偿期
	营养不良性水肿	长期慢性消耗性疾病、营养缺乏、蛋白丢失过多所致的低蛋白血症者
	内分泌代谢疾病所致水肿	甲状腺功能减退症引起黏液性水肿，甲状腺功能亢进症、原发性醛固酮增多症、库欣综合征、糖尿病
	药物性水肿	由肾上腺皮质激素、雄激素、雌激素等药物应用引起
	特发性水肿	可能与内分泌失调及直立体位的反应异常有关
局部性水肿	—	局部炎症或过敏、肢体静脉血栓形成或血栓性静脉炎、上下腔静脉阻塞综合征及丝虫病等

考点　水肿的分类及常见病因

二、发 病 机 制

正常人体组织间液体量主要通过机体内外和血管内外液体交换的平衡维持恒定。

肾脏在维持机体内外液体交换平衡中起重要作用。肾小球滤过率降低和（或）肾小管重吸收增强时，肾脏排水和排钠减少，发生水钠潴留导致水肿。

毛细血管内静水压、组织液胶体渗透压、血浆胶体渗透压、组织内液静水压是维持血管内外液体交换平衡的因素。①毛细血管静水压增高，如充血性心力衰竭等；②毛细血管壁通透性增高，如局部炎症或过敏；③血浆胶体渗透压降低，通常继发于低蛋白血症，如肾病综合征等；④淋巴液或静脉回流受阻，如丝虫病或静脉栓塞等。当这些因素改变时，可引起组织间液体生成过多或回吸收过少，形成水肿。

临床上由单一因素引起的水肿并不多见，通常是几个因素共同或相继作用的结果。不同类型水肿的发生机制亦不完全相同（表3-13）。

表 3-13　常见类型水肿的发病机制

类型	发病机制
心源性水肿	有效循环血量减少，肾血流量减少，继发性醛固酮增高引起水钠潴留及静脉淤血，毛细血管滤过压增高，组织液吸收减少所致
肾源性水肿	多种因素引起肾脏排水、排钠减少，导致水钠潴留，细胞外液增多，毛细血管静水压升高
肝源性水肿	门静脉高压、低蛋白血症、肝淋巴液回流障碍、继发性醛固酮增多等

三、临床表现

不同疾病引起的水肿，其初始部位、发展过程及分布特点各有不同。

（一）全身性水肿

1. 心源性水肿　水肿首先出现于身体下垂部位，能起床活动者最早出现于踝内侧，活动后明显，休息后减轻或消失；长期卧床者则最早出现于腰骶部。水肿为对称性、凹陷性。常伴颈静脉怒张、肝大、肝颈静脉反流征阳性，严重者可出现胸腔积液、腹腔积液、心包积液等。

2. 肾源性水肿　水肿的特点为晨起时眼睑与颜面水肿，以后可发展为全身水肿。常伴有血压升高、尿常规异常、肾功能异常等表现。肾病综合征患者水肿为中重度，常伴有浆膜腔积液。

心源性水肿与肾源性水肿的鉴别要点见表 3-14。

表 3-14　心源性水肿与肾源性水肿的鉴别

鉴别点	心源性水肿	肾源性水肿
初始部位	从下垂部位开始，向上蔓延至全身	从眼睑、颜面开始，延及全身
发展速度	发展较缓慢	发展常迅速
水肿性质	较坚实，移动性小	软而移动性大
伴随症状	心脏增大、心脏杂音、肝大、颈静脉怒张和静脉压升高等	高血压、蛋白尿、血尿、管型尿、眼底改变等

考点 心源性水肿与肾源性水肿的鉴别

3. 肝源性水肿　腹腔积液为主要表现，全身水肿较轻。若患者长时间保持坐位或立位，或其他原因致使下肢静脉明显淤血，下肢可出现明显水肿。颜面部和上肢常无水肿。常有肝功能减退及门静脉高压的表现。

4. 营养不良性水肿　水肿发生前常有消瘦、体重减轻等表现。水肿分布多从组织疏松处开始，然后延及全身，以低垂部位明显。

5. 黏液性水肿　为非凹陷性水肿，以口唇、眼睑及下肢胫骨前较明显。

6. 经前期紧张综合征　多于月经前 1～2 周出现眼睑、踝部及手部轻度水肿，可伴有乳房胀痛及盆腔沉重感，月经来潮后逐渐消退。

7. 药物性水肿　水肿于用药后发生，停药后消退，主要表现为下肢或颜面部水肿，重者延及全身。

8.特发性水肿 主要见于育龄期妇女，水肿常出现在身体下垂部位，站立过久或行走过多后加重，休息后减轻或消失，可伴有自主神经功能紊乱的表现。立卧位水负荷试验有助于诊断。

> **链接**
>
> ### 立卧位水负荷试验
>
> 清晨空腹排尿后，卧位（去枕），15～20分钟内饮水1000ml，每小时收集尿量1次，共4次（4小时）。次日相同时间，取立位重复此试验。正常人4小时卧位期间尿量为饮水量的65%以上，立位4小时尿量为饮水量的55%以上。特发性水肿患者达不到上述指标，立位尿量低于卧位尿量的50%。

（二）局部性水肿

丝虫病引起的象皮肿，多出现在下肢、阴囊或大阴唇等处；血管神经性水肿，多发生于颜面、口唇和外生殖器等组织松弛部位，若伴有喉头水肿，容易引起窒息。

四、护理评估

（一）一般情况

询问患者一般资料，如年龄、职业等。

（二）患病情况

重点评估患者水肿的特点，水肿发生的时间、初始部位、发展顺序、性质、程度及局部的表现，与活动和体位的关系，使其加重或缓解的因素等。水肿的程度及特点见表3-15；水肿的伴随症状及临床意义见表3-16。

表3-15　水肿的程度及特点

程度	特点
轻度	仅见于眼睑、眶下软组织，胫骨前及踝部皮下组织，指压后有轻度凹陷，平复较快
中度	全身疏松组织均可见明显水肿，指压后出现较深凹陷，平复缓慢
重度	全身组织严重水肿，身体低垂部位皮肤紧张发亮，甚至有液体渗出，可伴有胸腔、腹腔等积液，外阴也可见明显水肿

考点 水肿的程度及特点

表3-16　水肿的伴随症状及临床意义

伴随症状	临床意义
肝大	肝源性、心源性与营养不良性水肿，同时有颈静脉怒张者则为心源性水肿
蛋白尿	重度蛋白尿常为肾源性水肿，轻度蛋白尿也可见于心源性水肿
呼吸困难、发绀	右心衰竭、上腔静脉阻塞综合征等
消瘦或体重减轻	营养不良
手足麻木、四肢运动障碍	维生素 B_1 缺乏

（三）既往情况

询问患者既往健康状况，有无与水肿发生有关的疾病史（如心脏疾病、肾脏疾病、肝脏疾病、内分泌疾病等）及用药史，有无传染病患者接触史、药物过敏史、家族遗传史等。

（四）水肿影响

询问患者每日食物、水、钠摄入情况，近期有无体重及尿量改变；有无皮肤水疱、破溃和继发感染等情况；有无心悸、气短等活动受限等情况。

（五）治疗及护理经过

询问患者已接受的诊断性检查项目及结果，已采用的治疗或护理措施，包括每日水、钠摄入情况，以及有无应用利尿剂，药物的名称、给药途径、剂量、疗效与不良反应。

五、主要护理诊断 / 问题

1. 体液过多　与右心衰竭、肾脏疾病等所致水钠潴留有关。

2. 皮肤完整性受损 / 有皮肤完整性受损的危险　与水肿所致组织、细胞营养不良有关。

3. 活动无耐力　与胸腔积液、腹腔积液所致呼吸困难有关；与心功能不全所致容量负荷过重有关。

4. 潜在并发症：急性肺水肿。

自 测 题

A₁/A₂ 型题

1. 引起发热的病因甚多，临床上最为常见的发热性疾病是

   A. 感染性发热疾病

   B. 皮肤散热减少性疾病

   C. 体温调节中枢功能失常性疾病

   D. 心脏、肺、脾等内脏梗死或肢体坏死

   E. 代谢性疾病

2. 下列哪项是错误的

   A. 弛张热指体温恒定维持在 39～40℃或以上水平，达数天或数周，24 小时内体温波动范围不超过 1℃

   B. 稽留热指体温常在 39℃以上，持续时间长，24 小时内波动范围不超过 1℃

   C. 间歇热指体温升高达高峰后持续数小时，又迅速降至正常水平，无热期（间歇期）可持续 1 天至数天，如此高热期与无热期反复交替出现

   D. 不规则热指发热体温曲线无一定规律性

   E. 回归热是指体温骤升至 39℃或以上，持续数天后又骤降至正常水平

3. 咳嗽与咳痰中，下列哪项是错误的

   A. 咳嗽是一种保护性反射动作

   B. 咳嗽亦属一种病理现象

   C. 咳嗽控制中枢在延髓

   D. 胸膜疾病或心血管疾病不会出现咳嗽

   E. 极度衰弱的患者咳嗽声音低微

4. 可引起呼气性呼吸困难的是

   A. 急性支气管炎　　B. 支气管哮喘

   C. 气管异物　　　　D. 重症肺结核

   E. 大叶性肺炎

5. 夜间阵发性呼吸困难主要见于

   A. 右心功能不全　　B. 左心功能不全

   C. 全心功能不全　　D. 肺气肿

   E. 慢性支气管炎

6. 可引起混合性呼吸困难的是

A. 急性喉炎　　　　B. 肺气肿

C. 支气管哮喘　　　D. 大叶性肺炎

E. 气管异物

7. 对于发绀的描述，下列哪项是错误的

A. 发绀是指血液中还原型血红蛋白增多

B. 广义发绀还包括高铁血红蛋白血症和硫化血红蛋白血症

C. 中心性发绀可分为肺性发绀和心性发绀

D. 真性红细胞增多症所致发绀不属于周围性发绀

E. 周围性发绀经局部加温后发绀可减轻

8. 中心性发绀具有的特点是

A. 多出现在四肢末梢

B. 皮肤温暖

C. 加温可消失

D. 按摩可消失

E. 以上均不正确

9. 引起咯血最常见的疾病是

A. 二尖瓣狭窄　　　B. 肺结核

C. 心肌梗死　　　　D. 肺心病

E. 支气管扩张

10. 呕血最常见的病因是

A. 消化性溃疡

B. 食管静脉曲张破裂

C. 胃癌

D. 急性胃黏膜病变

E. 急性出血性胃炎

11. 呕血为鲜红，而且量多，伴脾大、蜘蛛痣、腹壁静脉曲张，常见于

A. 胃溃疡出血

B. 胃癌出血

C. 肝硬化食管静脉曲张破裂

D. 急性胃炎

E. 十二指肠炎

12. 鲜血便常见于

A. 肛裂

B. 十二指肠球部溃疡出血

C. 肝硬化食管静脉破裂

D. 胃溃疡

E. 急性胃炎

13. 黑便常见于

A. 肛裂　　　　　　B. 十二指肠溃疡出血

C. 溃疡性结肠炎　　D. 结肠癌

E. 痢疾

14. 完全梗阻性黄疸可出现

A. 粪便呈白陶土样　　　B. 心动过速

C. 非结合胆红素升高　　D. 高热

E. 贫血

15. 下列疾病可引起肝细胞性黄疸的是

A. 胆石症　　　　　　B. 病毒性肝炎

C. 胰腺癌　　　　　　D. 新生儿溶血

E. 胆管癌

16. 出现意识障碍，定向力丧失。理解及判断力均不正常，不能正确指示所处的环境，伴有幻觉，躁动，应判断为

A. 嗜睡　　　　　　B. 昏睡

C. 深昏迷　　　　　D. 意识模糊

E. 浅昏迷

17. 头痛伴喷射性呕吐见于

A. 青光眼　　　　　B. 脑膜炎

C. 神经官能症　　　D. 颅内压增高

E. 颅内肿瘤

18. 心前区持续绞榨性疼痛并有重压窒息感、濒死感，含服硝酸甘油无效，最可能的诊断是

A. 急性心肌梗死　　B. 肋间神经痛

C. 自发性气胸　　　D. 心包炎

E. 心绞痛

19. 下列哪项疾病所致的疼痛常于剧烈咳嗽或过度用力时发生

A. 急性心包炎　　　B. 纵隔疾病

C. 心绞痛　　　　　D. 自发性气胸

E. 肺梗死

20. 腹痛位于右上腹部，并向右肩部放射，提示

A. 胰腺炎　　　　　B. 阿米巴痢疾

C. 胃炎　　　　　　　D. 胆囊炎

E. 肝破裂

21. 疼痛位于右下腹麦氏点可能是

A. 盆腔炎　　　　　　　　B. 阑尾炎

C. 小肠疾病　　　　　　　D. 乙状结肠炎

E. 肠梗阻

22. 患者仰卧位时腹痛明显，而前倾位或俯卧位时减轻见于下列哪种疾病

A. 胃癌　　　　　B. 阑尾炎　　　C. 胆石症

D. 肾及输尿管结石　E. 胰腺癌

23. 心源性水肿最常见的病因是

A. 左心衰竭　　　　　　B. 右心衰竭

C. 渗出性心包炎　　　　D. 缩窄性心包炎

E. 急性肺水肿

24. 下列哪项不是产生水肿的主要原因

A. 水钠潴留

B. 组织间隙增宽

C. 毛细血管静水压增高

D. 毛细血管通透性增高

E. 淋巴回流受阻

25. 心源性水肿者，其水肿首先出现于

A. 胸腔　　　　　　　　B. 眼睑

C. 全身　　　　　　　　D. 身体下垂部位

E. 腹腔

26. 肾源性水肿的特点是

A. 先消瘦后水肿　　B. 发展较缓慢

C. 软而移动性大　　D. 非凹陷性水肿

E. 从足部开始，向上延及全身

27. 肝源性水肿的特点是

A. 水肿从眼睑开始　B. 上肢水肿明显

C. 腹水　　　　　　D. 脑水肿

E. 象皮肿

（刘志超　苍　薇　计亚萍）

|第 4 章|
心理与社会状况评估

人是具有生理、心理、社会功能的有机整体，随着社会的发展、生活节奏的改变，人类的疾病谱发生了很大的变化，人的生理健康与其心理、社会功能有着密不可分的关系。作为护士，要做到以患者为中心，为服务对象提供整体护理，因此，我们不仅要重视生理层面的评估，还应该重视心理、社会等方面的评估。

第 1 节　心理状况评估

心理状况评估是应用心理学的理论和方法对人的各种心理活动做出客观量化的评价，以了解个体的心理健康水平。它在制订临床整体护理计划、实施心理障碍矫治措施及疾病的辅助诊断等方面均发挥着重要作用，是健康评估的重要组成部分，也是护理人员必须了解或掌握的基础知识。

案例 4-1

王女士，36 岁，职业演员，在一次拍摄中，因为出现意外，导致她的面部和手臂被烫伤，事故发生后立即被送往医院诊治，王女士因为面部烫伤严重，不愿意照镜子，更不愿意与人交流，变得悲观、抑郁、孤僻、自卑。

问题： 1. 如何运用心理状况评估的方法收集患者的健康资料？
　　　　2. 根据所学知识对患者进行心理护理。

一、评 估 目 的

1. 评估患者疾病发展过程中的心理活动，包括认知、情绪、情感、自我概念等，以判断服务对象的心智状态，发现心理方面现存或潜在的健康问题。

2. 评估患者的个性心理特征，尤其是性格，作为心理护理和选择护患沟通方式的依据。

3. 评估患者的压力来源、压力反应及应对方式，用于指导制订护理干预计划。

二、评 估 方 法

（一）观察法

观察法是护士通过直接观察患者的行为、精神状态、表情和穿着等，获得患者心理健康资料的方法。它包括自然观察法和标准情形下观察法。

1. 自然观察法　指在自然条件下，对表现心理现象的外部活动进行观察，观察到的范围广，需多与患者接触。此方法更适用于心理评估。

2. 标准情形下观察法 指在特殊的实验环境下观察患者对特定刺激的反应。

（二）会谈法

会谈法又称为交谈法或访谈法，是评估者获得信息最基本、最常用的方法。其作用为建立交谈双方相互合作和信任的关系，以获得个体对其心理状况和问题的自我描述。

（三）心理测量方法

心理测量方法是心理评估常用的标准化手段之一，所得结果较客观、科学，主要包括心理测量法、评定量表法。

1. 心理测量法 在标准情形下，用统一的测量手段测试患者对测量项目所作出的反应。

2. 评定量表法 指用一套预先已标准化的测试项目（量表）来测量某种心理品质。

（四）医学检测法

医学检测法包括体格检查和各类实验室检查，如测血压、心率、血浆肾上腺皮质激素浓度等，主要是为心理状况评估提供辅助的客观资料。

（五）调查法

调查法是通过全面收集患者的各方面情况而进行心理评估的一种方法，调查对象包括患者本人及其父母、兄弟姐妹、邻居、老师、同学、领导、同事等。调查方式包括询问和调查表（问卷）等形式。

三、评 估 内 容

（一）患者的自我概念

1. 自我概念的定义 自我概念是指人们通过对自己的内在、外在特征及他人对其反应的感知与体验而形成的对自我的认识与评价，是个人在与其心理、社会环境相互作用过程中形成的动态的、评价性的自我肖像。例如，现实生活中，每个人都想知道我是谁、我想做什么、我能做什么、我在不同人眼里是怎样的一个人。

链接

"镜中我"理论

"镜中我"理论是由美国社会学家查尔斯·霍顿·库利在他的1902年出版的《人类本性与社会秩序》一书中提出的。他认为，人的行为很大程度上取决于对自我的认识，而这种认识主要是在与他人的社会互动中形成的，他人对自己的评价和态度，是反映自我的一面镜子，个人通过这面镜子认识和把握自己。因此，人的自我是通过与他人的相互作用形成的，这种相互作用包括三个方面：①关于他人如何认识自己的想象；②关于别人如何评价自己的想象；③自己对他人的这些认识或评价的情感。

考点 自我概念的组成

2. 自我概念的组成 自我概念包括个体的身体自我（即体像）、社会自我、精神自我和自尊四部分。

（1）身体自我（即体像）：是自我概念主要组成部分之一，是人们对自己身体外形及身体功能的认识与评价。

（2）社会自我：是个体对自己的社会人口特征的认识与评估，如年龄、性别、职业、政治学术团体会员资格，以及社会名誉、地位的认识与估计。

（3）精神自我：是指个体对自己智慧、能力、性格、道德水平等的认识与判断，如"我觉得我挺随和的，我觉得我很聪明"等。

（4）自尊：是人们尊重自己、维护自己的尊严和人格，不容他人歧视、侮辱的一种心理意识和情感体验。

3. 自我概念的评估方法和内容　自我概念通过观察、交谈、投射法、评定量表测验等方法对个体的身体自我、社会自我、精神自我及自尊等方面综合评估。一般几种方法交叉运用。

（1）观察：观察患者的一般外形、非语言行为及和他人互动的关系，可为护士提供重要的第一手临床资料，以形成对患者自我概念的印象。观察的具体内容见表4-1。

表 4-1　自我概念评估的观察内容

1. 外表是否整洁？穿着打扮是否得体？身体哪些部位有改变？

2. 是否与评估者有目光交流？面部表情如何？是否与其主诉一致？

3. 是否有不愿见人、想隐退、不愿照镜子、不愿与他人交往、不愿看体貌有改变的部位、不愿与别人讨论伤残或不愿听到这方面谈论等行为表现？

（2）交谈：是评估自我概念有效的手段，可通过提出问题进一步判断。交谈中建议询问的问题见表4-2。

表 4-2　自我概念评估的交谈内容

1. 对你来说，身体哪部分最重要？为什么？

2. 你最喜欢身体的哪个部位？最不喜欢哪个部位？

3. 外表上，你希望自己改变什么地方？

4. 你从事什么职业？你最引以为豪的个人成就是什么？

5. 你觉得你是怎样的人？如何描述你自己？

6. 总体来说，你对自己满意吗？

（3）投射法：用于年龄较小的儿童或理解表达不清楚的人群，通过投射法反映他们对体像的认知，其方法是让他们画自画像并要求对其进行解释，进而分析判断他们的内心体验。

（4）评定量表测验：常用的量表有 Pieer-Harries 儿童自我概念量表、田纳西自我概念量表、Sears 自我概念量表、Michigan 青少年自我概念量表及 Coopersmith 青少年自尊量表、Rosenberg 自尊量表等。每个量表有其特定的适用范围，在实际操作中可根据各种量表的特点适当选用。临床上最常用的是 Rosenberg 自尊量表，具体见表4-3。

表 4-3　Rosenberg 自尊量表

自尊项目	应答反应			
1. 总的来说，我对自己满意	SA	A	D*	SD*
2. 我觉得自己没什么值得骄傲的	SA*	A*	D	SD
3. 我觉得我有不少优点	SA	A	D*	SD*
4. 我和绝大多数人一样能干	SA	A	D*	SD*
5. 我能多一点自尊就好了	SA*	A*	D	SD
6. 有时，我真觉得自己没用	SA*	A*	D	SD
7. 我觉得我是个有价值的人	SA	A	D*	SD*
8. 无论如何我都觉得自己是个失败者	SA*	A*	D	SD
9. 有时，我觉得自己一点都不好	SA*	A*	D	SD
10. 我总以积极的态度看待自己	SA	A	D*	SD*

注：该量表含 10 个有关自尊的项目，回答方式为非常同意（SA）、同意（A）、不同意（D）、很不同意（SD）。凡选择标有 * 的答案表示自尊低下。

考点　自我概念的评估方法

（二）患者的认知水平

1. **认知水平的定义**　认知水平是指人们推测和判断客观事物的心理过程，是在对过去经验及对有关线索分析的基础上形成的对信息的理解、分类、归纳、演绎及计算。

2. **认知活动的组成**　认知活动包括思维、语言和定向，其中思维是认知过程的核心。

（1）思维：是人脑对客观现实概括的、间接的反应，是人们认识事物本质特征及内部规律的理性认知过程。思维活动是人类认知活动的最高形式。思维能力一般可根据患者在对有关病情和健康状况的交谈过程中的表现做出初步判断，必要时可进行相关检查。

（2）语言：是思维的媒介，是思维的物质外壳，也是信息交流的重要工具。思维和语言不可分割，没有语言就不可能有理性思维，而没有思维也就不需要作为承担工具和手段的语言。

（3）定向：是个体对现实的感觉，对过去、现在、将来的察觉及对自我存在的意识，包括时间定向、地点定向、空间定向和人物定向等。

3. **认知水平评估的内容和方法**　认知水平评估的内容包括对个体的思维能力、语言能力及定向力的评估三个方面。

（1）思维能力：可通过抽象思维功能、洞察力和判断力三方面进行评估。

一是抽象思维功能评估：包括个体的记忆、注意、概念、理解和推理能力，应逐项评估。①记忆评估时可让评估对象说出其家人的名字，当天进食哪些食物，或让评估对象叙述其孩童时代的事件等。②注意是心理活动对一定对象的指向和集中。例如，对儿童或老年人，应着重观察其能否有意识地将注意力集中于某一具体事物；再例如，患者对所住病室的新患者、开灯、关灯有无反应等。③概念是人脑反映客观事物本质特性的思维形式。对评估对象概念化能力的评估可在许多护理活动过程中进行，如数次健康教育后，评估对象总结概括其所患疾病的病因、诱因、所需的预防复发知识等的能力，从而判断评估对象对这些知识进行概念化的能力。④理解力评估时可从简单的动作（如嘱其坐起来或躺下等），逐渐到复杂的动作（如嘱其两手手心、手背交替触摸对侧膝盖等），观察评估对象能否理解和执行指令。⑤推理，评估者必须根据评估对象的年龄特征提出问题，如对 6 ～ 7 岁的儿童可问他，"一切石头做的东西丢在水中都会沉下去，现在这个东西丢在水里不沉下去，这个东西是什么做的？"如果儿童能回答："不是石头做的"，表明他的演绎推理能力已初步具备；如果儿童回答："是木头做的"，表明他的思维尚不具备演绎推理能力。

二是洞察力评估，可让患者描述所处情形，再与实际情形做比较看有无差异，如请患者描述其对病房环境的观察。对更深层洞察力的评估则可让患者解释格言、比喻或谚语。

三是判断力评估，判断是肯定或否定事物具有某种属性或某行动方案具备可行性的思维方式。进行评估时，可通过展示实物请患者说出其属性，也可通过评价患者对未来打算的现实性与可行性等方式，如询问患者"您出院后准备如何争取别人的帮助""出院后经济上遇到困难您将怎么办"等。

（2）语言能力评估：语言能力是人们认知水平的重要标志，可通过提问、复述、自发性语言、命名、阅读和书写等方法评估患者的语言表达能力和对文字符号的理解能力。临床上主要通过提问的方法进行评估。

（3）定向力评估：定向力包括时间定向力、地点定向力、空间定向力和人物定向力。定向力评估方法见表4-4。定向力障碍者不能将自己与时间、空间、地点联系起来。定向力障碍的先后顺序依次为时间、地点、空间和人物。

表4-4　定向力的评估方法

项目	内容
时间定向力	询问患者"现在是几点钟？今天是星期几？今年是哪一年？"
地点定向力	询问患者"您现在住在什么地方？"
空间定向力	让患者找到一个参照物，描述环境中某物品的位置，如"床旁桌在床的左边还是右边？呼叫器在哪儿？病室灯的开关在哪？"
人物定向力	询问患者"您叫什么名字？您知道我是谁吗？"

（三）患者的情绪和情感

1. 情绪和情感的定义　情绪和情感指个体对客观事物的体验，是人的需求是否被满足的反映。当需求获得满足就会引起积极的情绪和情感，如满意、愉快、喜欢等；反之，则导致消极的情绪和情感，如苦闷、不满意、憎恨等。

2. 情绪和情感的关系　情绪是动物与人共同具有的心理现象，为暂时性的，是一种与个体的生理需要满足与否相关的体验，具有情境性、激动性和暂时性。

情感是在情绪稳定的基础上建立和发展起来的，是人类所特有的高级心理现象，具有较强的稳定性、深刻性和持久性。

两者虽有区别，但又相互联系，情感通过情绪表达，在情绪发生过程中，往往含着情感因素。

考点　情绪的基本表现形式

3. 情绪和情感的分类　现代心理学家将情绪和情感划分为以下五类。就患者而言，焦虑和抑郁最常见，也是最需要护理评估与干预的情绪状态。

（1）基本情绪：是最基本、最原始的情绪，包括满意、喜悦、快乐、紧张、焦虑、抑郁、愤怒、恐惧、悲哀、痛苦、绝望等。按照情绪的来源，又分为快乐、悲伤、愤怒和恐惧四种最基本的类型。

（2）与接近事物有关的情绪和情感：包括惊奇、兴趣、轻蔑、厌恶。

（3）与自我评价有关的情绪和情感：包括犹豫、自信和自卑。

（4）与他人有关的情感体验：分为肯定和否定两种，其中爱是肯定情感的极端，恨是否定情感的极端。

（5）正情绪情感与负情绪情感：凡能提高人的工作效能，增强人的体力和精力的积极情绪与情感为正情绪情感，如满意、喜悦、快乐、惊奇、兴趣、自信等。凡是抑制人的活动效能，削弱人的体力和精力的消极情绪与情感为负情绪情感，如抑郁、痛苦、绝望、厌恶、自卑等。

4. 患者常见的不良情绪　由于疾病的困扰、环境的改变和正常生活秩序的紊乱，患者常产生不良情绪反应。常见的不良情绪有焦虑、抑郁和恐惧等。

（1）焦虑：是预感即将面临不利情况而又难于应付的一种紧张、不愉快的情绪体验。引起焦虑的原因有患者对疾病的诊断、严重程度及预后不明确，对手术的安全性及术后效果的担心，患者对住院环境不熟悉和正常生活受到干扰等。焦虑的表现有心慌、出汗、头痛、食欲缺乏、入睡困难、注意力不集中、易怒、坐立不安、手脚颤抖、言语多并反复陈述担心的事情等。

（2）抑郁：是当个人失去某种他追求或重视的东西时所产生的情绪体验。引起抑郁的原因主要是病情严重、预后不良、治疗效果不佳、病情反复等，与患者性格、年龄、经济状况等有关。抑郁主要表现为情绪低落、悲观、绝望、垂头丧气、没有信心、茶饭不思、睡眠障碍、性欲下降、体重减轻、逃避现实、不配合治疗，甚至有自杀念头等。

（3）恐惧：是指个体面临危险刺激时产生的强烈情绪体验。患者恐惧的原因主要是疾病对生理功能造成不可逆的影响，或对学业、家庭、工作造成影响，疾病及检查引起的剧烈疼痛，患者担心检查的安全性等。恐惧主要表现为害怕、发抖、受惊、哭泣、回避、心悸、出汗、呼吸加快、血压升高、尿频、厌食等。

5. 情绪和情感评估内容和方法　对患者情绪和情感的评估可综合运用多种方法，包括会谈、观察与测量、量表评定等。

（1）会谈：是评估情绪和情感最常用的方法，用于收集有关情绪和情感的主观资料。评估时可询问以下问题："如何描述您此时和平时的情绪？最近有什么事情使您感到特别高兴、忧虑或沮丧？这样的情绪存在多久了？"评估后还应将问诊结果和患者家属进行核实。

（2）观察与测量：用于收集有关情绪和情感的外部表现和生理变化。情绪和情感的外部表现又称表情，包括面部表情、身体表情和言语表情。情绪和情感的生理表现主要是呼吸系统、循环系统等的变化。对这些变化的观察与测量可作为评估情绪和情感的客观资料及对收集到的主观资料的印证。

（3）量表评定：是评估情绪和情感较为客观的方法，常用的有 Avillo 情绪与情感形容词量表（表 4-5），焦虑自评量表（表 4-6）和抑郁自评量表（表 4-7）。

表 4-5　Avillo 情绪与情感形容词量表

消极表现	1	2	3	4	5	6	7	积极表现
变化的	☐	☐	☐	☐	☐	☐	☐	稳定的
举棋不定的	☐	☐	☐	☐	☐	☐	☐	自信的
沮丧的	☐	☐	☐	☐	☐	☐	☐	高兴的
孤立的	☐	☐	☐	☐	☐	☐	☐	合群的
混乱的	☐	☐	☐	☐	☐	☐	☐	有条理的
漠不关心的	☐	☐	☐	☐	☐	☐	☐	关切的
冷淡的	☐	☐	☐	☐	☐	☐	☐	热情的
被动的	☐	☐	☐	☐	☐	☐	☐	主动的
淡漠的	☐	☐	☐	☐	☐	☐	☐	有兴趣的
孤僻的	☐	☐	☐	☐	☐	☐	☐	友好的
不适的	☐	☐	☐	☐	☐	☐	☐	舒适的
神经质的	☐	☐	☐	☐	☐	☐	☐	冷静的

使用说明：表 4-5 中有 12 对意思相反的形容词，让患者从每一组形容词中选出符合目前情绪与情感的词，并给予相应得分。总分在 84 分以上，提示情绪与情感积极；否则，提示情绪与情感消极。该表适用于不能用语言表达自己情绪与情感或对自己的情绪与情感定位不明者。

表 4-6　焦虑自评量表

焦虑的身心症状	会谈纲要	偶尔 1	有时 2	经常 3	持续 4
1. 焦虑	你觉得最近比平常容易紧张着急吗？				
2. 害怕	你无缘无故感到害怕吗？				
3. 惊慌	你是否有惊恐感？				
4. 精神上不完整感	你是否有将要发疯的感觉？				
5. 忧虑	你是否感到不如意或觉得有糟糕的事将发生？				
6. 颤抖	你是否感到自己发抖？				
7. 疼痛	你是否常感到头痛或腰背痛？				
8. 易于疲劳	你是否常感到疲乏无力？				
9. 无法休息	你是否发现自己无法静坐？				
10. 心悸	你是否感到心跳得很厉害？				
11. 头晕	你是否常感到头晕？				
12. 晕厥	你是否有过晕厥或觉得要晕倒似的？				
13. 呼吸困难	你是否感到气不够用？				
14. 麻木	你是否四肢或唇周麻木？				
15. 恶心、呕吐	你是否感到心里难受、想吐？				
16. 尿频	你是否常常要小便？				
17. 出汗	你手心是否容易出汗？				

焦虑的身心症状	会谈纲要	偶尔	有时	经常	持续
		1	2	3	4
18. 脸红	你是否感到脸红发烫？				
19. 失眠	你是否感到无法入睡？				
20. 梦惊	你是否常做噩梦？				

使用说明：每一项目按 1、2、3、4 四级评分。患者仔细阅读后根据 1 周的实际情况在相应的评分处选择，然后将 20 项评分相加，得总分，总分乘以 1.25，取其整数部分，即得到标准总分。50 分以下，正常；50～59 分，轻度焦虑；60～69 分，中度焦虑；70 分及以上，重度焦虑。

表 4-7　抑郁自评量表

抑郁的症状和体征	会谈纲要	偶尔	有时	经常	持续
		1	2	3	4
1. 抑郁情绪	你感到情绪沮丧、郁闷吗？				
2. 哭泣	你要哭或想哭吗？				
3. 心情	你早晨起来心情好吗？				
4. 睡眠障碍	你的睡眠状况如何？				
5. 食欲减退	你胃口如何？				
6. 体重减轻	你感到体重减轻了吗？				
7. 性欲望的减弱	你是否对异性感兴趣？				
8. 便秘	你的排便习惯有何改变？				
9. 心动过速	你是否感到心跳得很厉害？				
10. 疲劳感	你容易感到疲劳吗？				
11. 心理运动激越	你是不是总感到无法平静？				
12. 心理运动迟缓	你是否感到你做事的动作越来越慢了？				
13. 混乱	你是否感到思路混乱无法思考？				
14. 空茫感	你是否感到内心空荡荡的？				
15. 无助感	你对未来是否感到无助？				
16. 不知所措感	你是否感到难以做出决定？				
17. 激惹	你容易发脾气吗？				
18. 不满	你对以往感兴趣的事还感兴趣吗？				
19. 失去价值感	你是否感到自己是无用之辈？				
20. 自杀	你是否有轻生的念头？				

使用说明：使用方法同焦虑自评量表。50 分以下，正常；50～59 分，轻度抑郁；60～69 分，中度抑郁；70 分及以上，重度抑郁。

第 2 节　社会状况评估

随着社会经济不断发展，人们对自我健康的认知在改变。而健康的概念也随着医学科学的发展和人类与疾病做斗争的经验不断发展变化。要全面认识和评估个体的健康状况，除了评估生理心理功能外，还应进行社会状况评估。

案例 4-2

　　王女士，76 岁，患有肺气肿多年，近日来因为天气寒冷着凉，病情加重，出现气促、喘憋，晚上难以入睡，但是家里还有一个病重的儿子无人照料，所以自己一直未到医院就医。

问题：1. 王女士的这种情况属于哪种角色适应不良?
　　　　2. 如何评价王女士现在的状况?

一、评估目的

　　1. **评估患者的角色功能**　了解其有无角色功能紊乱和角色适应不良。

　　2. **评估患者的文化背景**　了解其文化特征，以便提供符合患者文化需求的护理，避免在护理过程中发生文化强加。

　　3. **评估患者的家庭**　寻找干扰家庭正常运转的因素及影响患者健康的家庭因素，制订有针对性的家庭护理计划。

　　4. **评估患者的环境**　明确环境中现存或潜在的危险因素，指导制订环境干预措施。

二、评估方法

　　社会状况评估的方法较多，有医学检查方法、心理测量学技术和社会学等学科的方法。心理状况评估中的交谈、观察、量表评定等方法均可用于社会状况评估。环境评估时，还应实地观察和抽样检查。前者如观察居住环境有无地面湿滑、凹凸不平、氧气瓶放置不稳等不安全因素，后者如空气取样检查有害物质浓度、菌落数等。

三、评估内容

　　对患者社会属性的评估主要包括患者角色和角色适应评估、文化评估、家庭评估和环境评估。

　　（一）角色与角色适应评估

　　1. **角色的定义**　角色是指个人在特定的社会环境中相应的社会身份和社会地位，并按照一定的社会期望，运用一定权利来履行相应社会职责的行为。

　　2. **角色的分类**　角色可分为三类，如下。

　　（1）第一角色：即基本角色，决定个体的主体行为，由每个人的年龄、性别决定的角色，如儿童角色、妇女角色、老人角色等。

　　（2）第二角色：也称一般角色，是个体为完成每个生长发育阶段中的特定任务所必须承担的、由所处社会情形和职业所确定的角色，如母亲角色、护士角色等。

　　（3）第三角色：又称独立角色，有时是可以自由选择的，为完成某些暂时性发展任务而临时承担的角色，如学会会员、患者角色（不可以选择）等。

　　以上三种角色的分类是相对的，在不同情况下可相互转换。例如，患者角色，因为疾病是暂时的，可视为第三角色，然而当疾病变成慢性病时，患者的角色也就随之成为第二角色。

护士角色是指护士应具有的与职业相适应的社会行为模式。一般护理人员所扮演的多重角色包括：①护理者；②计划者；③管理者；④教育者；⑤协调者；⑥咨询者；⑦维护者；⑧研究者和改革者。

3. 角色的形成　有角色认知和角色表现两个阶段。角色认知是指个体认识自己和他人的身份、地位及各种社会角色的区别与联系的过程。模仿是角色认知的基础，首先对角色产生总体印象，然后深入角色的各个部分认识角色的权利与义务。角色表现是指个体为达到自己所认识的角色要求而采取行动的过程，也是角色的成熟过程。

4. 患者角色适应不良　当个体患病后，便无可选择地进入了患者角色，原有的社会角色部分或全部被患者角色所代替，以患者的行为来表现自己。患者角色的合理承担对恢复健康有积极意义。然而由于患者角色的不可选择性，当人们从其他角色过渡到患者角色时，常常会发生角色适应不良。常见的患者角色适应不良的类型有以下几种。

（1）患者角色冲突：指患者在适应患者角色过程中与其常态下的各种角色发生心理冲突和行为矛盾。

（2）患者角色缺如：指患者患病后没有进入患者角色，不承认自己有病或对患者角色感到厌倦，常见于初诊为癌症的患者。

（3）患者角色强化：指患者已恢复健康，但对自我能力怀疑、失望，仍沉溺于患者角色。

（4）患者角色消退：表现为疾病未愈，从患者角色转入常态角色，多发生在疾病中期。例如，一位患病住院的母亲，因孩子生病住院，而迅速将原有的患者角色消退，调整为母亲角色。

（5）患者角色模糊：是指患者对自己角色行为不确切，不知道这个角色应该做什么而造成的不适应反应。

（6）患者角色隐瞒：是指患者不能或不愿承担疾病所带来的后果和影响，因而隐瞒病情真相。

考点　患者角色适应不良的类型及特点

5. 角色适应的评估　主要通过观察、交谈两种方法收集资料。

（1）观察：主要观察有无角色适应不良的心理和生理反应，如疲乏、头痛、心悸、焦虑、抑郁、忽略自己和疾病、缺乏对治疗护理的依从性等。

（2）交谈：通过提问、会话等方法了解相关信息。

（二）文化评估

1. 文化的定义　文化是一个社会及其成员所特有的物质和精神财富的总和，即特定人群为适应社会环境和物质环境而共有的行为和价值模式，具有获得性、民族性、继承性和累积性、共享性、整合性、双重性等六个主要特征。

链接

文化休克

　　文化休克最初是由美国文化人类学家奥伯格在1954年提出的，是由于失去了熟悉的社会交往信号或符号，对于对方社会符号不熟悉而产生的深度焦虑症。文化休克是跨文化交流过程中的一种客观存在，每个置身于新的文化环境中的人都会遇到。在患者身上，文化休克多是因为与家人分离、对疾病的担心和恐惧而产生。

　　2. 文化要素及其评估　文化要素的基本成分有价值观、知识、艺术、社会关系、信念与信仰、规范、习俗、语言符号等，其中以价值观、信念与信仰及习俗为核心要素，并与健康密切相关。

　　（1）价值观：是个体对生活方式与生活目标价值的看法或思想体系。价值观是个体在长期社会化过程中通过后天学习逐步形成和共有的，对于区分事物的好与坏、对与错、符合或违背人的愿望、可行与不可行的观点、看法与准则等的看法和态度。价值观与健康关系密切，它可以影响人们对健康问题的认识、对疾病与治疗的态度、对治疗手段的选择及对医疗保密措施的选择，左右人们对解决健康问题轻重缓急的决策。

　　（2）信念与信仰

　　1）信念是自己认为可以确信的看法。信仰是人们对某种事物或思想的极度尊崇与信服，并把它作为自己的精神寄托和行为准则。它的形成是一个长期的过程，是人们在接受外界信息的基础上沿着认知、情感、意志、信念和行为的轨道持续发展，最终融合而成。

　　2）信念、信仰与健康：信念包括知识、见解及对世界万物的认识观。人们对健康、疾病的定义就是一种信念。但不同社会、文化的人，对健康和疾病的理解与观点却大相径庭。当人们从主观上判断其有病还是无病时，很大程度上受到文化的影响。个体对健康和疾病所持有的信念可直接影响其健康行为和就医行为，信仰与人的精神健康关系密切，是护理评估不可缺少的内容之一。

　　（3）习俗：又称风俗，是指一个群体或民族在生产、居住、饮食、沟通、婚姻与家庭、医药、丧葬、节日、庆典、礼仪等物质文化生活上的共同喜好、习惯及禁忌。与健康相关的习俗主要有饮食习惯、语言与非语言沟通方式等。

　　（三）家庭评估

　　1. 家庭评估的定义　家庭是由婚姻、血缘或收养关系组合起来的社会共同体，是社会生活的基本单位。家庭应包括两个或两个以上的成员，组成家庭的成员应共同生活，有较密切的经济和情感交往。

　　2. 家庭的评估内容及方法

　　（1）家庭成员基本资料：包括家庭成员姓名、性别、年龄、受教育程度、职业和健康史，其中家族遗传史尤为重要。评估时可通过与患者和家属交谈及阅读相关的健康记录，如医疗病历来获取资料。

　　（2）家庭结构：包括家庭人口结构、权力结构、角色结构、沟通类型和家庭价值观。

1）家庭人口结构：即家庭类型，指家庭的人口组成和家庭成员数量。按规模和人口特征可分为核心家庭、主干家庭、单亲家庭、重组家庭、无子女家庭、同居家庭、老年家庭 7 类。

2）家庭权力结构：是指家庭中夫妻间、父母与子女间在影响力、控制权和支配权方面的相互关系。其基本类型有传统权威型、工具权威型、分享权威型和感情权威型。评估时主要了解谁是家庭的主要决策者。

3）家庭角色结构：是指家庭对每个占有特定位置的家庭成员所期待的行为和规定的家庭权利、责任和义务。例如，父母有抚养未成年子女的义务，也有要求成年子女赡养的权利。

4）家庭沟通类型：是家庭和睦与家庭功能正常发挥的保证。评估时注意家庭成员间的沟通是直接还是间接，是开放的还是封闭的，是否存在沟通不良。

5）家庭价值观：是指家庭成员对家庭生活的行为准则和生活目标的共同态度和基本信念。评估的重点是家庭成员在健康、健康保健、生活方式、家庭支持等方面的价值观。

（3）家庭功能：主要是满足家庭成员和社会的需求，具体包括生物功能、经济功能、文化功能、教育功能和心理功能。家庭具有生育、经济、情感、社会化、健康照顾等方面的功能，它可以满足人类生存的基本身心需要。

（4）家庭资源：是指家庭为了维持其基本功能、应对压力事件和危机状态所需的物质、精神与信息等方面的支持。家庭资源可分为内部资源和外部资源，内部资源包括经济支持、情感支持、信息支持和结构支持；外部资源有社会资源、文化资源、宗教资源、经济资源、环境资源、医疗资源等。

（5）家庭危机：是指当家庭压力超过家庭资源，导致家庭功能失衡的状态。家庭压力主要来源有：①家庭经济收入低或减少；②家庭成员关系的改变与终结；③家庭成员角色的改变；④家庭成员道德颓废；⑤家庭成员生病、残障、无能等。

（6）家庭评估方法：主要有交谈、观察、量表评定法。

（四）环境评估

1. 环境评估的定义　环境在护理学中定义为影响人们生存与发展的所有外在情况和影响，并将人体的环境分为内环境和外环境。人体的内环境，又称生理、心理环境，包括人体所有的组织和系统。人体的外环境包括物理环境、社会环境、文化环境和政治环境。人的内环境和文化环境的评估在前面已详述，这里着重介绍物理环境评估和社会环境评估。

2. 环境评估的内容及方法

（1）物理环境评估：物理环境是一切存在于机体外环境的物理因素的总和，包括空间、声音、湿度、采光、通风、气味、整洁、室内装饰、布局及各种与安全有关的因素，如大气污染、水污染和各种机械污染以及化学性、温度性、放射性、过敏性、医源性损伤因素等。以上环境因素必须被控制在一定范围内，否则不仅对健康无益，甚至还可威胁到人类安全，导致疾病。物理环境评估是通过询问评估对象及实地考察、取样检测等方法收集资料。其评估内容包括居家、社区、学校、工作场所、医疗保健机构等。

（2）社会环境评估：社会环境是指人类生存及活动范围内的社会物质与精神条件的总和。社会是个庞大系统，包括社会制度、法律、经济、文化、教育、人口、民族、职业、生活方式、社会关系、社会支持等诸多方面。其中，民族、职业、经济、文化、教育、生活方式、社会关系、社会支持等与健康直接相关，为社会环境评估重点。

1）经济：社会环境因素中，影响健康最为明显的因素之一就是经济，因为经济是保障衣、食、住、行等基本需求和享受健康服务的物质基础。

2）教育：良好的教育有助于个体认识疾病、获取健康保健信息、改变不良习惯及提高卫生服务的有效利用率。

3）生活方式：是指由经济、文化、政治等因素相互作用所形成的人们在衣、食、住、行等方面的社会行为。不同地区、不同民族、不同职业、不同社会阶层的人生活方式不一样，与个人喜好和习惯也相关。

4）社会关系与社会支持：社会关系是社会环境中非常重要的一面。个体的社会关系网包括与之有直接或间接关系的所有人或人群，如家人、朋友、邻里、同学、领导、同事、宗教团体及成员、自救组织等。对住院患者而言，还有同室病友、医生和护士。个体的社会关系网越健全，人际关系越亲密融洽，越容易得到所需的信息、情感、物质方面的支持。这些从社会关系网获得的支持，统称为社会支持。可通过交谈与观察两种方式评估个体是否有支持性的社会关系网络，如住院患者，应了解评估对象与病友、医生、护士的关系如何，是否获得及时有效的治疗，是否得到应有的尊重与关怀，各种合理需求是否被及时满足，护士、医生的数量与质量是否能够保证所提供的服务安全有效，工作常规和制度是否向评估对象解释并合理灵活应用，体现以患者为中心等。

自 测 题

A₁/A₂ 型题

1. 评估自我概念的注意事项不正确的是
   A. 与评估对象建立真诚的、彼此信赖的关系
   B. 评估环境应安静、避开他人
   C. 注意会谈技巧，保持目光交流
   D. 态度应亲切、温和，及时加以评判
   E. 应结合主、客观资料综合考虑

2. 情感比情绪
   A. 强烈些
   B. 有明显的行为变化
   C. 有明显的生理变化
   D. 稳定而深刻些
   E. 柔和些

3. 我国心理学家关于情绪和情感的划分不包括
   A. 基本情绪和情感
   B. 与接近事物有关的情绪和情感
   C. 与自我评价有关的情绪和情感
   D. 与他人有关的情感体验
   E. 特殊的情绪和情感

4. 个体对自己的性别、职业、社会地位、名誉等的认识与估计是指个体的
   A. 自尊　　　B. 体像　　　C. 自我形象

D. 精神自我　　　E. 社会自我

5. 患病后产生的焦虑心理，属于患者的何种反应
　　A. 生理反应　　　　B. 情绪反应
　　C. 情感反应　　　　D. 心身反应
　　E. 疾病表现

6. 焦虑患者的心理反应常表现为
　　A. 血压升高　　　　B. 手脚颤抖
　　C. 面色苍白　　　　D. 脉搏减慢
　　E. 面色潮红

7. 以下哪些属于不正确的心理护理方法
　　A. 和患者建立密切的个人关系
　　B. 熟悉患者的个性心理特征
　　C. 心理评估时注意主、客观资料的比较
　　D. 尽量鼓励其充分表达和暴露自我
　　E. 注意所选评估手段的针对性和有效性

8. 患者常见的不良情绪包括
　　A. 害怕、焦虑、烦躁
　　B. 惊恐不安、犹豫、抑郁
　　C. 抑郁、犹豫、害怕
　　D. 焦虑、抑郁、恐惧
　　E. 害怕、焦虑、抑郁、愤怒

9. 人对客观外界事物的态度的体验，并反映人与客观事物之间关系的是
　　A. 情绪情感　　B. 需要　　C. 人格
　　D. 动机　　　　E. 态度

10. 情绪的基本表现形式是
　　A. 高兴与悲伤
　　B. 激动与平静
　　C. 喜、怒、哀、乐
　　D. 快乐、悲伤、愤怒和恐惧
　　E. 高兴、悲伤、激动、平静

11. 文化的特性不包括
　　A. 民族性
　　B. 继承性和累积性

C. 获得性
　　D. 复合性和单一性
　　E. 共享性

12. 下列哪项不属于文化的核心要素
　　A. 价值观　　　　B. 信念
　　C. 习俗　　　　　D. 道德观
　　E. 信仰

13. 家庭特征不包括
　　A. 家庭至少应包括两个或两个以上成员
　　B. 婚姻是家庭的基础，是建立家庭的依据
　　C. 组成家庭的成员应以共同生活，有较密切的经济情感交往为条件
　　D. 有血亲关系，虽然不共同生活也算作一个家庭
　　E. 有婚亲关系，不共同生活不能算作一个家庭

14. 有关环境的定义不正确的是
　　A. 狭义的环境是指环绕所辖的区域
　　B. 广义的环境是指人类赖以生存、发展的社会与物质条件的总和
　　C. 人的环境分为外环境与内环境
　　D. 在护理界，环境定义为影响人们生存与发展的所有外在情况和影响
　　E. 人体的内环境是指人的内心世界

15. 护士角色属于
　　A. 第一角色　　　B. 第二角色
　　C. 第三角色　　　D. 基本角色
　　E. 独立角色

16. 个体在适应患者角色过程中与其常态下的各种角色发生心理冲突和行为矛盾的是
　　A. 角色领悟　　　B. 角色实践
　　C. 角色期待　　　D. 角色准备
　　E. 角色冲突

（陈铁清）

| 第 5 章 |
身体状况评估

身体状况评估的目的是进一步支持、验证问诊中得到的有临床意义的症状，发现患者所存在的体征、对治疗及护理的反应，为确定护理诊断提供客观依据，一般始于健康史采集结束之后。

第 1 节　身体状况评估的基本方法

案例 5-1

　　患者，女，28 岁。咽部疼痛，伴有头痛、乏力 4 小时来诊。20 小时前淋雨后出现寒战、高热。

问题： 1. 护士在问诊后可以选择哪些方法进一步为患者进行评估？

　　　　2. 患者身体的哪些部位需要重点评估？

　　身体评估是评估者运用自己的感官或借助简单的辅助工具，如听诊器、体温计、血压计、叩诊锤等，对患者进行细致、有序的观察和检查，以了解其身体状况的检查方法。

一、评估前准备

　　1. 器材准备　根据需要准备相关检查所需物品。包括体温计、血压计、听诊器、压舌板、手电筒、软尺、叩诊锤、纸笔等。

　　2. 环境准备　评估环境应安静、温暖、舒适、安全，光线充足，以自然光线照明最佳。

　　3. 评估者准备　评估者应掌握评估的技能和方法，并且衣着整洁、态度和蔼，体位正确，动作规范、轻柔。

　　4. 患者准备　了解进行身体状况评估的目的，配合评估者的检查，以保证评估的顺利进行。

二、评估的基本方法

　　身体状况评估常用的基本方法有视诊、触诊、叩诊、听诊、嗅诊。评估者应根据评估部位和目的的不同选择适宜的评估方法。

考点　身体状况评估常用的基本方法

（一）视诊

　　视诊是运用视觉观察患者全身或局部状态的评估方法。

　　1. 适用范围　视诊适用范围广，是身体状况评估的基本方法，用于全身一般状态及局部状态的评估。全身一般状态包括年龄、性别、发育、面容、步态等；局部状态包括皮肤、黏膜、关节外形等。某些特殊检查也可借助仪器，如检眼镜等。

2. 特点　简单，适用范围广。

（二）触诊

触诊是通过接触患者体表后的感觉来判断其身体某部位状态的评估方法。通过触诊可以明确视诊不能明确的异常征象，如皮肤温度、湿度、震颤、波动感及包块的部位、大小、轮廓、压痛、移动度、硬度等。手的指腹和掌指关节掌面的触觉较敏感，手背对温度的感觉较敏感。特点：适用范围较广，可遍及全身各部位，触诊在腹部评估中最为重要。

1. 触诊方法　分为浅部触诊法和深部触诊法。

（1）浅部触诊法：适用于体表浅在病变。①部位：关节、软组织，浅部的动脉、静脉、神经，阴囊及精索等。②方法：一手轻放在被评估处，利用掌指关节及腕关节的协同动作，以旋转或滑动的方式轻压触摸。主要用于评估浅表器官或包块等的状态，如皮肤温度、脉搏、肌紧张度、关节、软组织、淋巴结等。

（2）深部触诊法：适用于评估腹部病变及脏器情况。深部触诊可触及身体的深度为 4 ～ 5cm，主要用于察觉腹腔脏器或病变的情况。根据检查的目的和手法的不同，可分为四种。①深部滑行触诊法：常用于腹腔深部包块和胃肠病变的评估。②双手触诊法：多用于肝、脾、肾和腹腔肿物的评估。③深压触诊法：适用于探测腹腔深在病变的部位或确定腹部压痛点。④冲击触诊法：用于大量腹腔积液难以触及肝脏者（图 5-1）。

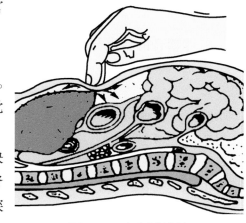

图 5-1　冲击触诊法

考点　深部触诊法的四种手法

2. 注意事项

（1）触诊前应向患者介绍评估的目的和配合方式，评估时手要温暖轻柔，避免引起肌肉紧张，影响评估效果。

（2）评估者与患者都应采取适宜体位。

（3）边触诊边思考，结合病变的解剖部位及毗邻关系，以明确病变的性质及来源。

（三）叩诊

叩诊是评估者用手指叩击患者身体表面使之振动而产生声响，根据振动和声响特点来判断被评估部位的脏器状态的评估方法。适用于肺、心脏及腹部的检查。

1. 叩诊体位　胸部叩诊取坐位或卧位，腹部叩诊取仰卧位。

2. 叩诊方法　分为间接叩诊法和直接叩诊法。

（1）间接叩诊法：应用最多，评估者左手中指第二指关节紧贴于叩诊部位，右手指自然弯曲，以中指指端叩击左手中指第二指骨的前端，叩击方向与叩诊部位的体表垂直；叩诊时以腕关节与掌指关节的活动为主（图 5-2）。

（2）直接叩诊法：用于评估胸部或腹部面积较广泛的病变，胸腔积液或腹水等。评估者用右手示指、中指和环指的掌面直接拍击被评估的部位，借拍击的反响和指下的振动来判断病变情况。

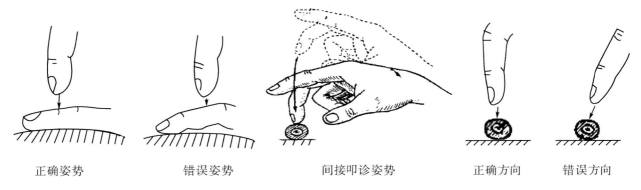

正确姿势	错误姿势	间接叩诊姿势	正确方向	错误方向

图 5-2　间接叩诊法正误示意图

3. 叩诊音的特点与临床意义（表 5-1）

表 5-1　叩诊音的特点及临床意义

叩诊音	音响强度	音调	持续时间	正常存在部位	临床意义
实音	弱	高	短	心、肝	大量胸腔积液、肺实变
浊音	较弱	较高	较短	心、肝被肺覆盖部位	肺炎、肺不张、胸膜增厚
清音	较强	较低	较长	正常肺部	无
过清音	强	低	长	无	肺气肿
鼓音	强	低	长	腹部、胃泡区	气胸、肺空洞

4. 注意事项

（1）叩诊时应嘱患者充分暴露被评估部位，放松肌肉。

（2）环境应安静，以免影响叩诊音的判断。

（3）注意对称部位的叩诊比较。

（4）叩击动作要灵活、短促、富有弹性。

（四）听诊

听诊是用耳或借助听诊器听取患者身体内各部位发出的声音，来识别健康与否的评估方法，常用于心血管、肺、胃肠道等部位的评估。

1. 听诊方法　分间接听诊法和直接听诊法两种。①直接听诊法：用耳郭直接贴近评估者体表听诊，此法听到的体内声音微弱，辨识度低，且不方便，临床上很少使用；②间接听诊法：用听诊器听诊，此法对听诊声音有放大效果，临床适用范围广泛。常用听诊器的听件有膜型与钟型两种（图 5-3）。膜型听件可以良好地听取高频声响，钟型听件适合

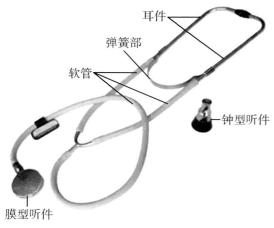

耳件
弹簧部
软管
钟型听件
膜型听件

图 5-3　听诊器

听取低频声响。

2. 适用部位 心、肺、腹部、血管。

3. 注意事项

（1）环境应安静、温暖、避风。

（2）体位适当，可根据患者的病情采取适当体位。

（3）听诊前应注意听件方向是否正确，管腔是否通畅；听件要紧贴于被评估的部位，避免与皮肤摩擦而产生附加音。

（4）听诊时注意力要集中，听诊心脏时要摒除呼吸音的干扰，听诊肺部时也要排除心音的干扰。

（五）嗅诊

嗅诊是评估者通过嗅觉判断患者异常气味与疾病关系的评估方法（表 5-2）。

表 5-2　具有重要临床意义的异常气味

异常气味	临床意义
呼气有刺激性蒜味	有机磷杀虫药中毒
呼气有烂苹果味	糖尿病酮症酸中毒
呼气有肝臭味	肝性脑病
呼气有金属异味	重金属中毒
呼气有浓烈的酒味	饮酒
痰液呈恶臭味	支气管扩张症或肺脓肿
脓液呈恶臭味	气性坏疽
尿液呈鼠尿味	苯丙酮尿症
尿液呈浓烈的氨味	膀胱炎及尿潴留
酸性汗味	风湿热或长期服用水杨酸、阿司匹林等解热镇痛药

考点 有机磷杀虫药中毒、糖尿病酮症酸中毒、肝性脑病患者的异常气味

第 2 节　一般状况评估

案例 5-2

　　患者，男性，65 岁。胸闷两小时。患者于两小时前与人发生争吵时突然感到胸闷不适、头痛、出汗、浑身无力，瘫坐在地。

问题：评估患者的生命体征。

　　一般状况评估是对患者全身状态的概括性观察，是护士进行身体评估时较重要的部分。一般以视诊为主，配合应用触诊。评估的内容包括：生命体征、意识状态、发育与体型、面容与表情、营养状态、体位、步态等。

一、生命体征

　　基本生命体征包括体温（T）、脉搏（P）、呼吸（R）、血压（BP）。

（一）体温

　　1. 参考范围　因测量部位不同而略有差异，口测法 36.3～37.2℃、肛测法 36.5～37.7℃、腋测法 36.0～37.0℃。

　　2. 临床意义　生理情况下，体温有一定的波动。早晨体温略低，下午略高，24 小时内波动范围不超过 1℃；运动或进食后、月经期前或妊娠期妇女体温略高，老年人体温略低。体温升高超过正常范围称为发热，体温低于正常范围称为体温过低。

　　3. 发热　发热的病因及分度见第 3 章第 1 节。

　　4. 体温过低　主要见于休克、严重营养不良、甲状腺功能减退症、过度暴露于低温环境。

（二）脉搏

　　主要触诊浅表动脉，最常用的是桡动脉，特殊情况下可触及股动脉、足背动脉、颈动脉等，观察脉率、脉律、动脉壁状态、脉搏强弱及波形变化。

　　1. 脉率　是指每分钟脉搏搏动的次数。正常成人脉率为 60～100 次 / 分，超过 100 次 / 分为脉率增快，低于 60 次 / 分为脉率减慢。

　　2. 脉律　指脉搏搏动的节律，可反映心脏的节律。

　　3. 动脉壁状态　正常的动脉壁光滑有弹性、壁软。

　　4. 脉搏强弱　与心搏出量、外周阻力大小相关。脉搏增强见于高热、甲状腺功能亢进症、主动脉瓣关闭不全等；脉搏减弱见于心力衰竭、主动脉瓣狭窄与休克。

　　5. 波形　是指脉搏的形态变化。

　　（1）水冲脉：脉搏骤起骤落，急促有力。水冲脉提示脉压增大，常见于甲状腺功能亢进症、严重贫血、主动脉瓣关闭不全等。检查者紧握患者手腕掌面，将其前臂高举过头部，可明显感知。

　　（2）奇脉：吸气时脉搏明显减弱或消失，又称吸停脉，常见于心包积液、缩窄性心包炎。

　　（3）交替脉：指节律规则而强弱交替出现的脉搏，为左心室收缩强弱交替的结果，是早期左心功能不全的重要体征之一，常见于高血压性心脏病、急性心肌梗死等。

（三）呼吸

观察并记录患者的呼吸频率、节律、评估方法与临床意义（具体参看本章第 5 节）。

（四）血压

血压是血管内的血液对血管壁产生的侧压力，通常指动脉压或体循环动脉血压。心室收缩时，主动脉内压力在收缩中期达最高值，称为收缩压；心室舒张时，主动脉内压力在舒张末期达最低值，称为舒张压；收缩压与舒张压之差称为脉压（具体参看本章第 5 节）。

二、意 识 状 态

意识是人对周围环境及自身的认知能力与觉察能力，是大脑高级神经中枢功能活动的综合表现。正常人意识清晰、反应敏锐准确、思维合理，语言清晰、表达能力正常；凡影响大脑功能活动的疾病都会引起不同程度的意识改变，称为意识障碍。意识障碍具体参见第 3 章第 8 节相关内容。

三、发育与体型

1. 发育　一般通过年龄、智力和体格成长状态（身高、体重及第二性征）之间的关系综合判断。正常发育的人，头长为身高的 1/7 ～ 1/8；胸围约等于身高的一半，两上肢平展的长度等于身高，坐高约等于下肢的长度。

2. 体型　是身体各部分发育的外观表现，包括骨骼、肌肉生长与脂肪分布状态等，分为正力型、无力型、超力型三类。

发育不正常一般与营养及内分泌功能障碍有关，如维生素 D 缺乏所致的佝偻病，幼年甲状腺功能减退症所致的呆小症，垂体功能障碍性侏儒症、巨人症、肢端肥大症等。

四、面容与表情

面容是指面部所呈现的状态，表情是面部情感的表现。健康人表情自然，患病可使人的面容与表情发生变化而呈现不同的面容。

1. 急性病容　表情痛苦、烦躁不安、面色潮红，鼻翼可伴有扇动，常见于急性发热性疾病，如疟疾、流行性脑脊髓膜炎和大叶性肺炎等。

2. 慢性病容　患者面色憔悴、苍白、目光暗淡，见于慢性消耗性疾病患者。

3. 甲状腺功能亢进症面容　患者表情惊愕，眼裂增大，眼球突出，目光炯炯，兴奋不安，见于甲状腺功能亢进症患者。

4. 黏液性水肿面容　患者面色苍白，颜面水肿，脸厚面宽，目光呆滞，反应迟缓，眉毛、头发稀疏，见于甲状腺功能减退症患者。

5. 二尖瓣面容　患者面色晦暗，双颊紫红，口唇轻度发绀，见于慢性风湿性心瓣膜病二尖瓣狭窄患者。

6. 肢端肥大症面容　头大脸长，下颌大且前突，眉弓及颧部隆起，唇舌肥厚，耳鼻增大，见于肢端肥大症患者。

7. 满月面容　面圆如满月，皮肤发红，常有痤疮，唇可有小须，见于库欣综合征及长期应用糖皮质激素患者。

8. 苦笑面容　面肌痉挛，牙关紧闭，呈苦笑状，见于破伤风患者。

9. 贫血病容　患者面色苍白、表情疲惫、唇舌色淡，见于各类贫血患者。

10. 肝病面容　面色晦暗，双颊有褐色色素沉着，见于慢性肝病患者。

考点　二尖瓣面容、满月面容、苦笑面容常见于哪些疾病的患者

五、营 养 状 态

营养状态是根据皮肤、毛发、皮下脂肪、肌肉的发育情况综合判断，大致可分为良好、中等与不良三种。

良好：黏膜红润、皮肤光泽、弹性良好，皮下脂肪丰满而有弹性，肌肉结实，指甲、毛发润泽，肋间隙及锁骨上窝深浅适中，肩胛部和股部肌肉丰满。

不良：皮肤黏膜干燥、弹性降低、皮下脂肪菲薄，肌肉松弛无力，指甲粗糙无光泽，毛发稀疏，肋间隙、锁骨上窝凹陷，肩胛骨或锁骨嶙峋突出。

中等：介于良好与不良之间为中等。

1. 评估方法

（1）脂肪充实程度：皮下脂肪直接反映体内脂肪量，与营养状态关系密切，最简便、迅速的方法是观察前臂屈侧或上臂背侧下 1/3 处的皮下脂肪充实的程度。

（2）体重测量

男性标准体重（kg）= [身长（cm）-100]×0.9

女性标准体重（kg）= [身长（cm）-100]×0.85

2. 常见异常营养状态

（1）营养不良：体重低于标准体重的 10% 时为消瘦，极度消瘦者称为恶病质。

（2）营养过度：体重超过标准体重的 20% 者为肥胖，可分为外源性肥胖和内源性肥胖。①外源性肥胖：主要为摄入热量过多所致，常有一定的遗传倾向。表现为全身脂肪分布均匀，身体各部位无异常表现；②内源性肥胖：多由某些内分泌疾病引起，如甲状腺功能减退症、肾上腺皮质功能亢进症等，表现为向心性肥胖（如满月脸、水牛背）。

六、体 　 位

体位指患者身体所处的状态。在不同疾病状态下，促使患者主动或被动地采取相应体位。对诊断某些疾病具有一定的意义。常见的体位有以下几种。

1. 自动体位　身体活动自如，不受限制，见于正常人、轻症患者、疾病早期患者。

2. 被动体位　自己不能随意调整或变换体位，见于意识丧失或极度衰弱患者。

3. 强迫体位　为减轻疾病痛苦被迫采取的某种体位。

（1）强迫仰卧位：仰卧，双腿屈曲以减轻腹肌的紧张，见于急性腹膜炎等。

（2）强迫俯卧位：患者俯卧以减轻脊背肌肉的紧张，见于脊柱疾病。

（3）强迫侧卧位：患者卧向患侧，以减轻疼痛或咳嗽，并有利于健侧代偿呼吸，见于大量胸腔积液、一侧胸膜炎的患者。

（4）强迫端坐位：患者不能平卧，以双手置于膝盖或扶持床边，以减轻心脏负担或改善肺功能，多见于严重的心、肺功能不全患者。

（5）强迫蹲位：患者在步行或其他活动的过程中，由于感到呼吸困难和心悸而采取蹲踞体位或膝胸位以缓解症状，多见于发绀型先天性心脏病患者。

（6）辗转体位：患者辗转反侧，坐卧不安，见于胆石症、胆道蛔虫病、肾绞痛等。

（7）角弓反张位：患者因颈及脊背肌肉强直，头向后仰，腰腹前凸，躯干呈弓形，见于破伤风及小儿脑膜炎等。

考点　强迫俯卧位、强迫侧卧位、强迫端坐位、强迫蹲位、角弓反张位常见于哪些疾病的患者

七、步　态

步态即行走时所表现的姿态。某些疾病可使步态改变，并具有一定的特征性。常见的异常步态有以下几种（图 5-4）。

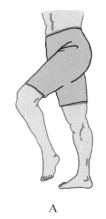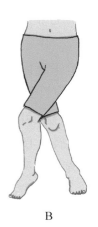

图 5-4　常见异常步态
A. 跨阈步态；B. 剪刀步态

1.蹒跚步态　走路身体左摇右摆如鸭态，见于佝偻病、进行性肌营养不良症、先天性双侧髋关节脱位等。

2.跨阈步态　患足下垂，行走时必须抬高下肢才能起步，见于腓总神经麻痹患者。

3.共济失调步态　起步时一脚抬高，骤然垂落，且双目下视，两足间距较宽，以防身体倾斜，闭目时难以保持平衡，见于脊髓疾病。

4.慌张步态　起步后小步急速趋行，身体前倾，有难以止步之势，见于帕金森病。

5.醉酒步态　行走时躯干重心不稳，步态紊乱，如醉酒状，见于小脑疾病、酒精或巴比妥类药物中毒。

6.剪刀步态　双下肢肌张力增高，移步时双脚交叉呈剪刀状，见于脑性瘫痪或截瘫患者。

考点　常见异常步态常见于哪些疾病

第 3 节　皮肤、黏膜及浅表淋巴结评估

案例 5-3

　　患者，女，33 岁。肥胖体型，面圆如满月，皮肤发红，有小胡须；全身体毛增多，头发、眉毛浓黑。

　　问题：该患者的临床诊断可能是什么？

一、皮肤、黏膜评估

　　正常人皮肤有光泽，黏膜红润。皮肤病变表现在色泽、弹性、温度的改变，以及有无皮疹、出血点、溃疡、瘢痕等方面；它可以是局部病变，也可以是全身病变。常见的皮肤、黏膜改变如下。

（一）颜色

　　皮肤的颜色与毛细血管的分布、血液充盈度、色素量的多少及皮下脂肪的厚薄有关。中国人健康的皮肤是微黄略透红润，室外工作者略黑。常见的异常变化有以下几种。

　　1.苍白　与贫血、末梢毛细血管痉挛或充盈不足有关，常见于严重贫血、休克、失血过多、寒冷、惊恐等。

　　2.发红　由毛细血管扩张充血、血流加速及红细胞数量增多所致，常见于发热患者、一氧化碳中毒、库欣综合征、真性红细胞增多症等。

　　3.发绀　皮肤黏膜青紫色，可见于各种原因引起的还原型血红蛋白增多或异常血红蛋白血症，如发绀型先天性心脏病、心肺功能不全等。

　　4.黄染　皮肤黏膜发黄，常见原因有黄疸、胡萝卜素增高、长期服用含有黄色素的药物等（表 5-3）。

表 5-3　常见皮肤黏膜黄染的评估要点

评估要点	黄疸	胡萝卜素增高	药物影响
原因	血清胆红素浓度增高，超过 34mmol/L	血清胡萝卜素增高，超过 2.5g/L	长期服用含有黄色素的药物，如呋喃类等药物
黄染出现部位	先出现于巩膜、硬腭后部及软腭黏膜上，后出现于皮肤	手掌、足底、前额及鼻部皮肤	皮肤，重者巩膜也可见黄染
黄染特点	近角巩膜缘轻，远处重	无巩膜、口腔黏膜黄染	近角巩膜缘重，远处轻
其他	有致黄疸原发病，如肝细胞性黄疸、溶血性黄疸、胆汁淤积性黄疸等	停止食用富含胡萝卜素的蔬菜或果类后，皮肤黄染逐渐消退	停药后皮肤黄染逐渐消退

　　5.色素沉着　表皮基底层的黑色素增多所致的全身或部分皮肤颜色加深。

　　（1）妊娠斑：女性在妊娠期面颊部、额头、腹部等处出现的棕褐色对称性的色素沉着（图 5-5）。

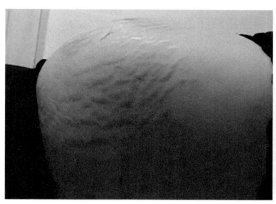
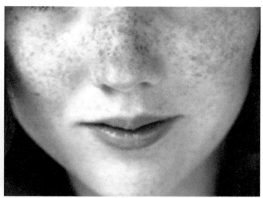

图 5-5　妊娠斑

（2）全身色素沉着：见于慢性肾上腺皮质功能减退症（图 5-6）、肝硬化、肝癌晚期、肢端肥大症等。

（3）老年斑：老年人全身或面部出现的散在的点状色素沉着（图 5-7）。

6. 色素脱失　由于基底层的黑色素合成减少，皮肤丧失原有的色素，形成脱色斑，见于白癜风、白斑、白化病等。

（二）湿度

皮肤的湿度与出汗量有关。在气温高、湿度大的环境中出汗增多是生理的调节功能。病理情况下有出汗过多、减少或无汗。

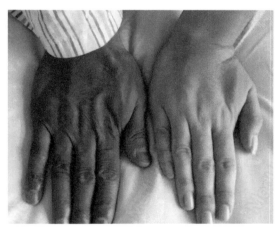

图 5-6　慢性肾上腺皮质功能减退症患者手部
色素沉着（左）；正常（右）

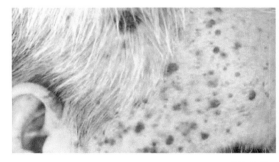
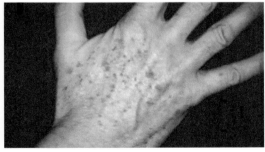

图 5-7　老年斑

（三）弹性

皮肤的弹性与年龄、营养状态、皮下脂肪及组织间隙液体量多少有关。正常人皮肤皱褶平复速度很快，皮肤皱褶平复速度慢称皮肤弹性减低，见于长期消耗性疾病或严重脱水的患者。

（四）皮疹

皮疹常见于传染病、皮肤病和过敏性疾病等，是临床诊断某些疾病的重要依据。评估时要注意其发展顺序、部位、形态、颜色、压之是否褪色及有无瘙痒、脱屑等。常见的皮疹有下列几种（表 5-4）。

表 5-4　常见皮疹特点及临床意义

类型	特点	临床意义
斑疹	只有局部皮肤颜色变化而不隆起的皮疹	丹毒、风湿性多形性红斑
丘疹	局部皮肤颜色改变，突出于皮肤表面	麻疹、药物疹、猩红热
斑丘疹	丘疹周围有皮肤发红的底盘	风疹、药物疹、猩红热
玫瑰疹	鲜红色圆形斑疹，直径 2～3mm，因病灶周围血管扩张所致，多见于胸、腹部	伤寒或副伤寒的特征性皮疹
荨麻疹	隆起皮面，苍白色或红色、大小不等的水肿性皮疹，类似风团，有痒感	过敏症
水疱疹	高出皮面、大小不等，充满浆液的小水疱	单纯疱疹、水痘、天花
脓疱疹	与水疱相似，充满脓液	痤疮、疖
囊肿	充满液体的囊性病灶，位于真皮和皮下组织中	皮脂囊肿、表皮样囊肿
结节	位于皮下或肌肉表层，质地坚实，可随皮肤移动，大小 0.5～2.0cm	风湿小结、皮下结节
肿瘤	质地可软可硬，比结节大	脂肪瘤、纤维瘤、癌

（五）皮下出血

皮肤或黏膜下出血是常见的皮肤病变。出血程度与面积视不同疾病而异。①出血点：直径＜2mm；②紫癜：直径在 2～5mm；③瘀斑：直径＞5mm；④皮下血肿：片状出血并伴有皮肤显著隆起者。皮下出血常见于血液病、某些血管损害性疾病、外伤及某些中毒等。

考点　不同疾病的出血程度与面积

（六）蜘蛛痣与肝掌

蜘蛛痣是由一支中央小动脉及许多向外放散的细小血管形成，因形状如蜘蛛而得名（图 5-8），部位主要分布在上腔静脉引流的区域，如面、颈、上臂、前臂、前胸、肩部及手背等。肝掌表现为手掌大、小鱼际处常常发红，加压后褪色（图 5-9）。肝掌和蜘蛛痣均见于慢性肝病患者，为肝脏代谢能力下降，对雌激素的灭活能力减弱，体内雌激素增多所致。

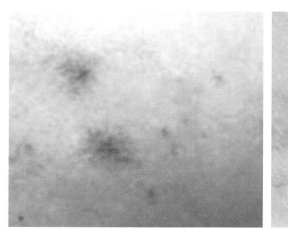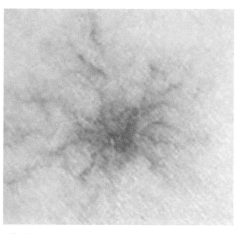

图 5-8　蜘蛛痣

考点　蜘蛛痣与肝掌的临床意义

（七）色素痣

色素痣为棕色至黑色表面平滑的斑，或隆起呈疣状或乳头瘤状，有毛或无毛，大小不等，形状不一，依其形态可分为斑痣、雀斑状痣、毛痣、疣状痣、巨痣等。如发现色素痣突然增大、色素加深、局部红肿、表面溃破、周围出现卫星痣、毛痣脱毛或自觉痒痛者，提示该痣可能恶变为恶性极高的黑色素瘤。

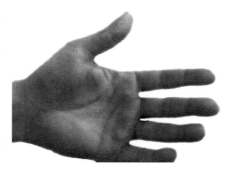

图 5-9　肝掌

（八）皮下结节

皮下结节无论大小均应进行触诊，评估时应注意其大小、硬度、部位、活动度及有无压痛等。

1.风湿小结　多位于关节附近及长骨骺端，无压痛，圆形，质硬。

2.奥斯勒（Osler）结节　在指尖、足趾、大小鱼际肌腱部位，粉红色，有压痛，见于感染性心内膜炎。

3.痛风结节　也称痛风石，是血液尿酸超过饱和浓度，尿酸盐针状结晶在皮下组织沉积，引起慢性异物样反应所致。痛风结节多见于耳郭、跖趾关节、指（趾）关节及掌指关节等部位，为大小不一的黄白色结节，可无症状或有疼痛，为痛风的特征性表现。

（九）水肿

水肿是皮下组织的细胞内或组织间隙液体潴留过多所致，根据受压后有无凹陷可分为凹陷性水肿和非凹陷性水肿。临床上可根据水肿的程度可分为轻、中、重三度。

1.轻度水肿　仅见于眼睑、眶下软组织、胫骨前、踝部皮下组织。指压后有轻度下陷，平复较快。

2.中度水肿　全身组织明显肿胀，指压后出现明显凹陷，平复缓慢。

3.重度水肿　全身组织严重水肿，身体下垂部位皮肤紧张发亮，甚至有液体渗出，可见胸腔积液、腹腔积液等。

二、浅表淋巴结评估

人体淋巴结有 600 ~ 700 个，临床上一般只能检查身体各处浅表淋巴结。健康人浅表淋巴结很小，直径不超过 1cm，一般在 0.5cm 以内，质地柔软，表面光滑，不易触及，无压痛，与毗邻组织无粘连。浅表淋巴结呈组群分布，收集一定区域内的淋巴液。局部的炎症和肿瘤可引起相应区域淋巴结肿大。淋巴结肿大可分为局限性与全身性。

1.局限性淋巴结肿大　原因有非特异性淋巴结炎、淋巴结结核、恶性肿瘤的淋巴结转移等。各种原因的局限性淋巴结肿大的特点见表 5-5。

表 5-5　局限性淋巴结肿大的特点

类型	大小	数目	硬度	活动度	表面	压痛
炎症性	小	单个	软	活动	光滑	有
结核性	小	多个	软	固定	成串	可有
肿瘤性	大	单个	硬	固定	不平	无

考点 肿瘤性淋巴结肿大的特点

2.全身性淋巴结肿大　可遍及全身浅表的淋巴结,大小不等,无粘连,常见于急、慢性淋巴结炎,各型急、慢性白血病,淋巴瘤,传染性单核细胞增多症及某些病毒性感染如风疹等。

第4节　头、面部与颈部评估

案例 5-4

　　患者,女,26岁。昏迷半小时,呼气有刺激性蒜味,检查发现双侧瞳孔针尖样大小。

问题: 1.该患者最可能的诊断是什么?

　　　　2.当前应做好何种准备?

一、头 部 评 估

(一)头发和头皮

1.头发　检查头发需注意颜色、疏密度、脱发的类型与特点,可因种族、遗传、年龄和疾病等因素而不同。

2.头皮　检查头皮需在充足光线下,分开头发观察头皮颜色、头皮屑、头癣、疖痈、外伤、血肿及瘢痕等。

(二)头颅大小及外形

> **链接**
>
> **头围的测量、头颅的发育及特点**
>
> 　　头围测量方法:以软尺自眉间绕到颅后通过枕骨粗隆一周的长度。头围在发育阶段的变化为:新生儿约34cm,出生后的前半年增加8cm,后半年增加2cm,第二年增加2cm,第三、四年内约增加1.5cm,4~10岁共增加约1.5cm,到18岁可达53cm或以上,以后几乎不再变化。生理特点:矢状缝和其他颅缝大多在出生后6个月骨化,小儿囟门多在12~18个月内闭合。

　　头颅的大小异常或畸形可成为一些疾病的典型体征,常见的头颅畸形有小颅、尖颅、巨颅、方颅(图5-10)。

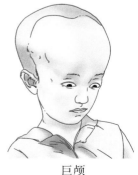
巨颅

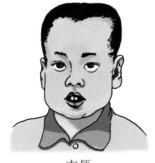
方颅

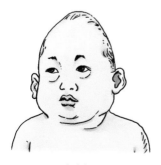
尖颅

图 5-10　常见的头颅畸形

1. 小颅　小儿囟门如过早闭合即可形成小颅畸形，常伴有大脑发育不全。

2. 巨颅　额、顶、颞及枕部突出膨大呈圆形，颈部静脉充盈，对比之下颜面较小。由于颅内压增高，压迫眼球，形成双目下视、巩膜外露的特殊表情，称落日现象，见于脑积水。

3. 方颅　前额左右突出，头顶平坦呈方形，见于小儿佝偻病或先天性梅毒。

4. 尖颅　由矢状缝与冠状缝过早闭合所致。其特征为头顶部尖突高起，与颜面比例异常。见于先天性尖颅并指（趾）畸形，即 Apert 综合征。

考点 常见的头颅畸形特点及临床意义

（三）头部运动异常

正常人头部活动自如。头部活动受限，见于颈椎疾病；头部不随意地颤动，见于帕金森病（震颤麻痹）；与颈动脉搏动一致的点头运动，称 Musset 征，见于严重主动脉瓣关闭不全。

二、面部评估

（一）眼

1. 眼睑　观察有无水肿、包块、压痛、倒睫等（图 5-11）。①眼睑水肿：常见病因为肾炎、慢性肝病、营养不良、贫血、血管神经性水肿等。②上睑下垂：双侧睑下垂见于先天性上睑下垂、重症肌无力；单侧上睑下垂见于蛛网膜下腔出血、白喉、脑脓肿、脑炎、外伤等引起的动眼神经麻痹。③眼睑闭合障碍：双侧眼睑闭合障碍可见于甲状腺功能亢进症；单侧闭合障碍见于面神经麻痹。④睑内翻：见于沙眼。

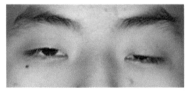 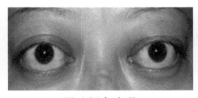 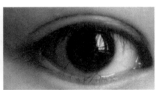

左侧上睑下垂　　　　　眼睑闭合障碍　　　　　睑内翻

图 5-11　眼睑异常

2. 结膜　分睑结膜、穹隆部结膜与球结膜三部分。正常结膜透明而有光泽，评估时重点观察结膜有无充血、出血、苍白等。①结膜充血：见于结膜炎、角膜炎；②颗粒与滤泡：见于沙眼；③结膜苍白：见于贫血；④结膜下有大片出血：见于高血压、动脉硬化。

3. 角膜　正常角膜无色透明，注意观察有无云翳、白斑、软化、溃疡、新生血管等。角膜边缘及周围出现灰白色混浊环，多见于老年人，故称为老年环，是由类脂质沉着引起。角膜边缘出现外缘较清晰、内缘较模糊的黄色或棕褐色的色素环，称为凯 - 弗环（Kayser-Fleischer 环），是由铜代谢障碍引起，见于肝豆状核变性。角膜周边有血管增生可能由严重沙眼引起。角膜软化常见于婴幼儿营养不良、维生素 A 缺乏等。

4. 巩膜　正常巩膜呈瓷白色。黄疸患者，巩膜最先发黄且呈连续性，近角膜巩膜交界处较轻，越远离角膜巩膜交界处越黄。中年以后在内眦部可出现分布不均匀的脂肪沉着所形成的黄色斑块，应与黄疸鉴别。

5. 眼球　检查时注意眼球的外形与运动，常见的眼球异常表现如下。

（1）眼球突出：双侧眼球突出见于甲状腺功能亢进症，并有以下眼征。①施特尔瓦格征（Stellwag 征）：瞬目减少；②冯 - 格雷费征（Von Graefe 征）：眼球下转时上眼睑不能随眼球下落或下落滞后于眼球；③默比乌斯征（Mobius 征）：表现为集合运动减弱，即目标由远处逐渐移近眼球时，两侧眼球不能适度内聚；④若弗鲁瓦征（Joffroy 征）：上视时无额纹出现。

单侧眼球突出，多由于局部炎症或眶内占位性病变所致，偶见于颅内病变。

（2）眼球下陷：双侧眼球下陷常见于严重脱水及老年人；单侧眼球下陷，见于霍纳综合征（Horner 综合征）。

考点　霍纳综合征表现及临床意义

（3）眼球运动：双侧眼球发生一系列有规律的快速往返运动，称为眼球震颤。评估的方法是，嘱患者眼球随评估者手指所示方向（水平和垂直）运动数次，观察是否出现震颤。自发的眼球震颤见于耳源性眩晕、小脑疾病和视力严重低下等。

6. 瞳孔　是虹膜中央的孔洞，正常直径为 2.5 ～ 4.0mm，双侧等大等圆。评估时应注意瞳孔的形状、大小、位置，双侧是否等圆、等大，对光反射及集合反射等是否正常。

（1）瞳孔的形状与大小

1）形态改变：青光眼或眼内肿瘤者的瞳孔可呈椭圆形；虹膜粘连时形状可不规则。

2）大小改变：瞳孔缩小受动眼神经的副交感神经纤维支配；瞳孔扩大受交感神经支配。①生理情况下，婴幼儿和老年人瞳孔较小，青少年瞳孔较大；在光亮处瞳孔较小，兴奋状态或在暗处瞳孔扩大。②病理情况下，瞳孔缩小见于虹膜炎症、有机磷杀虫药中毒，也可见于毛果芸香碱、吗啡、氯丙嗪等药物反应。瞳孔扩大见于外伤、颈交感神经刺激、青光眼绝对期、视神经萎缩、阿托品或可卡因等药物反应，双侧瞳孔散大并伴有对光反射消失为濒死状态的表现。双侧瞳孔大小不等，常提示有颅内病变，如脑外伤、脑肿瘤、中枢神经梅毒、脑疝等。

（2）对光反射：评估时嘱患者注视正前方，手电筒直接照射一侧瞳孔，被照瞳孔立即收缩，移开光源后迅速复原，称直接对光反射。以一手挡在患者两眼之间，光线照射一眼时，另一眼瞳孔亦同时缩小，称间接对光反射。瞳孔对光反射迟钝或消失，见于昏迷。

（3）集合反射与调节反射：嘱患者注视 1m 以外的目标（通常是检查者的示指尖），将目标迅速移近眼球（距眼球 5 ～ 10cm），正常人瞳孔逐渐缩小，称调节反射。再次将目标由 1m 以外缓慢移近眼球，双侧眼球内聚，称为集合反射。当动眼神经功能损害时，集合反射和调节反射均消失。

医者仁心　　　　　　　　　　　　　　**人工晶状体**

　　人工晶状体是一种植入眼内的人工透镜，取代天然晶状体的作用。在第二次世界大战中，人们观察到某些受伤的飞行员眼中有玻璃碎片，却没有引起明显的、持续的炎症反应，于是猜想玻璃或者一些高分子有机材料可以在眼内保持稳定，由此发明了人工晶状体。第一枚人工晶状体是由约翰·派克（John Pike）、约翰·霍尔特（John Holt）和哈罗德·雷德利（Harold Ridley）共同设计的。1949 年 11 月 29 日，雷德利医生在伦敦 St.Thomas 医院为患者植入了首枚人工晶状体。人工晶状体植入技术的成熟，以及其与白内障手术的完美结合，促进人工晶状体性能越来越向接近理想的天然晶状体方向发展。

（二）耳

1.**外耳**

（1）耳郭：评估时注意耳郭的外形、大小等；观察是否有结节，耳郭皮下痛性结节见于痛风。耳郭红肿并有局部发热和疼痛，见于感染。

（2）外耳道：注意皮肤有无红肿、分泌物等。如有黄色液体流出并有痒痛者为外耳道炎；外耳道内有局部红肿，伴耳郭牵拉痛则为疖肿；有血液或脑脊液流出则应考虑为颅底骨折。

2.**中耳**　观察鼓膜是否穿孔，注意穿孔位置。溢脓并有恶臭，可能为表皮样瘤（胆脂瘤）。

3.**乳突**　观察乳突有无皮肤红肿和压痛。化脓性中耳炎引流不畅时，可蔓延为乳突炎，检查时可见耳郭后方皮肤有红肿，乳突有明显压痛。

（三）鼻

1.**鼻的外形**　主要评估鼻的外形和颜色。鼻梁皮肤出现红色斑块，病变处高出皮面并向两侧面颊部蔓延成蝴蝶状，见于系统性红斑狼疮。鼻尖和鼻翼皮肤发红，伴毛细血管扩张和组织肥厚，见于酒渣鼻。鼻腔完全堵塞、鼻翼增大、鼻梁宽平如蛙状，称为蛙状鼻，见于肥大的鼻息肉。鼻骨破坏、鼻梁塌陷所致的鞍鼻，见于鼻骨折、鼻骨发育不良、先天性梅毒。吸气时鼻孔张大，呼气时鼻孔回缩称为鼻翼扇动，为严重呼吸困难的表现，见于大叶性肺炎、支气管哮喘和心源性哮喘发作时。

2.**鼻出血**　多为单侧，见于外伤、鼻腔感染、局部血管损伤、鼻咽癌、鼻中隔偏曲等。双侧出血则多由全身性疾病引起，如某些发热性传染病、血液系统疾病、原发性高血压、肝脏疾病、维生素 C 或维生素 D 缺乏等。妇女发生的周期性鼻出血则应考虑子宫内膜异位症。

3.**鼻中隔**　正常成人的鼻中隔很少完全正中，多数稍有偏曲，如有明显的偏曲并产生呼吸障碍，称为鼻中隔偏曲。鼻中隔出现孔洞称为鼻中隔穿孔，呼吸时可有哨声，穿孔多由鼻腔慢性炎症、外伤等引起。

4.**鼻腔黏膜**　鼻腔黏膜肿胀伴有鼻塞和流涕，见于急性鼻炎。黏膜组织肥厚，见于慢性鼻炎。鼻腔黏膜萎缩、鼻腔分泌物减少、鼻甲缩小、鼻腔宽大、嗅觉减退或丧失，见于慢性萎缩性鼻炎。

5.鼻窦　为鼻腔周围含气的骨质空腔，共四对（图5-12），都有窦口与鼻腔相通，当引流不畅时易发生炎症，出现鼻塞、流涕、头痛和鼻窦压痛，常见于鼻窦炎。各鼻窦压痛检查方法如下：①上颌窦：双手固定于患者的两侧耳后，将拇指分别置于左右颧部向后按压；②额窦：一手扶持患者枕部，用另一手拇指或示指置于眼眶上缘内侧用力向后向上按压；③筛窦：双手固定患者两侧耳后，双侧拇指分别置于鼻根部与眼内眦之间向后方按压；④蝶窦：因解剖位置较深，不能在体表进行检查。

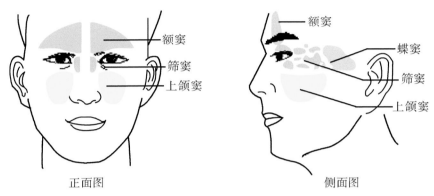

图5-12　鼻窦位置示意图

（四）口腔

1.口唇　健康人口唇红润光泽。评估时注意口唇的颜色、有无干裂、疱疹、口角糜烂及歪斜等。口唇苍白，见于贫血、虚脱、主动脉瓣关闭不全等；口唇颜色深红，见于急性发热性疾病。口唇发绀，见于心、肺功能不全。口唇干燥并有皲裂，见于严重脱水。口唇疱疹，多为单纯疱疹病毒感染引起，见于大叶性肺炎、流行性脑脊髓膜炎、疟疾等。口唇突然发生非炎症性、无痛性肿胀，见于血管神经性水肿。口角糜烂见于维生素 B_2 缺乏症。

2.口腔黏膜　正常口腔黏膜光洁呈粉红色。评估时注意口腔黏膜的颜色，有无溃疡、出血点及真菌感染。出现蓝黑色色素沉着斑片见于肾上腺皮质功能减退症。黏膜下出现大小不等的出血点或瘀斑，则为各种出血性疾病或维生素 C 缺乏所引起。在相当于第二磨牙的颊黏膜处出现帽针大小白色斑点，周围有红晕，称为麻疹黏膜斑（Koplik 斑），为麻疹的早期特征。红色黏膜上有白色假膜或外衣称鹅口疮，为白色念珠菌感染，多见于年老体弱、长期使用广谱抗生素者。

3.牙　正常人呈乳白色或淡黄色。评估时注意牙的颜色、有无龋齿、残根、缺牙和义齿等。牙齿呈黄褐色称氟牙症（斑釉牙），为长期饮用含氟量过高的水所引起；中切牙切缘呈月牙形凹陷且牙间隙分离过宽，称为哈钦森牙（Hutchinson 牙），为先天性梅毒的重要体征之一，单纯牙间隙过宽见于肢端肥大症。如发现牙疾病，应按图5-13格式标明所在部位。

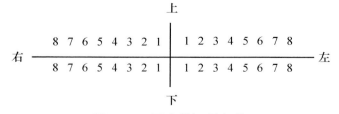

图5-13　牙齿的记录部位

1.中切牙；2.侧切牙；3.尖牙；4.第一前磨牙；5.第二前磨牙；6.第一磨牙；7.第二磨牙；8.第三磨牙

4. **牙龈**　正常牙龈呈粉红色，质坚韧，与牙颈部紧密贴合，压迫无出血及溢脓。评估时注意牙龈的颜色、有无肿胀、溢脓及出血。牙龈的游离缘出现蓝灰色点线为铅线，为铅中毒的特征；牙龈水肿见于慢性牙周炎；牙龈缘出血常由牙结石等口腔内局部因素引起，也可由全身性疾病如维生素 C 缺乏症、肝脏疾病或出血性疾病等所致。

5. **舌**　正常人舌质红润，舌苔薄白，舌体活动自如，无震颤，伸舌居中。评估时注意舌的颜色、位置与运动，舌苔颜色及薄厚。常见异常舌的特点及临床意义见表 5-6。

表 5-6　常见异常舌的特点及临床意义

类型	特点	临床意义
镜面舌	舌乳头萎缩，舌体较小，舌面光滑呈粉红色或红色	缺铁性贫血、恶性贫血及慢性萎缩性胃炎
草莓舌	舌乳头肿胀凸起，舌质发红类似草莓	猩红热或长期发热者
地图舌	舌面上有不规则上皮隆起	维生素 B_2 缺乏症
毛舌	舌面有黑色或黄褐色毛，为丝状乳头缠绕了真菌丝及上皮细胞角化所形成	久病衰弱或长期使用广谱抗生素（引起真菌生长）
干燥舌	严重的干燥舌可见舌体缩小，并有纵沟	严重脱水

6. **咽部及扁桃体**

（1）咽部的评估方法：患者取坐位，头略后仰，口张大并发"啊"音，此时评估者用压舌板在舌的前 2/3 与后 1/3 交界处迅速下压，此时软腭上抬，在照明的配合下可见软腭、腭垂、软腭弓、扁桃体、咽后壁等。

正常人咽部黏膜呈粉红色、平滑。咽部黏膜充血、红肿、黏膜腺分泌增多，多见于急性咽炎；咽部黏膜充血、表面粗糙，淋巴滤泡呈簇状增殖，见于慢性咽炎。

（2）扁桃体：正常情况下，扁桃体位于舌腭弓和咽腭弓之间的扁桃体窝中不易见到。扁桃体发炎时，腺体红肿、增大，在扁桃体隐窝内有黄白色分泌物或渗出物形成的苔片状假膜，但易剥离。扁桃体肿大一般分为三度（图 5-14）：不超过咽腭弓者为 I 度；超过咽腭弓者为 II 度；达到或超过咽后壁中线者为 III 度。

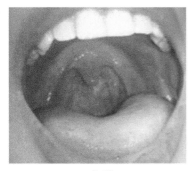 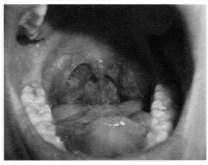 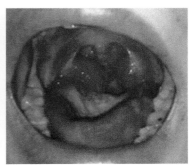

I 度　　　　　　　　　　II 度　　　　　　　　　　III 度

图 5-14　扁桃体肿大分度

考点　扁桃体肿大的分度及临床意义

7. **腮腺**　正常腮腺体薄而软，触诊时摸不出腺体轮廓，位于耳屏、下颌角、颧弓所构成的三角区内，腮腺导管位于颧骨下约 1.5cm 处，横过嚼肌表面，开口相当于上颌第二磨牙对面的颊黏膜上。评估时应注意腮腺有无肿大，导管口有无红肿及分泌物。腮腺肿大见于：①急性流行性腮腺炎：腮腺迅速胀大，先为单侧，继而可累及对侧，检查时有压痛；②急性化脓性腮腺炎：多发生于抵抗力低下的重症患者，多为单侧性，按压后导管口处有脓性分泌物流出，多见于胃肠道术后及口腔卫生不良者；③腮腺肿瘤：混合瘤质韧呈结节状，边界清楚，可有移动性；恶性肿瘤质硬、有痛感，发展迅速，与周围组织有粘连，可伴有面瘫。

三、颈部检查

（一）颈部外形与分区

正常人颈部直立，两侧对称，矮胖者颈部较粗短，瘦长者颈部较细长。男性甲状软骨比较突出，女性则平坦不显著，转头时可见胸锁乳突肌突起。以胸锁乳突肌为界，将两侧颈部各分为两个大三角区域，即颈前三角和颈后三角。

（二）颈部姿势与运动

正常人颈部活动自如，常见的运动异常改变包括：①头不能抬起，见于严重消耗性疾病的晚期、重症肌无力和进行性肌萎缩等；②头部向一侧偏斜，见于颈肌外伤、瘢痕收缩、先天性颈肌挛缩和斜颈；③颈部运动受限并伴疼痛，见于软组织炎症、颈肌扭伤、肥大性脊椎炎、颈椎结核或肿瘤等；④颈部强直，为脑膜受刺激的表现，见于各种脑膜炎、蛛网膜下腔出血等。

（三）颈部血管

1. 颈动脉　正常人在安静状态下不易观察到颈动脉搏动，只在剧烈活动后心排血量增加时可见，且很微弱。在安静状态下出现颈动脉的明显搏动，多见于主动脉瓣关闭不全、高血压、甲状腺功能亢进症及严重贫血者。

2. 颈静脉

（1）颈静脉怒张：正常人立位或坐位时颈外静脉常不显露，去枕平卧时可稍见充盈，充盈的水平限于锁骨上缘至下颌骨距离的下 2/3 以内。在坐位或半坐位（即上身和水平面呈 45°）时，颈静脉明显充盈、怒张或搏动，提示静脉压升高，可见于右心衰竭、缩窄性心包炎、心包积液、上腔静脉阻塞综合征及胸腔、腹腔压力增加等（图 5-15）。

（2）颈静脉搏动：可见于三尖瓣关闭不全等。

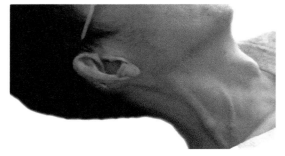

图 5-15　颈静脉怒张

考点　颈静脉怒张的判断及常见病因

（四）甲状腺

甲状腺位于甲状软骨下方和两侧，正常人的甲状腺表面光滑、柔软不易触及，可随吞咽动作上下移动。

1. 甲状腺检查方法

（1）视诊：正常人甲状腺外观不突出，女性在青春发育期可略增大。检查时患者头稍后仰，嘱其做吞咽动作，观察甲状腺的大小和对称性。

（2）触诊：是甲状腺检查的主要方法，更能明确甲状腺的轮廓和病变的性质，检查时应注意其大小、硬度、表面是否光滑，有无结节、压痛、震颤等（图 5-16）。

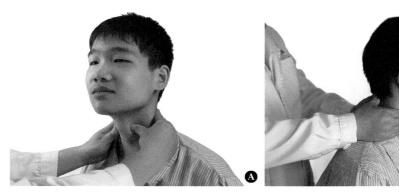

图 5-16　甲状腺触诊示意图

A. 前面触诊；B. 后面触诊

1）前面触诊：评估者站在患者前面，一手拇指施压于一侧甲状软骨，将气管推向对侧，另一手示指、中指在对侧胸锁乳突肌后缘向前推挤甲状腺侧叶，拇指在胸锁乳突肌前缘触诊，配合吞咽动作，重复检查，可触及被推挤的甲状腺。用同样的方法检查另一侧的甲状腺。

2）后面触诊：评估者站在患者后面，一手示指、中指施压于一侧甲状软骨，将气管推向对侧，另一手拇指在对侧胸锁乳突肌后缘向前推挤甲状腺，示指、中指在其前缘触诊，配合吞咽动作，重复检查。用同样方法检查另一侧的甲状腺。

（3）听诊：正常甲状腺区听不到血管杂音。当触到甲状腺肿大时，将钟型听诊器放在肿大的甲状腺上，如听到低调的连续性血管杂音，对诊断甲状腺功能亢进症很有帮助。

2. 甲状腺肿大的分度和病因　甲状腺肿大可分三度：不能看出肿大但能触及者为Ⅰ度；能看到肿大又能触及，但在胸锁乳突肌以内者为Ⅱ度；超过胸锁乳突肌外缘者为Ⅲ度。甲状腺肿大常见于甲状腺功能亢进症、甲状腺癌、单纯性甲状腺肿、慢性淋巴性甲状腺炎、甲状旁腺腺瘤等。

考点　甲状腺肿大的分度及临床意义

（五）气管

正常人气管位于颈前正中部。检查气管时让患者取坐位或仰卧位，使颈部处于自然直立状态，评估者将示指与环指分别置于两侧胸锁关节上，然后将中指置于气管之上，观察中指是否在示指与环指中间，根据两侧间隙是否等宽来判断气管是否偏移。如大量胸腔积液、积气、纵隔肿瘤及单侧甲状腺肿大等，可将气管推向健侧；而肺不张、肺硬化、胸膜粘连时，气管被拉向患侧。

考点　气管偏移的临床意义

第 5 节 胸部评估

案例 5-5

患者，男，18 岁。胸痛、呼吸困难 1 小时入院。患者 1 小时前打篮球时突然出现右侧胸部刺痛，同时出现呼吸困难，休息后不缓解。查体：血压 120/80mmHg，呼吸 28 次 / 分，口唇发绀，右侧胸部饱满，气管移向左侧。

问题： 1. 护士应如何对该患者进行胸部评估？

2. 该患者可能的诊断是什么？

胸部是指颈部以下和腹部以上的区域，主要包括胸廓、胸壁、乳腺、胸腔及其内所含的组织及器官等。胸廓由胸椎、肋骨、锁骨与胸骨组成；胸壁由皮肤、皮下组织、胸部肌肉、神经及血管构成；胸腔内包括气管、支气管、肺、食管、心脏及与其相连接的血管等。评估须在安静、光线充足、温度适宜的环境中进行，被评估者应尽可能暴露全部胸部，根据病情采取坐位或卧位，按视诊、触诊、叩诊、听诊的顺序进行，先评估前胸部，再评估侧胸，后评估背部，注意左右对称部位的对比。

一、胸部的体表标志

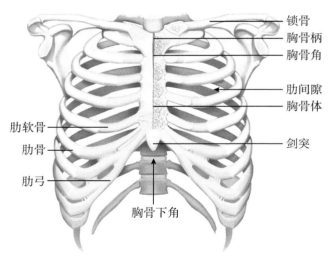

图 5-17 胸部体表骨骼标志

胸部的体表标志有骨骼标志、自然陷窝和人工划线及分区，可用于标记正常胸廓内脏器的位置、轮廓及异常体征的部位与范围。常用的胸部体表骨骼标志见图 5-17。

（一）骨骼标志

1. **胸骨角** 又称 Louis 角，是胸骨柄和胸骨体交接处向前突起的角，是计数肋骨的重要标志，其两侧与第 2 肋软骨相连，相当于第 4 或第 5 胸椎水平，同时还是支气管分叉、心房上缘、上下纵隔交界的骨性标志。

2. **剑突** 为胸骨体下端突出部分，呈三角形。

3. **脊柱棘突** 为后正中线的标志，以第 7 颈椎棘突最为突出，其下即为胸椎的起点，常以此为计数胸椎的标志。

4. **腹上角** 为左右肋弓在胸骨下端会合形成的夹角，正常为 70° ～ 110°。

5. **肩胛骨** 位于背部两侧的上方，肩胛骨呈三角形，其下部尖端称肩胛下角。患者取坐位或直立位，两上肢自然下垂时，肩胛下角位于第 7 肋或第 8 肋的水平，或相当于第 8 胸椎的水平。

考点 胸部体表骨骼标志

（二）自然陷窝和解剖区域

1. 腋窝　为上肢内侧与胸壁相连的凹陷部。

2. 胸骨上窝　为胸骨柄上方的凹陷部，正常气管位于其后。

3. 锁骨上窝　为锁骨上方的凹陷部，相当于两肺尖的上部。

4. 锁骨下窝　为锁骨下方的凹陷部，其下界为第 3 肋骨下缘，相当于两肺上叶肺尖的下部。

5. 肩胛上区　为肩胛冈以上的区域，其外上界为斜方肌的上缘，相当于上叶肺尖的下部。

6. 肩胛下区　为两肩胛下角的连线与第 12 胸椎水平线之间的区域。后正中线将此区分为左右两部分。

7. 肩胛间区　为肩胛冈以下、肩胛下角水平以上、两肩胛骨内缘之间的区域。后正中线将此区分为左右两部分。

考点 胸部自然陷窝

（三）人工划线（图 5-18）

1. 前正中线　为通过胸骨正中的垂直线，又称胸骨中线。

2. 胸骨线　为沿胸骨边缘与前正中线平行的垂直线。

3. 锁骨中线　为通过锁骨的肩峰端与胸骨端两者中点所做与前正中线平行的垂直线。即通过锁骨中点向下的垂直线。

4. 腋前线　为通过腋窝前皱襞沿前侧胸壁向下的垂直线。

5. 腋后线　为通过腋窝后皱襞沿后侧胸壁向下的垂直线。

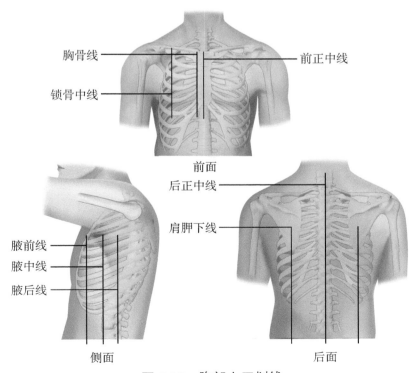

图 5-18　胸部人工划线

6. 腋中线　为自腋窝顶于腋前线和腋后线之间向下的垂直线。

7. 后正中线　即脊柱中线，为通过椎骨棘突或沿脊柱正中下行的垂直线。

8. 肩胛下线（左、右）　为双臂下垂时通过肩胛下角所做与后正中线平行的垂直线。

考点　前正中线、胸骨线、锁骨中线、腋前线、腋中线、腋后线，后正中线及肩胛下线的位置

二、胸壁、胸廓与乳房的评估

（一）胸壁

主要评估有无胸壁静脉曲张、胸壁压痛和皮下气肿。

1. 胸壁静脉　正常胸壁无明显静脉显露，当血流受阻后，侧支循环建立则胸壁静脉充盈曲张。上腔静脉阻塞时，静脉血流方向自上而下；下腔静脉阻塞时，血流方向自下而上。

2. 胸壁压痛　正常胸壁无压痛。以手指轻压或叩击胸壁时出现压痛者见于胸壁炎症、肿瘤浸润、骨转移癌、肋软骨炎、肋间神经痛等。

3. 皮下气肿　气体积存于皮下称为皮下气肿，多由于肺、气管、胸膜受伤或病变后，气体自病变部位逸出，存积于皮下所致。用手按压时可出现握雪感和捻发感。

（二）胸廓

正常胸廓两侧大致对称，呈椭圆形，个体间存在外形和大小的差异。成人胸廓的前后径较左右径短，两者之比约为 1.0 : 1.5，小儿及老年人胸廓的前后径略小于左右径或几乎相等，常见的胸廓外形改变见图 5-19。

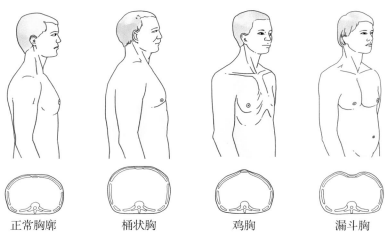

正常胸廓　　桶状胸　　鸡胸　　漏斗胸

图 5-19　几种不同胸廓横断面示意图

1. 扁平胸　胸廓扁平，前后径显著缩小，常短于左右横径的一半。扁平胸可见于瘦长体型，也可见于慢性消耗性疾病如肺结核、恶性肿瘤晚期等。

2. 桶状胸　胸廓前后径与左右横径几乎相等，呈圆桶状，肋间隙增宽、饱满，腹上角增大呈钝角。桶状胸多见于慢性阻塞性肺疾病，也可见于老年人及矮胖体型者。

3. 佝偻病胸　佝偻病所致的胸廓改变，多见于儿童。

（1）鸡胸：胸骨下端前突，两侧肋骨凹陷，胸廓左右横径缩小，犹如鸟类胸廓外形，见

于佝偻病患儿。

（2）漏斗胸：胸骨下部剑突处显著内陷，形成类似漏斗样形状。

（3）肋骨串珠：肋骨与肋软骨交接处增厚隆起，形成串珠状。

（4）肋膈沟：前侧胸壁的肋骨外翻，附着在膈肌上的胸壁向内凹陷形成沟状。

4. 胸廓膨隆与塌陷　局限性隆起见于胸壁炎症、肿瘤、心脏及大血管异常隆起。一侧胸廓隆起，见于大量胸腔积液、气胸、液气胸、胸内巨大肿物等。一侧胸廓塌陷，常见于该侧肺不张、肺纤维化、广泛胸膜粘连等。

考点 胸廓外形异常改变

（三）乳房

评估乳房时，嘱患者取坐位或仰卧位，充分暴露胸部，先视诊，后触诊，同时应注意乳房及其引流部位的淋巴结。

1. 视诊　正常儿童及男性乳房不明显，约位于锁骨中线第 4 肋间，正常女性在青春发育期乳房逐渐增大呈半球形，双侧乳头位置对称呈圆柱状。检查乳房时应将胸部完全暴露。注意两侧乳房是否对称，两侧乳头是否在同一水平，观察有无乳头内陷、隆起、溢液、脱屑、裂纹或糜烂；乳房皮肤有无红肿、橘皮样变、破溃、结节。乳房局部红、肿、热、痛常为乳腺炎表现。乳房皮肤毛囊及毛囊孔明显下陷，局部皮肤呈橘皮样改变，多见于乳腺癌或炎症（急性乳腺炎与乳腺癌外观见图 5-20）。

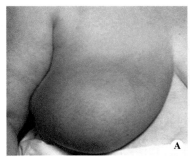
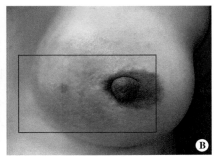

图 5-20　急性乳腺炎、乳腺癌的乳房外观

A. 急性乳腺炎（皮肤红、肿）；B. 乳腺癌（乳头内陷、局部皮肤呈橘皮样）

2. 触诊　触诊乳房时可采取坐位或仰卧位，先检查健侧乳腺，后检查患侧乳腺。为了便于检查和记录，常将乳房分为四个象限，检查顺序为外上、外下、内下、内上，最后触诊乳头（图 5-21、图 5-22）。发现乳房内有肿块时，应明确肿块的位置、数目、形状、大小、质地、边界、表面情况、活动度、有无压痛等。同时应注意腋窝、锁骨上窝及颈部淋巴结有无异常。

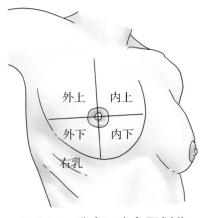

图 5-21　乳房四个象限划分

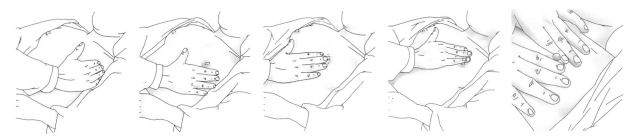

图 5-22　乳房仰卧触诊

三、肺与胸膜评估

（一）视诊

1. 呼吸运动

（1）呼吸运动类型：呼吸运动主要由膈肌与肋间肌的运动形成，正常成年男性和儿童呼吸时，以腹式呼吸为主，女性呼吸时，以胸式呼吸为主。当肺或胸膜出现病变，如胸膜炎、肋骨骨折时，胸式呼吸减弱，腹式呼吸增强；当腹部发生病变如大量腹水、巨大腹腔肿物、膈肌麻痹时，腹式呼吸减弱，胸式呼吸增强。

（2）呼吸运动强弱变化：双侧呼吸运动增强，多见于剧烈运动后、发热、代谢性酸中毒；单侧呼吸运动增强，多属于代偿性。双侧呼吸运动减弱或消失，见于慢性阻塞性肺疾病、双侧大量胸腔积液或气胸、呼吸肌麻痹及碱中毒等；一侧呼吸运动减弱或消失，见于单侧大量胸腔积液、气胸、膈神经麻痹、胸膜肥厚粘连及大叶性肺炎等。

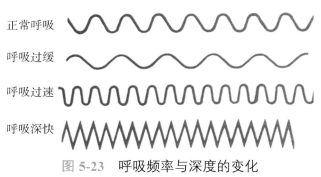

图 5-23　呼吸频率与深度的变化

2. 呼吸频率、节律和深度变化　正常成人静息状态下，呼吸节律规整，深浅适度，频率为 12～20 次 / 分，婴幼儿较成人快，老年人略慢，呼吸与脉搏之比约为 1：4。在一些生理与病理因素的影响下，呼吸的频率、节律与深度可发生变化（图 5-23）。

（1）呼吸频率的变化：①呼吸过快，指呼吸频率超过 20 次 / 分，见于发热、贫血、甲状腺功能亢进症及心力衰竭等。②呼吸过缓，指呼吸频率低于 12 次 / 分，见于麻醉药或镇静催眠药过量和颅内压增高等。

（2）呼吸深度变化：①呼吸深快：多见于糖尿病酮症酸中毒、尿毒症酸中毒时出现的深大而快的呼吸，此种呼吸称为库斯莫尔（Kussmaul）呼吸。②呼吸浅快：多见于肺炎、胸腔积液、气胸、肺气肿、大量腹水等。

（3）呼吸节律变化：①潮式呼吸：亦称陈 – 施（Cheyne-Stokes）呼吸，是一种由浅慢逐渐变为深快，而后又由深快变浅慢，随之出现一段呼吸暂停后，再重复上述规律的呼吸。②间停呼吸：亦称比奥（Biot）呼吸，表现为有规律的呼吸几次后，突然停止一段时间，又开始呼吸，如此周而复始。以上两种呼吸均提示呼吸中枢的兴奋性降低。临床上以潮式呼吸多见，而间停呼吸提示病情更严重，常于呼吸停止前出现。两者多见于中枢神经系统疾病及某些中毒，如颅内压增高、脑炎、脑膜炎、糖尿病酮症酸中毒、巴比妥类药物中毒等，部分老年人熟睡时，亦可出现潮式呼吸，为动脉硬化的表现。③叹息样呼吸：患者自觉胸闷，在呼吸过程中每隔一段时间发生一次深大呼吸及叹息声，见于神经衰弱、精神紧张和抑郁患者。上述三种呼吸形式见图 5-24。

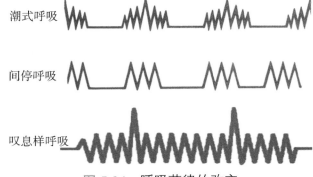

图 5-24　呼吸节律的改变

考点 呼吸运动、频率、节律异常改变的临床意义

（二）触诊

1.胸廓扩张度　指呼吸时胸廓随之扩大和回缩的动度。

前胸廓扩张度的评估：评估者两手置于胸廓下面的前侧部，左右两拇指分别沿两侧肋缘指向剑突，拇指尖在前正中线两侧对称部位，手掌和伸展的手指置于前侧胸壁。

后胸廓扩张度的评估：评估者将两手平置于患者背部，约第 10 后肋水平，拇指与后正中线平行，并将两侧皮肤向后正中线轻推。嘱患者做深呼吸运动，观察比较两手的动度是否一致。具体评估方法见图 5-25。

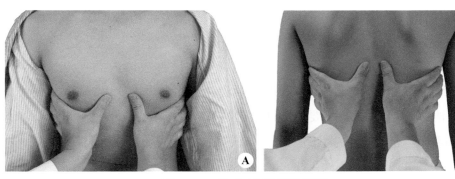

图 5-25　胸廓扩张度的评估

A.前胸廓扩张度的评估；B.后胸廓扩张度的评估

（1）胸廓扩张度增强：一侧胸廓扩张度增强，见于对侧膈肌麻痹、肺不张或肋骨骨折；两侧胸廓扩张度均增强，多见于腹水、肝脾肿大、腹内巨大肿瘤、急性腹膜炎、膈下脓肿等。

（2）胸廓扩张度减弱：一侧胸廓扩张度减弱，见于肺部疾病（如肺炎、肺不张、肺纤维化等）、胸膜病变（如胸腔积液、气胸、胸膜肥厚粘连等）、肋骨病变（如肋骨骨折）等；两侧胸廓扩张度均减弱，见于中枢神经系统病变或周围神经病变、呼吸肌无力或广泛肺部病变。

考点 胸廓扩张度增强与减弱的临床意义

2.语音震颤　被评估者用一定的声量发声，声波产生的振动经气管、支气管及肺泡，传导至胸壁引起共鸣的振动，评估者可以用手掌触及，称为语音震颤，又称为触觉语颤，简称语颤。根据语音震颤的增强或减弱，可判断胸内病变的性质。评估方法（图 5-26）：评估者将左右手掌的掌面尺侧缘轻放于两侧胸壁的对称部位，然后嘱患者用同等的强度重复发"yi"长音，自上至下，从内而外，从前胸到后背，交叉比较两侧相应部位语音震颤，注意有无增强或减弱。语音震颤的强弱与气管及支气管通畅与否，肺含气量多少，胸膜壁层及脏层是否相贴近，发音的强弱与语调高低及胸壁的厚薄等有密切关系。语音震颤有生理性改变与病理性改变。生理性改变，成人较儿童强，男性较女性强，瘦者较胖者强，前胸上部较前胸下部强，右胸上部较左胸上部强。病理性改变如下。

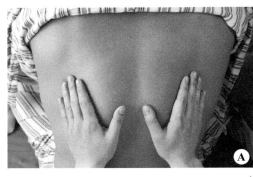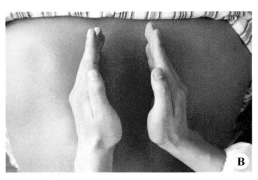

图 5-26　语音震颤评估方法

A. 双手掌面；B. 双手掌尺侧

（1）病理性语音震颤增强：主要见于①肺组织实变：如大叶性肺炎的实变期，肺泡含气量显著减少，传导介质变为均匀，声音传导良好，因此语音震颤增强；②肺组织受压或肺不张：如胸腔积液的液面上方，肺组织受压变致密，肺泡含气量减少，故声音传导良好；③肺空洞：靠近胸壁的大空洞（与支气管相通），因声波在空洞内共鸣，且空洞周围组织常有浸润，如慢性纤维空洞型肺核、肺脓肿患者咳出脓液后等。

（2）病理性语音震颤减弱：主要见于①支气管阻塞：如阻塞性肺不张；②肺泡内含气过多：如肺气肿；③肺泡与体表间的距离增加：如胸腔积液、气胸、广泛胸膜增厚及皮下气肿等。

考点　病理性语音震颤增强与减弱的临床意义

3. 胸膜摩擦感　正常人胸膜光滑，胸腔内有少量的浆液，起润滑作用，呼吸时不产生摩擦感，当胸膜表面变粗糙，呼吸时脏层与壁层胸膜相互摩擦，触诊时有似皮革相互摩擦的感觉，称为胸膜摩擦感，常见于纤维素性胸膜炎、渗出性胸膜炎的早期。该征象常于胸廓的下前侧部触及，因该处为呼吸时胸廓动度最大的区域。

考点　胸膜摩擦感易触诊部位及其临床意义

（三）叩诊

1. 叩诊的方法与顺序　常用间接叩诊法。患者取坐位或卧位，放松肌肉，两臂下垂，呼吸均匀。叩诊顺序按照从上到下，逐一肋间向下叩诊，先叩诊前胸、侧胸，最后为背部。评估者以左手中指为板指，平贴肋间隙，并与肋骨平行。但在叩诊肩胛间区时，板指可与脊柱平行。同时应注意在对称部位的左右、上下对比，注意叩诊音的变化。

2. 胸部的正常叩诊音（图 5-27）　正常肺部叩诊音为清音，肺组织覆盖心脏及肝脏等实质脏器部位的叩诊音为浊音。左下胸部，因正常的肺组织与含气的胃泡相重叠，叩诊时呈鼓音。正常肺部叩诊音的音响强弱及音调高低与肺脏含气量、胸壁的厚薄等因素有关。①前胸上部较下部叩诊音稍浊。因上叶体积较小，含气量较少，且该部肌肉较多；②右肺上部叩诊音比左肺上部稍浊，是由于右侧胸肌比左侧稍厚，且右上肺体积较小；③背部叩诊音较胸前稍浊，因背部肌肉较多。但上述这些正常肺部叩诊音的差异一般不明显。

3. 胸部的异常叩诊音　正常肺脏清音区内出现浊音、实音、鼓音和过清音，则为异常叩诊音。①浊音，见于肺炎、肺不张、肺结核、胸膜增厚粘连及肺肿瘤等；②实音，见于大量胸腔积液、肺实变等；③过清音，见于肺气肿；④鼓音，见于气胸、浅表的空洞性肺结核。

4. 肺界的叩诊　包括肺上界、肺下界及肺下界的移动范围（图 5-28）。

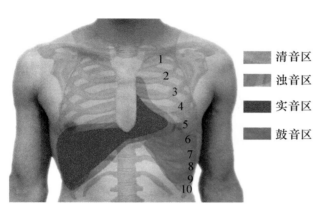

清音区
浊音区
实音区
鼓音区

图 5-27　正常前胸部的正常叩诊音

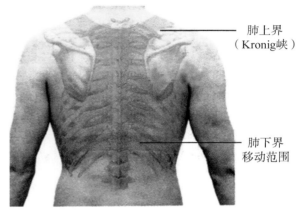

肺上界
（Kronig峡）

肺下界
移动范围

图 5-28　肺上界、肺下界及肺下界的移动范围

（1）肺上界：肺上界即肺尖的宽度，又称科氏峡（Kronig 峡），其内侧为颈肌，外侧为肩胛带。叩诊肺上界时，患者取坐位，评估者立于患者身后，自斜方肌前缘中央部开始叩诊，此音为清音，逐渐向外侧叩诊，当音响变为浊音时，用笔作一记号。然后转向内侧叩诊，直到清音变为浊音为止。两浊音标记之间的宽度即肺尖的宽度，正常人为 4 ～ 6cm，右侧较左侧稍窄。一侧肺上界显著变小提示该侧肺尖可能有肺结核、肺炎、肺肿瘤、胸膜肥厚或胸膜顶包裹性积液等。肺上界增宽见于肺气肿、气胸、肺尖部的肺大疱等。

（2）肺下界：嘱患者平静呼吸，从肺野的清音区开始叩诊，当声音由清音变为浊音时即为肺下界。正常人的肺下界在锁骨中线、腋中线和肩胛下线上分别位于第 6、第 8 和第 10 肋间隙。正常肺下界的位置可因体型和发育情况的不同而有所差异，如矮胖者的肺下界可上升 1 个肋间隙，瘦长者可下降 1 个肋间隙。病理情况下，肺下界降低见于肺气肿、腹腔内脏下垂，肺下界上升见于肺不张、腹内压升高使膈上升，如鼓肠、腹腔积液、气腹、肝脾肿大、腹腔内巨大肿瘤及膈肌麻痹等。

（3）肺下界的移动范围：先叩出患者平静呼吸时的肺下界，然后嘱患者作深吸气后屏住气，同时向下叩诊，叩出肺下界，作一标记。待患者恢复平静呼吸后再嘱其作深呼气，并屏住气，再由上而下，叩出肺下界，再作一标记。深吸气和深呼气两个肺下界标记之间的距离即肺下界移动范围。正常人肺下界移动范围为 6 ～ 8cm，肺下界移动范围减小见于肺气肿、肺不张、肺纤维化、肺水肿和肺部炎症等。气胸、胸腔积液、胸膜肥厚或膈肌麻痹时肺下界移动范围也减小。

考点　肺下界的移动范围

（四）听诊

肺部听诊时患者取坐位或者仰卧位，均匀呼吸，必要时做深呼吸或咳嗽后立即听诊，听诊顺序同叩诊，听诊内容有正常呼吸音、异常呼吸音、啰音、语音共振、胸膜摩擦音。

1. 正常呼吸音　正常人可听到三种呼吸音，即支气管呼吸音、肺泡呼吸音及支气管肺泡呼吸音（图 5-29）。三者的区别见表 5-7。

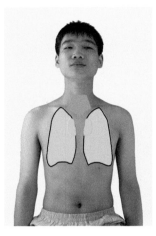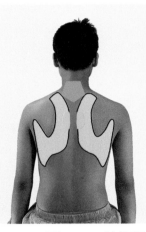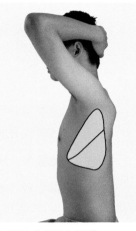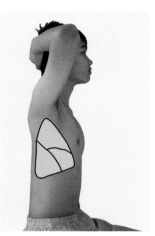

图 5-29　肺部正常呼吸音听诊部位

绿：支气管呼吸音；蓝：支气管肺泡呼吸音；灰：肺泡呼吸音

（1）支气管呼吸音：是气流经声门、气管及主支气管时形成湍流所产生的声音，颇似舌尖上抬后经口腔呼气时所发出 "ha" 的声响。该呼吸音强而高调。呼气时相较吸气时相长，调高，音响长，吸气末与呼气始之间有极短暂的间隙。正常人在喉部，胸骨上窝，背部第 6、7 颈椎及第 1、2 胸椎附近都可听到。

（2）肺泡呼吸音：在吸气时气流由气管经支气管进入肺泡，冲击肺泡壁，使肺泡由松弛状态变为紧张状态。呼气时肺泡内紧张状态变为松弛状态，这种肺泡的弹性变化及气流振动而产生的声音称肺泡呼吸音。肺泡呼吸音的特点似微风吹过一样呈 "fu-fu" 声，正常人除在支气管呼吸音和支气管肺泡呼吸音听诊部位外，大部分肺部都可听到肺泡呼吸音，乳房下部和肩胛下部最强，腋窝下部次之，肺尖与近肺下缘区域较弱。正常人肺泡呼吸音的强弱与性别、年龄、肺组织弹性、胸壁厚薄及呼吸深浅有关。男性较女性强，儿童较老年人强，矮胖者较瘦长体型者为弱。

（3）支气管肺泡呼吸音：该呼吸音兼有支气管呼吸音与肺泡呼吸音二者的特点，亦称混合性呼吸音。其吸气音的性质与正常肺泡呼吸音相似，但音调较高且较响亮。其呼气音的性质则与支气管呼吸音相似，但强度稍弱，音调稍低，支气管肺泡呼吸音的吸气相与呼气相大致相等。正常听诊部位在胸骨角两侧、肩胛间区第 3、4 胸椎两侧及肺尖附近。

考点 正常呼吸音及其听诊部位

表 5-7　正常呼吸音的区别

	支气管呼吸音	支气管肺泡呼吸音	肺泡呼吸音
产生机制	气流经声门、气管及主支气管形成的湍流	兼有支气管和肺泡呼吸音的机制	气流在细支气管及肺泡内进出时振动产生的声音
吸呼比	1：3	1：1	3：1
听诊特点	音调高而强，发"ha"音	兼有支气管和肺泡呼吸音的特点	音调低而柔和，发"fu-fu"音
听诊部位	喉部，胸骨上窝，背部第6、7颈椎，第1、2胸椎附近	胸骨角两侧、肩胛间区第3、4胸椎水平及肺尖前后	大部分肺部区域

2. 异常呼吸音

（1）异常肺泡呼吸音：包括肺泡呼吸音减弱或消失、增强与呼气音延长等。

1）肺泡呼吸音减弱或消失：常见于①胸廓活动受限，如胸痛、肋间神经痛、肋骨骨折等。②呼吸肌疾病，如重症肌无力。③支气管阻塞，如慢性支气管炎、肺气肿等。④胸膜疾病，如胸腔积液、气胸、胸膜肥厚。⑤腹部疾病，如大量腹水、腹腔内巨大肿瘤等。

2）肺泡呼吸音增强：可见于呼吸运动增强，通气功能加强，使进入肺泡的空气流量增多，流速加快，如运动、发热、情绪紧张、贫血、代谢性酸中毒等。

3）呼气音延长：见于支气管炎、支气管哮喘等，因下呼吸道部分阻塞，导致呼气阻力增加，或由于肺组织弹性减退，呼气的驱动力减弱，如慢性阻塞性肺疾病等。

（2）异常支气管呼吸音：凡在肺泡呼吸音听诊范围内听到支气管呼吸音，即为异常的支气管呼吸音，亦称管样呼吸音，见于病变部位表浅的肺组织实变、肺空洞及肺组织受压。

（3）异常支气管肺泡呼吸音：凡在正常肺泡呼吸音听诊范围内听到支气管肺泡呼吸音，称为异常支气管肺泡呼吸音，见于病变范围小或较深的肺组织实变、肺空洞及肺组织受压。

考点　异常呼吸音改变的临床意义

3. 啰音　是呼吸音以外的一种附加音，按其性质及发生原理可分为干啰音、湿啰音（水泡音）。二者的区别见表5-8。

表 5-8　干啰音与湿啰音的区别

	干啰音	湿啰音
产生机制	气流通过狭窄的管道时形成湍流	吸气时气流通过呼吸道内的稀薄分泌物形成的水泡音
听诊特点	音调高，持续时间长，部位、性质与强度易变，瞬间内数量可明显增多或减少，呼气时明显	断续、短暂、连续多个，部位恒定，性质不易变，吸气时或吸气末明显，咳嗽后可减轻或消失
分类	鼾音、哨笛音	粗、中、细湿啰音，捻发音
临床意义	哨笛音多发生于小支气管，鼾音多发生于气管、主支气管。干啰音广泛分布见于慢性支气管炎、支气管哮喘、心源性哮喘；干啰音局限分布常为支气管内瘢痕、肿块、异物等所致	粗湿啰音发生于气管、主支气管，多见于支气管扩张、肺水肿；中湿啰音发生于中等大小支气管，多见于支气管肺炎；细湿啰音发生于小支气管，多见于支气管肺炎、肺淤血等；捻发音见于正常老年人或长期卧床者

（1）干啰音：是气流通过狭窄的管道产生的声音。低调而响亮的干啰音，似熟睡时的鼾声，称为鼾音，多发生于气管或主支气管。高调性干啰音，又称哨笛音或哮鸣音，多起源于较小的支气管或细支气管。干啰音广泛分布者见于慢性支气管炎、支气管哮喘，也可见于心源性哮喘；局限分布者常为支气管内局部瘢痕、结核、肿块、异物或黏稠分泌物附着所致。

（2）湿啰音：是由于吸气时气体通过呼吸道内稀薄的分泌物如渗出液、痰液、血液、黏液和脓液等，形成的水泡破裂所产生的声音，故又称水泡音。按呼吸道管腔大小及腔内渗出物多少可分为粗、中、细湿啰音和捻发音。①粗湿啰音：又称为大水泡音，发生于气管，主支气管或空洞部位，多出现于吸气早期；②中湿啰音：又称为中水泡音，发生于中等的支气管，多于吸气后期出现；③细湿啰音：又称为小水泡音，发生于小支气管，多在吸气后期出现；④捻发音：可见于正常老年人或者长期卧床者，在深呼吸和咳嗽后可消失。

（3）干、湿啰音的听诊特点：①干啰音调较高、带乐性、持续时间长，吸气、呼气均可听到，以呼气明显，啰音强度、部位易变，瞬间内数量可明显增多或减少；②湿啰音断续、短暂、连续多个，部位恒定，性质不变，见于吸气和呼气早期，吸气末明显，咳嗽后可减轻或消失。

考点 干、湿啰音的听诊特点及临床意义

链接

捻 发 音

捻发音是一种极细而均匀一致的湿啰音，多出现在吸气末，是由于陷闭的细小支气管和肺泡在吸气时被气流冲开重新充气，所发出的高音调、高频率的细小爆裂音，颇似在耳旁用手指捻搓一束头发所发出的声音。捻发音多见于肺炎早期、肺淤血等，正常老年人或长期卧床的患者，于肺底亦可听到，在数次深呼吸或咳嗽后可消失。

4.语音共振　当患者以平常声调说"yi"时，用听诊器在胸壁上可听到柔和而模糊的声音，称为语音共振。产生机制和临床意义基本同语音震颤。

5.胸膜摩擦音　正常胸膜表面光滑，脏壁层间有少量液体起润滑作用，呼吸时不会产生声响。当胸膜炎时，纤维素的渗出使之变得粗糙，摩擦时出现声响，称为胸膜摩擦音。

胸膜摩擦音的特点：①声音强度和性质依病变性质不同而异，轻者柔和，如丝织物摩擦；重者粗糙，如搓皮革、握雪样的断续而浅表的声响。②吸气与呼气时皆可听到，一般在吸气末或呼气开始时较为明显，屏气时即消失。③可发生在胸膜任何部位，但多见于胸廓动度较大的部位，如下前侧胸壁；④深呼吸及听诊器加压后，声音更为清楚。⑤随胸腔积液增多将两层胸膜分开后，摩擦音可消失。临床上最常见于急性结核性胸膜炎早期。

考点 胸膜摩擦音的临床意义

四、心 脏 评 估

心脏评估应在安静、光线柔和的环境中进行。评估时应为患者拉上隔帘或布置好遮挡屏风，评估者站在患者右侧，指导患者采取平卧位、半卧位或坐位，两上肢自然平放或下垂于躯干两侧，身体勿左右倾斜，并协助其暴露胸部，其他部位用被单或衣物遮掩，以保护患者隐私。与患者沟通时应亲切自然。听诊器等评估工具及双手应保持温暖，以缓解患者的紧张或不适。

（一）视诊

1. 心前区隆起与凹陷

（1）心前区隆起：正常人前胸左右对称，若青春期前发生心脏增大，则心前区隆起显著；若心脏增大发生在成年期，也可能出现心前区的隆起，但其程度较轻。儿童期因肋骨尚软，患先天性心脏病时可引起心前区明显隆起。大量心包积液时也可出现心前区肋间隙饱满。

（2）心前区凹陷：指胸骨向后移位，严重时可直接压迫心脏，见于马方综合征、佝偻病漏斗胸及部分二尖瓣脱垂患者。

2. 心尖搏动　在等容收缩期，心脏发生摆动，心尖转向前冲击心前区胸壁，使相应部位肋间隙向外搏动，这就是心尖搏动。心尖搏动是心室收缩开始的标志。

（1）正常成人坐位时心尖搏动一般位于第5肋间左锁骨中线内 0.5 ～ 1.0cm 处（图 5-30），搏动范围直径为 2.0 ～ 2.5cm。心尖与体表距离增大，如肥胖、肺气肿或女性乳房下垂时，心尖搏动不易看到。

（2）心尖搏动移位：①生理因素：体形、年龄、体位都会影响到心尖搏动的位置。膈位置较高见于肥胖、小儿、妊娠中晚期孕妇心脏呈横位等，心尖搏动可向外向上移位；

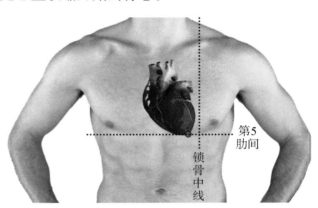

图 5-30　正常人心尖搏动位置

仰卧时心尖搏动略向上移位，左侧卧位心尖搏动则向左移位 2.0 ～ 3.0cm，右侧卧位时心尖搏动向右移位 1.0 ～ 2.5cm。②病理因素：左心室扩大时心尖搏动向左下移位；右心室扩大时心尖搏动向左移位，甚至略向上移位，是由于正常右心室位于左心室右前方，当右心室增大时，因胸骨的限制，心前间隙消失，心脏只能向左后方转位；左右心室均扩大时，心尖搏动也向左下移位；先天性右位心时，心尖搏动则位于胸部右侧相应位置。纵隔与膈移位时心尖搏动也随之移位（表 5-9）。

表 5-9　心尖搏动移位及相关疾病

因素		心尖搏动移位	临床常见疾病
心脏因素	左心室扩大	向左下移位	主动脉瓣关闭不全等
	右心室扩大	向左移位	二尖瓣狭窄等
	双心室扩大	向左下移位，伴浊音界向两侧扩大	扩张型心肌病等
	右位心	心尖搏动位于右侧胸壁	先天性右位心
心外因素	纵隔移位	心尖搏动向患侧移位	一侧胸膜粘连、增厚或肺不张
		心尖搏动移向病变对侧	一侧胸腔积液或气胸等
	膈移位	心尖搏动向左外侧移位	大量腹水，膈抬高使心脏横位
		心尖搏动移向内下，可达第 6 肋间	严重肺气肿等，膈下移使心脏垂位

（3）心尖搏动的强度变化：影响心尖搏动强弱的因素除心肌收缩力外，还与心脏是否被

压迫、心脏与体表间的距离相关。①生理变化：剧烈运动、情绪激动可使心肌收缩力增加，较瘦者心脏与体表间距离小，心尖搏动增强。肥胖者由于心脏与体表间距离大，导致心尖搏动弱或看不见；②病理变化：发热、贫血、甲状腺功能亢进、左心室肥大等心肌收缩力增强的因素可使心尖搏动增强。

考点　心尖搏动的正常位置、范围及心尖搏动异常的临床意义

3. 心前区异常搏动　正常人心前区无异常搏动。右心室肥大时可见胸骨左缘第 3～4 肋间搏动；肺动脉扩张、肺动脉高压患者或少数正常青年人，可见胸骨左缘第 2 肋间收缩期搏动；腹主动脉瘤患者可见剑突下搏动。

（二）触诊

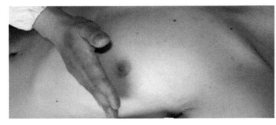

图 5-31　心脏触诊方法

患者最好采取平卧位，评估者可先用右手全手掌开始在心前区检查，再逐渐缩小到用手掌尺侧（小鱼际）或示指、中指及环指指腹并拢同时触诊，以确定心尖搏动的准确位置、强度和有无抬举性（图 5-31）。

1. 心尖搏动　用触诊确定的心脏搏动位置较视诊更为准确。触诊感知的心尖搏动冲击胸壁的时间即心室收缩的开始，有助于确定第一心音。抬举性心尖搏动是指心尖较局限的强而有力的搏动，可使手指端抬起且持续至第二心音开始。抬举性心尖搏动为左心室肥厚的可靠体征。

2. 震颤　又称猫喘，是触诊时手掌感到的一种细小震动感，由于狭窄的瓣膜口或异常通道两侧压力差非常大时，血液流速快，易形成湍流，造成瓣膜、血管壁或心腔壁振动传至胸壁。震颤为器质性心血管病变的体征，常见于瓣膜狭窄或存在异常通道。发现震颤后应首先确定部位及来源，其次确定其处于心动周期中的时相，最后分析临床意义。常见震颤的部位、产生时期及临床意义见表 5-10。

表 5-10　震颤的部位、产生时期及临床意义

部位	产生时期	临床意义
胸骨右缘第 2 肋间	收缩期	主动脉瓣狭窄
胸骨左缘第 2 肋间	收缩期	肺动脉瓣狭窄
胸骨左缘第 3、4 肋间	收缩期	室间隔缺损、梗阻性肥厚型心肌病
心尖部	舒张期	二尖瓣狭窄
胸骨左缘第 2 肋间	连续性	动脉导管未闭

3. 心包摩擦感　是由于急性心包炎时心包膜纤维蛋白渗出致表面粗糙，心脏收缩时脏层、壁层心包摩擦产生的振动传至胸壁所致，在心前区以胸骨左缘第 4 肋间为主，在心动周期的收缩期和舒张期可触及双相的粗糙摩擦感。以心动周期的收缩期、前倾体位或呼气末更为明显。

考点　抬举性心尖搏动、震颤及心包摩擦感的临床意义

（三）叩诊

心脏叩诊可以确定心界，以判断心脏的大小、形态和位置。心脏不被肺遮盖的部分呈绝对浊音，心脏左右被肺遮盖的部分呈相对浊音。通常心脏相对浊音界反映心脏的实际大小。

1. 叩诊的方法及顺序　患者应取仰卧位或坐位，使用间接叩诊法，左手板指与肋间平行（仰卧位时，图 5-32）或与肋间垂直（坐位时，图 5-33），逐一叩出每个肋间由清音变浊音处，以此确定心脏浊音界。通常的叩诊顺序是先左界，后右界，由下到上，由外到内。

2. 正常心脏相对浊音界　以胸骨中线至心脏相对浊音界线的垂直距离（cm）表示心界，同时须标出前正中线与左锁骨中线的间距。正常成人心脏相对浊音界见表 5-11。心脏浊音界的组成见图 5-34，心脏相对浊音界与绝对浊音界见图 5-35。

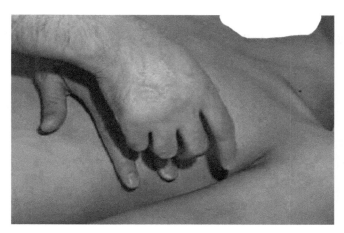

图 5-32　心脏叩诊方法（仰卧位）

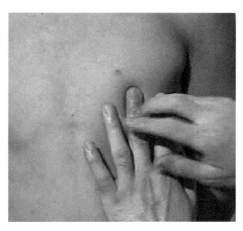

图 5-33　心脏的叩诊方法（坐位）

表 5-11　正常成人心脏相对浊音界

右界（cm）	肋间	左界（cm）
2～3	Ⅱ	2～3
2～3	Ⅲ	3.5～4.5
3～4	Ⅳ	5～6
—	Ⅴ	7～9

注：左锁骨中线距前正中线的距离为 8～10cm。

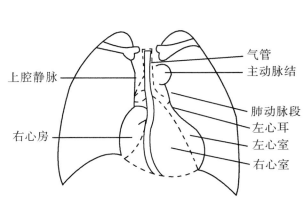

图 5-34　心脏浊音界组成

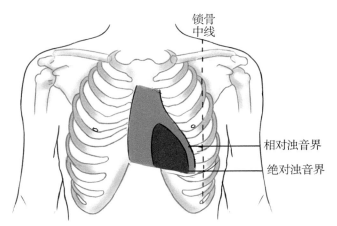

图 5-35　心脏绝对浊音界和相对浊音界

　　3.心浊音界改变及临床意义　心脏浊音界改变主要与心脏病变有关,也与心外因素有关。

　　(1)心浊音界缩小或消失:多见于气胸、肺气肿等,是心脏被含气组织覆盖增多所致。

　　(2)心浊音界增大:①左心室增大时,心界向左下增大,心界似靴形,称为主动脉瓣型心,又称靴形心,见图5-36,可见于主动脉瓣关闭不全、高血压性心脏病等。②右心室增大时,由于心脏沿长轴作顺钟向转动,左、右侧心浊音界均可增大,常以左侧更为显著,可见于肺源性心脏病、房间隔缺损等。③左、右心室增大时,心浊音界向两侧增大且左界向左下扩大,称普大型心,常见于扩张型心肌病、克山病等。④左心房增大或合并肺动脉段扩大,左心房显著增大时,胸骨左缘第3肋间心浊音界增大,心腰消失。当左心房与肺动脉段均增大时,胸骨左缘第2、3肋间心浊音界增大,心腰更为丰满或膨出,心界如梨形,称为梨形心,常见于二尖瓣狭窄,故又称二尖瓣型心,见图5-37。⑤心包积液时,心界向两侧增大且随体位改变。坐位时心浊音界呈三角烧瓶形,卧位时心底部(一般位于第2肋间)浊音界增宽,为心包积液的特征性体征。

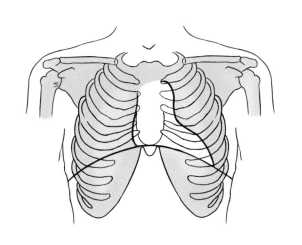
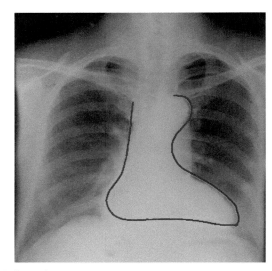

图 5-36　主动脉瓣型心(靴形心)

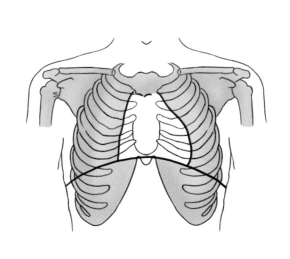
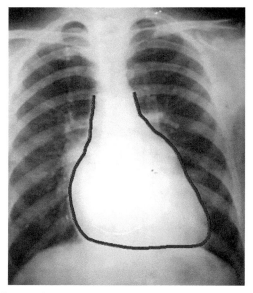

图 5-37　二尖瓣型心(梨形心)

> **链接**
>
> ### 心脏增大的原理
>
> 　　心脏前负荷（容量负荷）增大时，心腔扩大；心脏后负荷（压力负荷）增大时，心肌肥厚。无论心腔扩大还是心肌肥厚均表现为心浊音界增大。例如，主动脉瓣关闭不全为左心室前负荷增加；高血压为左心室后负荷增加；二尖瓣狭窄时左心房后负荷增加，进一步发展为肺动脉高压，导致右心室后负荷增加。

　　（3）心脏移位：肺不张或胸膜增厚可使心界移向患侧；大量胸腔积液或气胸可使心界移向健侧；大量腹水或腹腔巨大肿瘤可使腹内压力升高，膈抬高，心脏横位，以致心界向左侧移位。

（四）听诊

　　心脏听诊有利于心血管疾病的诊断和鉴别诊断。听诊时要求环境安静，患者多取平卧位，评估者高度集中注意力，仔细辨别声音改变。

　　1.心脏瓣膜听诊区及听诊顺序　心脏各瓣膜开放与关闭时所产生的声音传导至体表最易听清的部位称心脏瓣膜听诊区，与其解剖位置不完全一致。传统听诊区有5个（图5-38）。

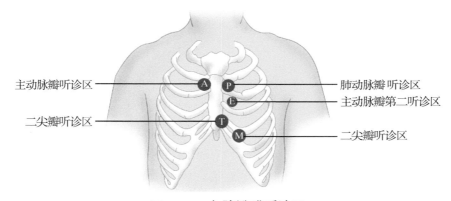

图 5-38　心脏瓣膜听诊区

　　（1）二尖瓣听诊区（M）：又称心尖区，位于心尖搏动最强点，即第5肋间左锁骨中线内侧。

　　（2）肺动脉瓣听诊区（P）：位于胸骨左缘第2肋间。

　　（3）主动脉瓣听诊区（A）：位于胸骨右缘第2肋间。

　　（4）主动脉瓣第二听诊区（E）：位于胸骨左缘第3、4肋间。

　　（5）三尖瓣听诊区（T）：位于胸骨下端左缘，即胸骨左缘第4、5肋间。

　　通常的听诊顺序可以从心尖区开始，沿逆时针方向依次听诊：先听二尖瓣听诊区，再听肺动脉瓣听诊区，然后为主动脉瓣听诊区、主动脉瓣第二听诊区，最后是三尖瓣听诊区。也有评估者从心底部开始依次进行各个瓣膜区的听诊。

　　2.听诊内容　听诊内容包括心率、心律、心音和额外心音、杂音及心包摩擦音。

　　（1）心率：指每分钟心搏次数。正常成人心率为60～100次/分，女性稍快，儿童偏快，老年人偏慢。成人心率超过100次/分，婴幼儿心率超过150次/分称为心动过速，可见于运动或情绪激动时，也可见于发热、贫血、甲状腺功能亢进症、心肌炎等。心率低于60次/分称为心动过缓，可见于运动员，也可见于冠状动脉粥样硬化性心脏病或应用洋地黄、β受体阻滞剂、非二氢吡啶类钙拮抗剂等药物后。

（2）心律：指心脏跳动的节律。正常人心律规则，部分青年人可出现吸气时心率加快，呼气时心率减慢，称窦性心律不齐，一般无临床意义。听诊所能发现的心律失常最常见的是期前收缩和心房颤动。

期前收缩是指在规则心律基础上，突然提前出现一次心跳，其后有一较长间歇。根据其发生频率的多少可分为频发（≥5次/分）与偶发（<5次/分）。期前收缩规律出现，可形成联律，如每次窦性搏动后出现一次期前收缩，称二联律；每两次窦性搏动后出现一次期前收缩称为三联律，以此类推。期前收缩多见于冠状动脉粥样硬化性心脏病、风湿性心脏病、甲状腺功能亢进性心脏病等。偶发的期前收缩也可见于正常人。

心房颤动的特点是心律绝对不规则，第一心音强弱不等和脉搏短绌（脉率慢于心率），常见于二尖瓣狭窄、冠心病和甲状腺功能亢进症及高血压性心脏病等。心律绝对不规则导致心脏舒张期长短不一，回心血量的不同引起心室的充盈量也不同。舒张期长时心室充盈量多，第一心音减弱，反之增强；当舒张期过短时心室充盈过少，导致每搏输出量过少，不足以产生脉搏，因而此次心搏无脉搏。

考点 二联律及三联律的概念及心房颤动的听诊特点

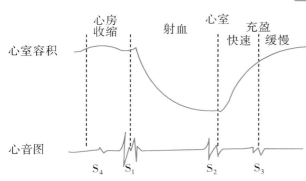

图 5-39　心音与心脏舒缩的关系

（3）心音：每一心动周期有四个心音，依次为第一心音（S_1）、第二心音（S_2）、第三心音（S_3）和第四心音（S_4）（图 5-39）。正常情况下只能听到第一和第二心音。第三心音可在青少年中闻及，而第四心音一般听不到。

第一心音（S_1）标志心室收缩的开始，主要是由于二尖瓣和三尖瓣突然关闭时，瓣叶振动所产生的声音。特点为音调低钝，强度较响，持续时间较长（持续约0.1秒），在心前区各部均可听到，心尖部最响。

第二心音（S_2）标志心室舒张的开始，主要是由于主动脉瓣和肺动脉瓣突然关闭时，瓣叶振动所产生的声音。第二心音有两个主要部分，即主动脉瓣部分（A_2）和肺动脉瓣部分（P_2），通常 A_2 在主动脉瓣区最清楚，P_2 在肺动脉瓣区最清楚。S_2 的特点为音调高而脆，强度较 S_1 弱，持续时间较短（约0.08秒），心底部最响。

S_1 与 S_2 的区别主要为：①S_1 的音调较低而长，S_2 的音调高而短；②S_1 在心尖部最响，S_2 在心底部最响；③S_1 与 S_2 的间隔时间，比 S_2 距下一心动周期的 S_1 间隔短；④S_1 与心尖搏动、颈动脉搏动同时出现，S_2 则在其之后出现。

考点 第一心音与第二心音产生的机制与区别

（4）心音改变及其临床意义

1）心音强度改变：心音强度与心室充盈度及瓣膜的位置、完整性和弹性，心肌收缩力和收缩速度，胸壁厚度等因素有关。在瓣膜弹性及完整性正常情况下，心室充盈少、心肌收缩力强则第一心音增强，反之减弱；第二心音与主动脉压或肺动脉压呈正相关。影响心音强度变化的因素见表 5-12。

表 5-12　影响心音强度变化的可能因素

心音强度变化	影响因素
S_1 增强	二尖瓣狭窄、P-R 间期缩短、发热、运动、完全性房室传导阻滞
S_2 减弱	二尖瓣关闭不全、P-R 间期延长、心肌收缩力下降（心力衰竭、心肌梗死、心肌病）
S_1 强弱不等	心房颤动、完全性房室传导阻滞
A_2 增强	主动脉内压增高（高血压、主动脉粥样硬化）
A_2 减弱	主动脉内压降低或主动脉瓣膜疾病（主动脉瓣狭窄、主动脉瓣关闭不全）
P_2 增强	肺动脉高压疾病（二尖瓣狭窄、肺心病、左向右分流的先天性心脏病）
P_2 减弱	肺动脉内压降低或其瓣膜受损（肺动脉瓣狭窄、肺动脉瓣关闭不全）

考点　心音强度变化的影响因素

2）心音性质改变：S_1 失去原有特性，与 S_2 相似，当心率增快时，舒张期与收缩期的时限几乎相等，心音酷似钟摆的 "di-da" 音，称为钟摆律。此音常见于胎儿心音，又称为胎心律，是心肌严重受损的标志，常见于大面积心肌梗死、重症心肌炎。

3）心音分裂：正常心室收缩与舒张时三尖瓣较二尖瓣延迟关闭 0.02 ～ 0.03 秒，肺动脉瓣关闭迟于主动脉瓣约 0.03 秒，这种时间差不能被人耳分辨。当 S_1 或 S_2 的两个主要成分之间的时间延长时，听诊可闻及两个声音，即称心音分裂。

4）额外心音：指正常心音之外出现的病理性附加心音，多数为病理性，大部分出现在舒张期，也可出现在收缩期。其中舒张早期奔马律是由于舒张早期心室负荷过重，心肌张力降低，心室壁顺应性减退，当血液快速充盈心室时使室壁振动所产生的声音。这是严重器质性心脏病的标志。

考点　钟摆律及舒张期奔马律的临床意义

（5）心脏杂音：是指心音和额外心音之外，由心室壁、瓣膜或血管壁振动所致的持续时间较长的异常声音。

1）心脏杂音产生的机制：血液加速、瓣膜开放口径或大血管通道狭窄、瓣膜关闭不全、异常血流通道、心腔异物或异常结构等均可使血流发生紊乱而产生杂音。

2）心脏杂音听诊要点：①最响部位：杂音的最响部位常为病变部位。②时期：可分为收缩期杂音、舒张期杂音和连续性杂音。一般舒张期和连续性杂音为器质性杂音，而收缩期杂音则可能是器质性或功能性杂音。③性质：如吹风样、喷射性、隆隆样等。④强度：常用 Levine 6 级分级法（表 5-13），杂音级别为分子，6 级为分母，如强度为 2 级的杂音则记录为 2/6 级。⑤传导：杂音可沿血流方向传导，也可经周围组织传导。可根据杂音的最响部位和传导方向来判断杂音的来源及性质。⑥体位、呼吸和运动对杂音的影响：如左侧卧位可使二尖瓣的舒张期杂音更明显；仰卧位则使二尖瓣、三尖瓣与肺动脉瓣关闭不全的杂音更明显。深吸气可使与右心相关的杂音增强；运动在一定范围内也可使杂音增强。

链接

心脏瓣膜及体表投影（图 5-40）

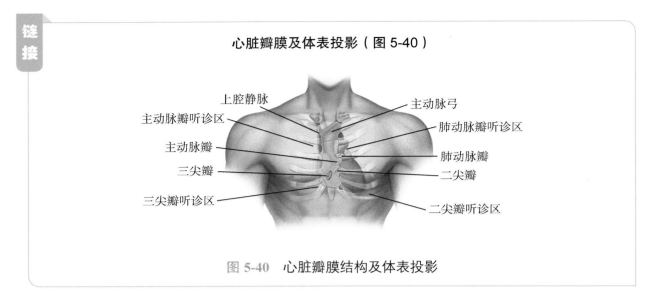

图 5-40   心脏瓣膜结构及体表投影

表 5-13   心脏杂音强度分级（Levine 6 级分级法）

级别	强度	评价
1	最轻	很弱，所占时间很短，须在安静环境下仔细听诊才能听到
2	轻度	弱，但较易听到
3	中度	较响亮，容易听到
4	响亮	响亮
5	很响	更响亮，且向四周甚至背部传导，但听诊器离开胸壁听不到
6	最响	极响亮，震耳，甚至听诊器离开胸壁一定的距离也可听到

3）心脏杂音的临床意义：有杂音不一定有心脏病，有心脏病也可无杂音。根据有无器质性病变可分为器质性杂音和功能性杂音，根据杂音的临床意义又可分为病理性杂音和生理性杂音。评估杂音的临床意义首先是要明确杂音产生的部位（见前述瓣膜听诊区）、杂音产生的时期（收缩期、舒张期、连续性）及瓣膜的开闭状态。例如，某个杂音在心尖部听诊最清楚，为收缩期杂音；心尖部为二尖瓣听诊区，反映可能为二尖瓣病变，再明确是二尖瓣狭窄还是关闭不全，见表 5-14，收缩期二尖瓣应为关闭状态，因此该杂音可能为二尖瓣关闭不全产生。常见心脏疾病杂音听诊特点见表 5-15。

考点 杂音产生的机制、听诊要点及杂音与心脏疾病间的关系

表 5-14   心动周期中瓣膜开闭状态（心率：65 次 / 分）

阶段	舒张期	收缩期		舒张期
	心室充盈期	等容收缩期	射血期	等容舒张期
时间	0.5 秒	0.05 秒	0.3 秒	0.08 秒
二尖瓣 / 三尖瓣	开放	关闭	关闭	关闭
主动脉瓣 / 肺动脉瓣	关闭	关闭	开放	关闭
心室内压	先下降后缓慢上升	迅速上升	先升高后缓慢下降	迅速下降
心室容积	增加	不变	降低	不变

（6）心包摩擦音：指脏层和壁层心包因炎症时有纤维蛋白沉积而变得粗糙，在心脏搏动时发生摩擦而出现的粗糙声音。其发生与心跳一致，屏气时摩擦音仍存在。心包摩擦音可见于各种感染性心包炎及急性心肌梗死、尿毒症、心脏损伤后综合征等非感染情况导致的心包炎。当心包有一定的积液量后，心包摩擦音可消失。

考点　心包摩擦音的临床意义

表 5-15　常见心脏杂音听诊特点

病变	杂音出现时期	最响部位	传导方向
二尖瓣狭窄	舒张期	局限心尖部	—
二尖瓣关闭不全	收缩期	心尖部	左腋下、左肩胛下区
主动脉瓣关闭不全	舒张期	主动脉瓣第二听诊区	胸骨下端、心尖部
肺动脉瓣狭窄	收缩期	肺动脉瓣听诊区	—
房间隔缺损	收缩期	胸骨左缘第 2、3 肋间	—
室间隔缺损	收缩期	胸骨左缘第 3、4 肋间	—

五、血管评估

血管评估是心血管检查的重要组成部分，包括脉搏、血压、周围血管征和血管杂音。

（一）脉搏

动脉血管内的压力随着心脏节律性地收缩和舒张，血管壁也相应地扩张和回缩，在表浅动脉上可触及到的搏动称为脉搏。

1. 脉搏的正常范围　正常成人安静状态下脉率为 60 ～ 100 次 / 分，节律规律，呈中等强度且搏动的强弱一致。

2. 脉搏的评估

（1）脉率：每分钟脉搏搏动的速率，一般与心率一致。①生理变异：可因年龄、性别、体力活动和精神情绪状态不同而有一定范围的变动。②病理情况：速脉，指成人脉率超过 100 次 / 分，常见于甲状腺功能亢进症、发热、心力衰竭、休克等。一般成人体温每升高 1℃，脉率增加 10 次 / 分，儿童增加 15 次 / 分。缓脉，指成人脉率小于 60 次 / 分，常见于颅内高压、甲状腺功能减退症、房室传导阻滞、胆汁淤积性黄疸等。脉搏短绌，见于某些心律失常如心房颤动或频发室性期前收缩。

（2）脉律：脉搏的节律反映心脏冲动的节律，正常人脉律规则。①生理变异：部分健康的儿童、青少年偶可出现窦性心律不齐，表现为脉搏吸气时增快，呼气时减慢。②病理情况：期前收缩呈二联律、三联律者可触及二联脉、三联脉。二度房室传导阻滞者可出现脉搏脱漏，称脱落脉。房颤时脉律完全无规则。

（3）动脉壁状况：正常人动脉壁光滑柔软，并有一定弹性。动脉硬化时可触到动脉壁变硬、弹性丧失、呈条索状或结节状。

（4）强弱：脉搏的强弱与心搏出量、脉压和周围血管的阻力有关。心脏搏血量增加、脉压大和外周血管阻力减低时，脉搏有力且振幅大，称为洪脉，见于高热、甲状腺功能亢进症、严重贫血等。反之，脉搏减弱且振幅小，称为细脉，见于心力衰竭、主动脉瓣狭窄、休克等。

（5）波形：脉搏搏动的情况可用脉波仪描记出具有一定形态的曲线，这一曲线称为脉搏的波形。临床上可用触诊粗略地估计脉搏的波形。

1）水冲脉：表现为脉搏骤起骤落，急促有力，犹如潮水涨落，提示脉压增大，常见于甲状腺功能亢进症、严重贫血、主动脉瓣关闭不全等。

2）奇脉：表现为吸气时脉搏明显减弱或消失，又称吸停脉，常见于心包积液、缩窄性心包炎，是心脏压塞的重要体征之一。

3）交替脉：指节律规则而强弱交替出现的脉搏，为左心室收缩强弱交替的结果，是早期左心功能不全的重要体征之一，常见于高血压性心脏病、急性心肌梗死等。

4）无脉：即脉搏消失，主要见于严重休克、肢体动脉栓塞或多发性大动脉炎。

考点 水冲脉、奇脉及交替脉的临床意义

链接

脉 搏 短 绌

脉搏短绌即在同一单位时间内，脉率少于心率，其特点为心律完全不规则，心率快慢不一，心音强弱不等。发生机制是心肌收缩力强弱不等，有些心排血量少的搏动只发生于心间，但不能引起周围血管的搏动，因而，造成脉率少于心率，这种现象也称绌脉。脉搏短绌的测量方法：由两名护士一人计数脉搏，同时另一人计数心率并评估节律，听诊时间须满1分钟。脉搏短绌者以分数式记录，记录方式为心率/脉率。

（二）血压

血压通常是指动脉血压，是血管内的血液对血管壁产生的侧压力。血压是重要的生命体征。

1. 血压的标准　按照《中国高血压防治指南》（2018年版）的标准，我国成人血压水平的定义和分类见表5-16。

表 5-16　成人血压水平的定义和分类

类别	收缩压（mmHg）		舒张压（mmHg）
正常血压	＜ 120	和	＜ 80
正常高值	120 ～ 139	和（或）	80 ～ 89
高血压	≥ 140	和（或）	≥ 90
1 级高血压（轻度）	140 ～ 159	和（或）	90 ～ 99
2 级高血压（中度）	160 ～ 179	和（或）	100 ～ 109
3 级高血压（重度）	≥ 180	和（或）	≥ 110
单纯收缩期高血压	≥ 140	和	＜ 90

注：当收缩压和舒张压分属于不同级别时，以较高的分级为准。

2.异常血压的评估

（1）高血压：在未服用降压药物情况下，经非同日至少 3 次测量血压，收缩压≥ 140mmHg和（或）舒张压≥ 90mmHg。原因不明的高血压称为原发性高血压，大多需要终身治疗。由某些疾病引起的血压增高称为继发性高血压，占高血压的 5% ～ 10%，如各种肾实质性疾病、原发性醛固酮增多症、肾血管性高血压等。

（2）低血压：是指体循环动脉压力低于正常的状态，临床实践中应结合既往血压水平、病史、当前临床表现及血压值进行综合判断。低血压常见于各种原因的休克、心肌梗死、心功能不全、心脏压塞等。

（3）脉压的改变：收缩压与舒张压之间的压差值称为脉压。正常值为 30 ～ 40mmHg，压差大于 60mmHg 称为脉压增大，小于 30mmHg 称为脉压减小。①脉压增大：见于主动脉硬化、甲状腺功能亢进症、严重贫血及动脉硬化等；②脉压减小：见于主动脉瓣狭窄、低血压、心力衰竭、心包积液等。

（4）两上肢血压明显不等：见于主动脉瘤、无名动脉或锁骨下动脉受压，上肢无脉型多发性大动脉炎等。

（5）下肢血压等于或低于上肢血压：见于多发性大动脉炎、主动脉夹层等。

考点　高血压的诊断标准与分级，脉压增大与减小的临床意义

链接

高血压发病的危险因素有哪些

我国人群高血压发病的主要危险因素包括①高钠、低钾膳食：中国人群普遍对钠敏感，高钠、低钾膳食是我国人群重要的高血压发病危险因素。②超重和肥胖：超重和肥胖显著增加全球人群全因死亡的风险，同时也是高血压患病的重要危险因素。内脏型肥胖与高血压的关系较为密切，且与代谢综合征密切相关，可导致糖、脂代谢异常。③过量饮酒：限制饮酒与血压下降显著相关。④长期精神紧张：精神紧张可激活交感神经从而使血压升高。⑤其他危险因素：年龄、高血压家族史、缺乏体力活动，以及糖尿病、血脂异常等。

（三）周围血管征及肝颈静脉反流征

1.周围血管征　是由于脉压增大所致，主要见于主动脉瓣关闭不全、甲状腺功能亢进症、严重贫血等，包括水冲脉、枪击音、杜氏双重杂音和毛细血管搏动征等。

（1）枪击音：指在四肢动脉处听到的一种短促的如同开枪的声音，故又称射枪音。听诊部位常选择股动脉，有些患者在肱动脉、足背动脉处也可听到。

（2）杜氏（Duroziez）双重杂音：听诊器稍加压放至股动脉，可闻及收缩期与舒张期双期吹风样杂音。

（3）毛细血管搏动征：用手指轻压患者指甲末端或以玻片轻压患者口唇黏膜，受压部位局部边缘有红白交替的节律性改变即毛细血管搏动征。

2.肝颈静脉反流征　右心衰竭的患者，如按压其肿大的肝脏时，则颈静脉充盈更为明显，称肝颈静脉反流征，最常见的原因就是右心功能不全。右心衰竭时，因右心房淤血或右心室

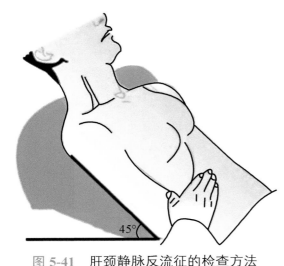

图 5-41 肝颈静脉反流征的检查方法

其腹部及腰背部闻及收缩期动脉杂音。

舒张受限，不能完全接受回流血量，而致颈静脉充盈更为明显。检查方法见图 5-41。

考点 常见周围血管征及其临床意义；肝颈静脉反流征的临床意义

（四）血管杂音

血管杂音形成机制同心脏杂音，主要由于血流加速或血流紊乱，形成湍流，致血管壁震动，较多见的是动脉杂音。例如，甲状腺功能亢进症患者，在肿大的甲状腺上，可闻及连续性动脉杂音；多发性大动脉炎，在两侧锁骨上及颈后三角区闻及收缩期动脉杂音；肾动脉狭窄所致原发性高血压，可在

考点 血管杂音听诊部位与相关疾病的联系

第 6 节 腹部评估

案例 5-6

患者，男，55 岁。因"食欲不振、腹胀、乏力 8 天"入院。既往有肝硬化病史 8 年，营养状况较差，消瘦，近 8 天来出现食欲不振、消化不良、腹胀、乏力、精神不振，皮肤干枯粗糙，面色灰暗，轻度黄疸。查体：肝病面容，颈部有 1 枚蜘蛛痣，肝掌，腹膨隆呈蛙状腹，腹壁静脉曲张，脾大，在左肋缘下 2cm，质地较硬，移动性浊音阳性。

问题： 1. 对该患者进行身体评估，其视诊、听诊、触诊、叩诊的注意事项有哪些？

2. 该患者腹部膨隆呈蛙状腹的原因是什么？移动性浊音阳性说明什么问题？

3. 该患者主要的护理诊断是什么？

腹部主要由腹壁、腹腔和腹腔内器官组成，其范围是上起膈，下至骨盆，前面及侧面为腹壁，后面为脊柱及腰肌。腹腔内所含器官较多，且器官互相交错重叠，正常器官与异常肿块极易混淆，因此需要仔细评估及辨认。腹部评估是身体评估的重要组成部分，以触诊尤为重要。为了避免触诊引起胃肠蠕动增加，使肠鸣音发生变化，腹部评估的顺序为视诊、听诊、触诊和叩诊，但为了统一记录格式，仍按照视诊、触诊、叩诊和听诊的顺序进行记录。

一、腹部的体表标志和分区

（一）体表标志

为了准确描述腹腔及病变的位置和范围，常需借助一些体表的自然标志（图 5-42），其部位及意义见表 5-17。

表 5-17　腹部体表标志的部位及意义

标志	部位	意义
肋弓下缘	第 8～10 肋软骨连接形成	常用于腹部分区、肝脾测量及胆囊定位
剑突	胸骨下端的软骨	常作为肝脏测量的标志
腹上角	两侧肋弓的夹角	常用于体型判断和肝脏测量
腹中线	前正中线的延续	为腹部四区分法的垂直线
腹直肌外缘	锁骨中线的延续	常为手术切口的位置和用于胆囊点的定位
脐	腹部中心	腹部四区分法的标志和腰椎穿刺的定位标志
髂前上棘	髂嵴前方突出点	腹部九区分法的标志和骨髓穿刺的部位
腹股沟韧带	髂前上棘与耻骨结节之间	寻找股动脉和股静脉的标志

考点　腹部体表标志部位及意义

（二）腹部分区

1. 四区分法　通过脐作水平线和垂直线，两条线相交后将腹部分为四区（图 5-43），各区所含的器官见表 5-18。

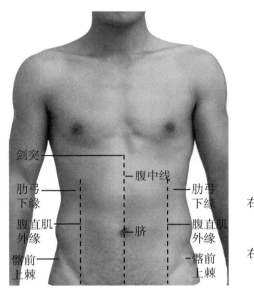

图 5-42　腹部体表标志

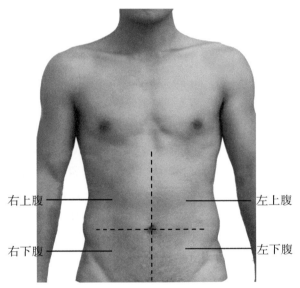

图 5-43　腹部四区分法

表 5-18　腹部四区及其所含器官

分区	器官
右上腹	肝脏、胆囊、幽门、十二指肠、小肠、胰头、右肾上腺、右肾、结肠肝曲、部分横结肠、腹主动脉、大网膜
左上腹	肝左叶、脾脏、胃、小肠、胰体、胰尾、左肾上腺、左肾、结肠脾曲、部分横结肠、腹主动脉、大网膜
右下腹	盲肠、阑尾、部分升结肠、小肠、右输尿管、胀大的膀胱、淋巴结、女性右侧卵巢和输卵管、女性增大的子宫、男性右侧精索
左下腹	乙状结肠、部分降结肠、小肠、左输尿管、胀大的膀胱、淋巴结、女性左侧卵巢和输卵管、女性增大的子宫、男性左侧精索

2. 九区分法　两肋弓下缘的连线、两髂前上棘的连线与左右髂前上棘至腹中线连线中点的垂直线相交后，将腹部分为九区（图 5-44），各区所含器官见表 5-19。

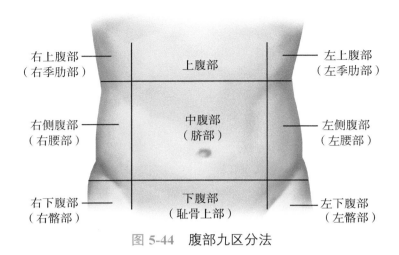

图 5-44　腹部九区分法

表 5-19　腹部九区及其所含器官

分区	器官
右上腹部（右季肋部）	肝右叶、胆囊、结肠肝曲、右肾、右肾上腺
右侧腹部（右腰部）	升结肠、空肠、右肾
右下腹部（右髂部）	盲肠、阑尾、回肠下端、淋巴结、女性右侧卵巢和输卵管、男性右侧精索
上腹部	胃、肝左叶、十二指肠、胰头、胰体、横结肠、腹主动脉、大网膜
中腹部（脐部）	十二指肠、空肠、回肠、下垂的肾或横结肠、肠系膜、淋巴结、输尿管、腹主动脉、大网膜
下腹部（耻骨上部）	回肠、乙状结肠、输尿管、胀大的膀胱、女性增大的子宫
左上腹部（左季肋部）	脾脏、胃、结肠脾曲、胰尾、左肾、左肾上腺
左侧腹部（左腰部）	降结肠、空肠、回肠、左肾
左下腹部（左髂部）	乙状结肠、淋巴结、女性左侧卵巢和输卵管、男性左侧精索

考点　腹部各分区所含常见器官

二、腹 部 评 估

（一）视诊

腹部视诊前，嘱患者排空膀胱，低枕仰卧位，室内光线要充足而柔和，患者两上肢自然置于身体两侧，充分暴露腹部（暴露时间不宜过长，以免受凉）。评估者站在患者右侧，自上而下进行观察。视诊内容：腹部外形、呼吸运动、腹壁静脉、胃肠型及蠕动波。

1. 腹部外形　正常人腹部平坦、腹部饱满、腹部低平（表 5-20）。

（1）腹部膨隆：是指平卧时腹面明显高于肋缘至耻骨联合平面，外形凸起。①生理性：见于肥胖、妊娠。②病理性：全腹膨隆，见表 5-21；腹部局部膨隆，见表 5-22。

（2）腹部凹陷：是指仰卧时腹面明显低于肋缘至耻骨联合的平面。分为①全腹凹陷：见于消瘦及脱水者。严重者腹壁凹陷几乎贴近脊柱，其肋弓、髂嵴、耻骨联合显露，形如舟状，称舟状腹，主要见于结核病、恶性肿瘤等慢性消耗性疾病。②局部凹陷：较少见，多由手术后腹壁瘢痕收缩所致，患者立位或加大腹压时，凹陷更明显。

表 5-20　正常人腹部外形及意义

外形	意义
腹部平坦	前腹壁处于肋缘至耻骨联合同一平面或略微低凹，多见于正常成人平卧时
腹部饱满	前腹壁稍高于肋缘与耻骨联合的平面，多见于肥胖者或小儿
腹部低平	前腹壁稍低于肋缘与耻骨联合的平面，多见于消瘦者及老年人

表 5-21　全腹膨隆的原因及临床意义

原因	临床意义
腹腔积液	常见于肝硬化门静脉高压、结核性腹膜炎、心力衰竭等
	（1）平卧时腹壁松弛，液体下沉于腹腔两侧，致使腹部扁平而宽，称为蛙腹，且腹部外形随着体位变化而改变
	（2）腹膜有炎症或肿瘤浸润时，腹部膨隆呈尖凸型，称为尖腹
腹内巨大包块	巨大的卵巢囊肿、畸胎瘤等
肠内积气	肠梗阻或肠麻痹
气腹	胃肠穿孔、治疗性人工气腹等

表 5-22　腹部局部膨隆的部位及临床意义

部位	原因
上腹部	肝左叶肿大、胃癌、胃扩张（如幽门梗阻、胃扭转）、胰腺肿瘤或囊肿
右上腹部	肝大（肿瘤、淤血、脓肿等）、胆囊增大、结肠肝曲肿瘤
左上腹部	脾大、结肠脾曲肿瘤、巨结肠
脐部	脐疝、腹部炎性肿块
腰部	多囊肾、巨大肾上腺肿瘤，肾盂大量积水、积脓
下腹部	子宫增大、膀胱增大
右下腹部	回肠结核、回肠肿瘤、克罗恩病、阑尾周围脓肿
左下腹部	降结肠和乙状结肠肿瘤、干结粪块

考点　腹部膨隆、腹部凹陷的临床意义

链接

腹部包块位置的鉴别

局部膨隆与该部位脏器有关，局部肿块也可能来自腹壁，可用抬头试验予以鉴别。方法：嘱患者取仰卧位，两手托头做坐起动作，使腹壁肌肉紧张，若包块更加明显，说明包块位于腹壁上；若包块不明显或消失，说明包块位于腹腔内。

2. 呼吸运动　腹部随呼吸上下起伏，称为腹式呼吸运动。男性、儿童以腹式呼吸为主，成年女性以胸式呼吸为主。腹式呼吸减弱见于腹膜炎症、急性腹痛、腹水、腹腔内巨大肿物等；腹式呼吸消失见于胃肠穿孔所致急性弥漫性腹膜炎或膈肌麻痹等；腹式呼吸增强较少见。

3. 腹壁静脉　　正常人腹壁皮下静脉一般不显露，但皮肤白皙和较瘦的人隐约可见，腹部皮肤薄而松弛的老年人可见条纹较直而不迂曲的腹壁静脉。腹壁静脉曲张，见于肝门静脉高压及上、下腔静脉回流受阻（图 5-45）。检查腹壁曲张静脉的血流方向可判断静脉曲张的来源。

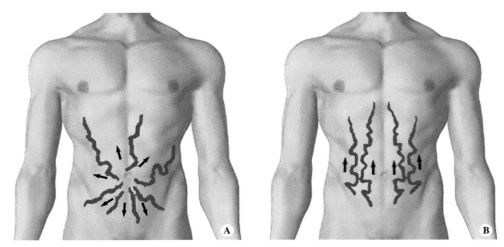

图 5-45　腹壁静脉曲张示意图

A. 门静脉高压；B. 下腔静脉阻塞

评估者首先选择一段没有分支的腹壁静脉，将右手示指和中指并拢按压在静脉上，然后一手指紧压不动，另一手指紧压静脉向外滑动，挤压出该段静脉内血液，至一定距离后放松一手指，另一手指不动，若被排空的这段静脉迅速充盈，说明血流方向是从放松手指一端流向紧压手指的一端。再以同样方法放松另一手指，观察静脉充盈速度，即可辨别血流方向（图 5-46）。

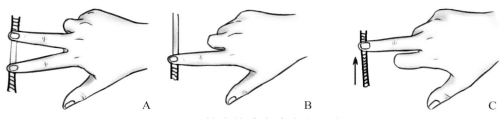

图 5-46　检查静脉血流方向示意图

▧血管充盈；▌血管排空

正常情况下，脐水平线以上的腹壁静脉血流方向自下而上经胸壁静脉和腋静脉汇入上腔静脉，脐水平线以下的腹壁静脉血流方向自上而下经大隐静脉而汇入下腔静脉。门静脉高压时，腹壁曲张静脉以脐为中心向四周伸展，血流方向与正常相同。下腔静脉阻塞时，曲张的静脉多分布在腹壁两侧，血流方向自下而上。上腔静脉阻塞时，上腹部和胸壁浅静脉曲张，血流方向为自上而下。

考点　腹壁静脉曲张的常见病因

4. 胃肠型及蠕动波　　是指腹部可看到胃肠轮廓及蠕动波形。正常人一般看不到，但腹壁薄弱、松弛的老年人，经产妇及极度消瘦者可见到。胃肠道梗阻时，梗阻近端的胃或肠道内因内容物聚积而饱满隆起，这时在腹壁可见到胃肠型。而该部位由于蠕动加强，可在腹壁见到蠕动波。小肠梗阻时的肠型及蠕动波多见于脐部，结肠远端梗阻时的肠型及蠕动波多位于腹部周边。伴肠麻痹时蠕动波消失。胃蠕动波自左肋缘下开始，缓慢地向右推进，到达右腹直肌旁消失，此为正蠕动波。有时尚可见到自右向左的逆蠕动波。

（二）听诊

1.肠鸣音　是指肠蠕动时，肠管内气体和液体随之流动，产生一种断断续续的咕噜声。正常情况下，肠鸣音 4～5 次/分，全腹均可听到，以脐部最清楚。评估肠鸣音时，应在固定的部位至少听诊 1 分钟。异常肠鸣音见表 5-23。

表 5-23　异常肠鸣音的特点及意义

异常肠鸣音	特点	临床意义
肠鸣音消失	持续听诊 3～5 分钟后还未闻及 1 次肠鸣音，且刺激腹壁后仍无肠鸣音	弥漫性腹膜炎、麻痹性肠梗阻
肠鸣音减弱	数分钟才闻及 1 次	老年性便秘、腹膜炎、低钾血症、胃肠动力低下
肠鸣音活跃	肠鸣音每分钟达 10 次以上，为音调不特别高亢的一阵快速的隆隆声	急性胃肠炎、饮酒、服药后或胃肠道大出血，早期肠梗阻
肠鸣音亢进	肠鸣音每分钟达 10 次以上，同时伴有响亮的高亢金属音	机械性肠梗阻

考点　异常肠鸣音的临床意义

2.振水音　患者取仰卧位，评估者将听诊器体件置于患者上腹部，同时用稍弯曲的手指连续迅速冲击上腹部，若听到胃内气体和液体撞击的声音，称为振水音。正常人餐后或饮用大量液体后，可出现振水音。若空腹或餐后 6～8 小时后仍有振水音，提示胃内有过多的液体潴留，见于幽门梗阻、胃扩张等。

3.血管杂音　正常腹部无血管杂音。腹中部闻及收缩期血管杂音见于腹主动脉瘤或腹主动脉狭窄；左、右上腹部闻及收缩期血管杂音见于肾动脉狭窄；下腹两侧闻及收缩期血管杂音见于髂动脉狭窄。门静脉高压腹壁静脉严重曲张时，在脐周围或上腹部闻及一种连续的潺潺声音，性质柔和。

（三）触诊

触诊是腹部评估的主要方法，有浅部触诊法、深部触诊法。

（1）患者准备：取仰卧位，头垫低枕，两上肢自然放于躯体两侧，两髋关节及膝关节屈曲并稍分开，以使腹肌放松。嘱患者略张口做平静深长的腹式呼吸。

（2）评估者准备：评估者站在患者右侧，面对患者，其前臂与腹部表面在同一水平。触诊时手要温暖，指甲剪短，动作轻柔。

（3）注意事项：①自左下腹部开始逆时针方向触诊全腹，然后再触诊肝脾及肾脏。②先触诊健侧，再逐渐移向病变部位，并进行比较。③边触诊边观察患者的反应与表情，对精神紧张或表情痛苦者给予安慰和解释。④边触诊边与患者交谈以转移其注意力，减少腹肌紧张。

考点　腹部触诊的注意事项

1.腹壁紧张度　正常人腹壁有一定张力，但触之柔软，较易压陷，称为腹壁柔软。某些病理情况下，腹壁紧张度可增高或减低。

（1）腹壁紧张度增高：急性胃肠穿孔或脏器破裂所致的急性弥漫性腹膜炎，引起腹肌痉挛，全腹壁紧张度明显增高，腹壁紧张甚至强直如木板，称为板状腹；结核性腹膜炎或其他慢性炎症，对腹膜刺激缓和，并且有腹膜增厚和肠管、肠系膜的粘连，使腹壁柔韧而不易压陷，称为揉面感。局部腹壁紧张度增高是由脏器炎症累及腹膜所致。例如，上腹或左上腹紧张多见于急性胰腺炎，右上腹肌紧张常见于急性胆囊炎，右下腹肌紧张常见于急性阑尾炎。

（2）腹壁紧张度减低：全腹紧张度减低，常见于慢性消耗性疾病、大量放腹水后、严重脱水患者等。局部腹壁紧张度减低较少见，多因局部的腹肌瘫痪或缺陷（如腹壁疝）所致。

2.压痛及反跳痛

（1）压痛：腹部触摸时一般不引起疼痛，重按时有一种压迫感。由浅入深触压腹部引起疼痛者，称腹部压痛。压痛部位常为病变所在部位，如右锁骨中线与肋缘交界处的胆囊点压痛为胆囊病变的标志；脐与右髂前上棘连线中、外 1/3 交界处的麦克伯尼（McBurney）点（简称麦氏点）压痛为阑尾病变的标志。

（2）反跳痛：评估者触诊腹部出现压痛后，手指在原处稍停片刻，让压痛感觉趋于稳定，然后将手迅速抬起，若这时患者感觉腹痛骤然加重，伴有痛苦表情或呻吟，称为反跳痛。反跳痛是炎症累及壁层腹膜的征象。压痛、反跳痛及腹肌紧张称为腹膜刺激征，是腹膜炎症病变的可靠体征。

考点 腹膜炎常见体征及意义

3.肝脏触诊

（1）触诊方法：①单手触诊法：评估者将右手四指并拢，掌指关节伸直，示指前端的桡侧与肋缘大致平行或示指和中指的指端指向肋缘，平放在右上腹部肝下缘下方，随患者呼气手指压向腹壁深部，吸气时手指向前上迎，触及下移的肝缘，如此反复进行，手指逐渐向肋缘移动，直至触到肝缘或肋缘为止。②双手触诊法：评估者右手位置同单手触诊法，左手手掌置于患者右腰部，将肝脏向上托起并紧贴腹壁，拇指固定在右肋缘，限制右下胸扩张，以增加膈下移的幅度，使吸气时下移的肝脏更易被触及，提高触诊效果（图 5-47）。

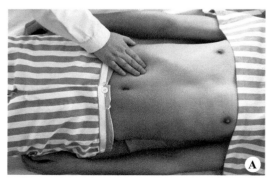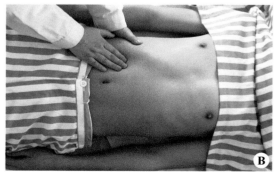

图 5-47　肝脏触诊方法
A.单手触诊法；B.双手触诊法

（2）触诊内容：①大小：正常成人肝脏，一般不能触及，但腹壁松软的瘦长体型者可在肋下 1 cm，剑突下 3cm 以内触及肝下缘。如超出上述标准，为肝大或肝下移。②质地：一般将肝脏质地分为三个等级，即质软、质韧和质硬。正常人肝脏质地柔软，如触口唇；急性肝炎、脂肪肝时肝脏质地稍韧，如触鼻尖；肝硬化、肝癌时肝脏质地坚硬，如触额头。③表面状态和边缘：正常肝脏表面光滑，边缘整齐；肝淤血、脂肪肝时，肝脏表面光滑，边缘圆钝；肝硬化时表面不光滑，呈结节状，边缘锐薄；肝癌时肝脏表面凹凸不平，呈不均匀结节状或巨块状，边缘厚薄不一。④压痛：正常肝脏无压痛。轻度弥漫性压痛见于肝炎、肝淤血等；局限性剧烈压痛见于表浅肝脓肿。

考点　肝脏触诊内容及临床意义

4. **脾脏触诊**　正常情况下脾脏不能触及。脾大明显且位置较表浅时，评估者用右手单手触诊即可触及。若肿大的脾脏位置较深，则用双手触诊法。

患者仰卧，两腿稍屈曲，评估者左手绕过患者腹前方，置于其左胸下部第9～11肋处，将脾脏从后向前托起，右手掌平放于脐部，与左肋弓大致成垂直方向，配合呼吸同肝脏触诊，直至触到脾缘或左肋缘为止。触及脾脏后，应注意其大小、压痛、质地、边缘及表面情况等。脾脏肿大的测量法如图5-48。第Ⅰ线指左锁骨中线与肋缘交点至脾下缘的距离，以厘米表示，脾脏轻度肿大时只作第Ⅰ线测量。脾脏明显肿大时，应加测第Ⅱ线和第Ⅲ线。第Ⅱ线为左锁骨中线与肋缘交点至脾脏最远点的距离，第Ⅲ线指脾右缘与前正中线的距离。临床上将肿大的脾脏分为轻、

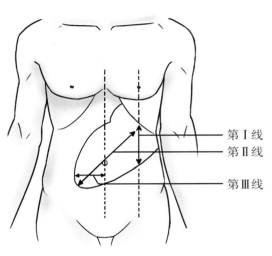

第Ⅰ线
第Ⅱ线
第Ⅲ线

图5-48　脾大的测量方法

中、高三度。①轻度肿大：深吸气时脾脏在肋缘下不超过2cm；②中度肿大：脾脏超过肋缘下2cm，但在脐水平线以上；③高度肿大（巨脾）：脾脏超过脐水平线或向右超过前正中线（图5-49）。

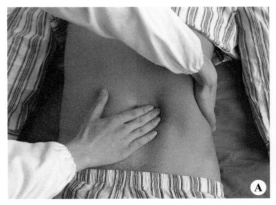 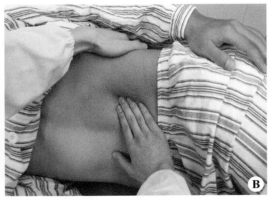

图5-49　脾的触诊（双手触诊法）

A.仰卧位；B.侧卧位

考点　脾肿大分度

5. **胆囊触诊**　正常胆囊隐藏于肝脏下面的胆囊窝内，不能被触及。当胆囊肿大时，可用单手滑行触诊法触诊。胆囊触诊时除注意胆囊质地和有无肿大外，还要观察有无触痛。评估者以左手掌平放于患者右胸下部，以拇指指腹勾压于右肋下胆囊点处（图5-50），然后嘱患

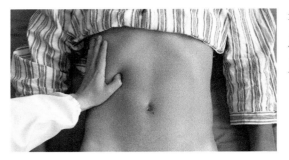

图 5-50　胆囊触诊法

者缓慢深吸气，如在深吸气时，患者因疼痛而突然屏气，即为胆囊触痛征，又称墨菲(Murphy)征阳性，见于急性胆囊炎。

考点 墨菲征的检查及临床意义

（四）叩诊

1. 腹部叩诊音　正常情况下，除肝、脾、增大的膀胱和子宫所占据的部位及两侧腹部近腰肌处叩诊为浊音外，腹部其余区域叩诊均为鼓音。胃肠高度胀气、人工气腹和胃肠穿孔时，鼓音范围增大；肝、脾或其他脏器极度肿大、腹腔内肿瘤或大量腹水时，病变部位为浊音或实音，导致鼓音范围缩小。

2. 移动性浊音　是指因变换体位而出现浊音区变动的现象，移动性浊音阳性，提示腹腔内游离腹水达 1000ml 以上。评估时，患者取仰卧位（图 5-51），评估者自患者脐部向左侧腰部叩诊，当叩诊音由鼓音转为浊音时，板指固定不动，嘱患者取右侧卧位，如该处叩诊音变为鼓音，表明浊音移动。同样方法再次向右侧叩诊，明确浊音是否移动（图 5-52）。

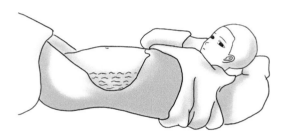

图 5-51　移动性浊音检查示意图（仰卧位）

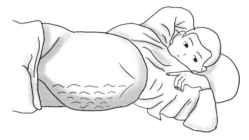

图 5-52　移动性浊音检查示意图（侧卧位）

考点 移动性浊音的临床意义

3. 肝脏叩诊

（1）肝界叩诊：叩诊肝上界时，嘱患者仰卧，平静呼吸，评估者沿患者右锁骨中线由肺清音区向下叩向腹部，当由清音转为浊音时，即为肝上界。叩诊肝下界，可由腹部鼓音区沿右锁骨中线向上叩，当由鼓音转为浊音时，即为肝下界。正常肝上界在右锁骨中线上第 5 肋间，肝下界位于右肋下缘，两者间的距离为 9～11cm。瘦长体型者肝上界和肝下界均可低 1 个肋间，矮胖体型者则可高 1 个肋间。

（2）肝浊音界的变化：肝浊音界上移位见于右下肺不张、右肺纤维化、气腹和鼓肠等；肝浊音界下移位见于肺气肿、右侧张力性气胸等。肝浊音界扩大见于肝癌、肝炎、肝淤血和肝脓肿等；肝浊音界缩小见于暴发性肝衰竭（急性肝坏死）、晚期肝硬化及胃肠胀气等；肝浊音界消失代之以鼓音者，是急性胃肠穿孔的重要体征之一。

考点 肝界大小及其改变的临床意义

（3）肝区叩击痛：评估者左手平放于患者肝区，右手半握拳，以中等力量叩击左手手背。正常人肝区无叩击痛，肝炎、肝脓肿时可出现肝区叩击痛。

4.肾脏叩诊 患者取坐位或侧卧位，评估者用左手掌平放在患者肋脊角处（肾区），右手半握拳用中等的力量叩击左手手背（图 5-53）。正常人无叩击痛，肾炎、肾盂肾炎、肾周围炎、肾结石及肾结核时可有不同程度的肋脊角叩击痛。

5.膀胱叩诊 判断膀胱充盈的程度，膀胱空虚时，耻骨上方有肠管充盈，叩诊呈鼓音；膀胱充盈时，在耻骨联合上方可叩得圆形浊音区。排尿或导尿后再次叩诊，浊音区转变为鼓音，此现象可与妊娠子宫、卵巢囊肿或子宫肌瘤时，在膀胱区叩诊为浊音相鉴别。

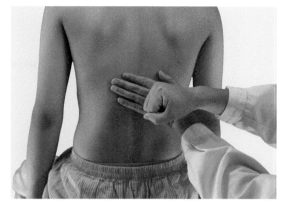
图 5-53 肾区叩击痛检查示意图

第 7 节 脊柱与四肢评估

案例 5-7

　　患者，女，17 岁。因右膝疼痛 5 个月，加重两个月入院。患者 5 个月前渐出现右膝疼痛，两个月前疼痛加剧并出现跛行，伴发热。查体：右膝肿胀，皮温高，膝周深压痛，浮髌试验（＋），初步诊断为骨肉瘤。

问题：1.对该患者进行四肢评估时应该重点评估哪些内容？

　　　　2.什么是浮髌试验？

一、脊 柱 评 估

　　脊柱是躯体活动的枢纽，是支持体重和维持躯体各种姿势的重要支柱。脊柱病变的主要表现为形态或姿势异常、活动受限或疼痛等。检查以视诊为主，结合触诊和叩诊。

（一）脊柱的弯曲度、活动度

1.脊柱的弯曲度

（1）生理性弯曲：正常成人直立时，脊柱存在 4 个生理性弯曲（图 5-54），呈 S 形，颈椎稍向前凸，胸椎稍向后凸，腰椎明显前凸，骶骨明显向后凸。

（2）病理性变形

1）脊柱侧凸：姿势性侧凸可因改变体位使侧凸纠正，见于儿童发育期坐立姿势不良、脊髓灰质炎后遗症等。器质性侧凸改变体位也不能使侧凸得到纠正，见于先天性脊柱发育不全、佝偻病、慢性胸膜增厚及胸廓畸形等（图 5-55）。

2）脊柱前凸：多发生于腰椎部位，患者腹部明显向前凸出，臀部明显向后凸出，见于晚期妊娠、大量腹腔积液、腹腔巨大肿瘤等。

3）脊柱后凸：俗称驼背，多发生于胸段脊柱，见于佝偻病、强直性脊柱炎、脊柱退行性病变、脊柱外伤等。

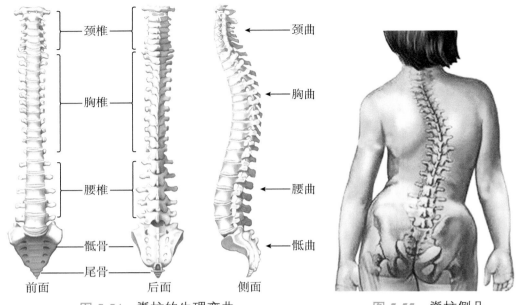

颈椎		颈曲
胸椎		胸曲
腰椎		腰曲
骶骨		骶曲
尾骨		
前面	后面	侧面

图 5-54　脊柱的生理弯曲　　　　　　　图 5-55　脊柱侧凸

> **链接**
>
> **驼背的预防**
>
> 　　驼背主要是由于背部肌肉松弛造成的，参加适当的体育活动，加强背部肌肉的力量，有利于防止驼背。预防和矫正轻度驼背的方法有：①引体向上。②头枕部、双肩、臀部和脚跟靠墙站立，尽可能长时间地保持这一姿势，每天练习 3～4 次。③做各种平衡练习，如走平衡木等。④随时注意纠正自己的不正确姿势，如坐、立、走、写字的姿势等。

　　2.脊柱的活动度　　正常人脊柱有一定的活动度，评估脊柱活动度时，应让患者做前屈、后伸、左右侧弯及旋转等运动，以观察脊柱的活动情况及有无异常改变。脊柱活动受限可见于相应脊柱节段肌肉及韧带劳损、结核或肿瘤浸润、脊椎骨折或关节脱位等。

　　（二）脊柱压痛与叩击痛

　　1.压痛　　患者取端坐位，身体稍向前倾，评估者以右手拇指自上而下逐个按压棘突及椎旁肌肉（图 5-56）。正常人无压痛，脊柱压痛阳性可见于脊椎结核、椎间盘突出、脊椎外伤或骨折等。

　　2.叩击痛

　　（1）直接叩诊法：用叩诊锤或手指直接叩诊各椎体棘突，观察患者有无疼痛。颈椎关节损伤时慎用此法。

　　（2）间接叩诊法：患者取坐位，评估者将左手置于患者头顶，右手半握拳以小鱼际部叩击左手背（图 5-57），观察患者有无疼痛，正常人脊椎无叩击痛。有叩击痛的部位多为病变部位，叩击痛阳性见于脊椎结核、脊椎骨折、椎间盘突出等。

二、四肢与关节评估

　　正常人四肢关节左右对称、形态正常、无肿胀及压痛，活动不受限。四肢与关节的检查主要采用视诊和触诊，主要观察其形态、活动度和运动情况等。

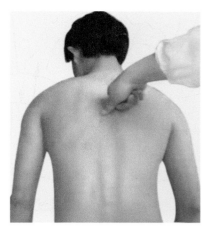

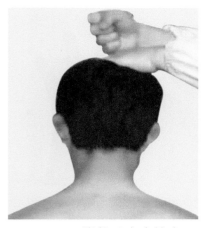

图 5-56　脊柱压痛检查　　　　图 5-57　脊柱叩击痛检查

（一）形态异常

1.匙状甲　又称反甲，特点为指甲中部凹陷，边缘翘起，指甲变薄且表面粗糙带条纹（图 5-58），多见于缺铁性贫血、高原疾病等。

2.杵状指（趾）　手指或足趾末端明显增宽、肥厚，呈杵状膨大，指甲从根部到末端呈弧形隆起（图 5-59），常见于肺脓肿、肺癌、支气管扩张、发绀型先天性心脏病等慢性缺氧性疾病。

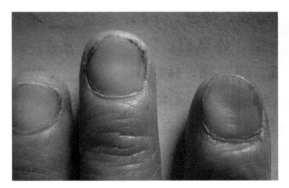

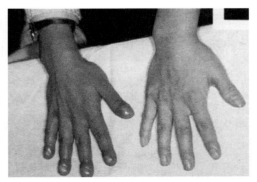

图 5-58　匙状甲　　　　　　　　图 5-59　杵状指
　　　　　　　　　　　　　　　左：杵状指；右：正常

3.指关节变形　包括梭形关节和爪形手。梭形关节是指手指关节呈梭形，活动受限，重者手指及腕部向尺侧偏移，多为双侧性（图 5-60），常见于类风湿关节炎。爪形手是指掌指关节过伸，指间关节屈曲，骨间肌和大小鱼际萎缩，手呈鸟爪样，见于尺神经损伤、进行性肌萎缩等。

考点　匙状甲、杵状指（趾）、梭形关节、爪形手的形态改变及临床意义

4.膝关节变形　表现为膝关节明显肿胀，伴有红、肿、热、痛及运动障碍，可见于风湿性关节炎发作期、结核性或外伤性关节炎、痛风等。当关节腔内出现积液时，膝关节明显肿胀，触诊浮髌试验呈阳性。浮髌试验的检查方法：嘱患者平卧，患肢放松，评估者左手拇指与其余四指分别固定在肿胀关节上方两侧，使关节腔内积液不能流动，右手示指将髌骨向后方连续按压数次（图 5-61），如压下时有髌骨与关节面碰触感，放开时有髌骨随手浮起感，则为浮髌试验阳性，是膝关节腔积液的重要体征。

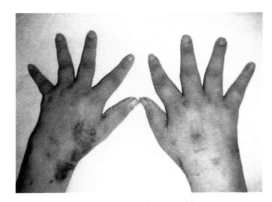

图 5-60　梭形关节

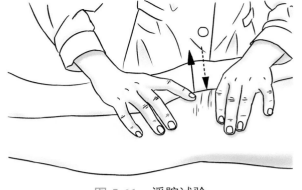

图 5-61　浮髌试验

考点 浮髌试验阳性的临床意义

5. 膝内、外翻畸形　正常人两脚并拢直立时两膝和两踝可靠拢。如两膝并拢时，两踝分离，呈 X 形，称膝外翻；如两踝并拢时，两膝分离，呈 O 形，称膝内翻（图 5-62）。两种畸形均可见于佝偻病。

6. 足内、外翻畸形　正常人的膝关节固定时，足做内、外翻动作时皆可达 35°，复原时足底、足跟可着地。足内翻畸形时，足呈固定性内翻、内收位。足外翻畸形时，足呈固定性外翻、外展位（图 5-63）。足内、外翻畸形见于先天性畸形或脊髓灰质炎后遗症。

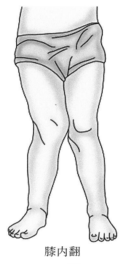
膝内翻

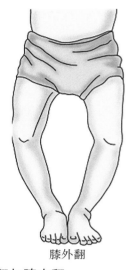
膝外翻

图 5-62　膝外翻与膝内翻

7. 肌肉萎缩　见于中枢性或周围神经病变、肌炎或肢体失用所致部分或全部肌肉组织体积缩小、松弛无力。肌肉萎缩常见于脊髓灰质炎后遗症、偏瘫、周围神经损伤、多发性神经炎、外伤性截瘫等。

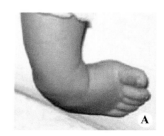
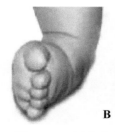
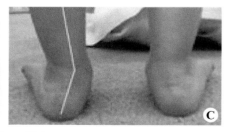

图 5-63　足内翻与足外翻

A、B. 足内翻；C. 足外翻

（二）运动功能障碍

嘱患者做主动运动和被动运动，观察各关节的活动幅度，并注意有无活动受限和疼痛。关节的主动运动障碍或被动运动障碍的常见原因为神经、肌肉组织的损害及关节的炎症、创伤、肿瘤、退行性变等。

第 8 节　神经系统评估

案例 5-8

　　患者，女，63 岁。因左侧肢体无力伴头晕、头痛 10 小时入院，高血压病史 12 年，经检查后诊断为脑梗死。

问题： 1. 对该患者进行神经系统评估时应该重点评估什么？

　　　　2. 如何评估该患者的肌力和肌张力？

　　　　3. 如何进行神经反射评估？

　　神经系统评估能获取对疾病的定位与定性诊断，对神经系统疾病的认识具有重要意义。它包括运动功能、感觉功能、神经反射等方面的评估。在进行神经系统评估前，需要确定患者对外界刺激的反应状态，即意识状态，本节许多评估要求在患者意识清晰的状态下完成。

一、运 动 功 能

　　运动可分随意运动和不随意运动。随意运动由锥体束支配，又称为自主运动；不随意运动由锥体外系和小脑支配，又称为不自主运动。评估内容有肌力、肌张力、不随意运动及共济运动。

（一）肌力

　　1.肌力　指肌肉运动时的最大收缩力。评估时令患者做肢体伸屈动作，评估者从相反方向给予阻力，测试患者对阻力的克服力量，并注意两侧比较。根据肌力的情况，一般将肌力分为 0 ～ 5 级，共 6 个级别，见表 5-24。

表 5-24　肌力分级	
分级	标准
0 级	肌肉完全瘫痪，毫无收缩
1 级	可看到或者触及肌肉轻微收缩，但无肢体运动
2 级	肌肉在不受重力的影响下，可进行运动，即肢体能在床面上移动，但不能抬高
3 级	肢体能抬离床面，但不能对抗外加的阻力
4 级	能对抗一定的阻力，但较正常人为低
5 级	正常肌力

考点 肌力的分级

　　2.瘫痪　肌力减退或消失称为瘫痪。一般有单瘫、偏瘫、交叉瘫痪和截瘫等形式。①单瘫：单一肢体瘫痪，多见于脊髓灰质炎。②偏瘫：为一侧上肢、下肢、面肌下部和舌肌的瘫痪，常伴有一侧脑神经损害，多见于颅内损害或脑卒中。③交叉性瘫痪：由一侧脑干病变引起的同侧脑神经麻痹和对侧上下肢瘫痪，多见于脑干病变。④截瘫：为脊髓损伤后，损伤的脊髓平面以下出现的双侧肢体瘫痪，是脊髓横贯性损伤的结果，多见于脊髓外伤、炎症。

（二）肌张力

肌张力是指骨骼肌维持特定姿势的收缩力，表现为持续、微小、交替的肌肉收缩，是维持身体各种姿势和正常活动的基础。评估时嘱患者完全放松被检肢体，评估者通过触摸肌肉的硬度及伸屈其肢体时感知肌肉对被动伸屈的阻力来判断。

肌张力减低时，触摸肌肉松弛，被动活动时所遇到的阻力减退，见于脊髓前角灰质炎、周围神经炎、小脑病变等。

肌张力增高时，触摸肌肉坚实，被动运动时所遇到的阻力增加，关节活动范围缩小，见于锥体束和锥体外系病变。

（三）不随意运动

不随意运动或称不自主运动，是指患者意识清晰但不能自行控制骨骼肌动作，为随意肌的某一部分或某些肌群出现不自主收缩，多为锥体外系损害的表现。

1. 震颤　为躯体某部分出现不自主但有节律性的抖动。常见有以下几种。

（1）静止性震颤：肢体静止时震颤明显，运动时减轻，睡眠时消失，常常伴有肌张力增高，见于帕金森病。

（2）动作性震颤：震颤在休息时消失，动作时发生，越接近目标时越明显，见于小脑疾病。

（3）姿势性震颤：身体在维持某一特定姿势时出现，运动及休息时消失，姿势性震颤较静止性震颤细而快。评估时嘱患者双上肢平伸，可见手指出现细微的不自主震颤。见于甲状腺功能亢进症、肝性脑病、尿毒症、焦虑状态等。

2. 舞蹈样动作　为面部及肢体快速、不规则、无目的、不对称的不自主运动，表现为做鬼脸、转颈、耸肩、摆手、伸臂等动作，睡眠时可减弱或消失。见于抽动症和亨廷顿病。

（四）共济运动

共济运动是指机体完成任一动作时所依赖的某组肌群协调一致的运动。这种协调运动除与小脑有关外，尚有深感觉、前庭神经及锥体外系的共同参与，故评估时应睁、闭眼各做一次。当这些结构发生病变，动作协调发生障碍时，称为共济失调。肌力减退或肌张力异常时，此项评估意义不大。

1. 指鼻试验　嘱患者用示指尖多次触碰自己的鼻尖及评估者手指，先慢后快，正常人动作准确。小脑半球病变者同侧指鼻不准；如睁眼时指鼻准确，闭眼时出现障碍为感觉性共济失调。

2. 跟-膝-胫试验　患者仰卧，抬起一侧下肢，然后将足跟放在对侧膝盖上，再使足跟沿胫骨前缘向下移动。正常人动作准确。动作不稳见于小脑损害；闭眼时动作障碍见于感觉性共济失调。

3. 闭目难立征试验　患者并足站立，两臂前伸，观察有无晃动和站立不稳。若出现身体摇晃或者倾斜，见于小脑病变；如睁眼能站稳而闭眼时站立不稳，见于感觉性共济失调。

二、感　觉　功　能

（一）浅感觉

1.痛觉　用针尖交替、均匀地轻刺皮肤，确定痛觉减退、消失或过敏区域。评估时应掌握刺激强度，可从无痛觉区向正常区评估，自上而下，两侧对比。痛觉障碍见于脊髓丘脑侧束病变。

2.触觉　以棉签轻触患者皮肤，询问其有无触觉感受。正常人对轻触感觉十分敏感。对触觉刺激反应不灵敏或无反应分别称为触觉减退或触觉消失。触觉障碍见于脊髓前束和脊髓后索病变。

3.温度觉　以盛有 5～10℃冷水和 40～45℃热水的两试管，分别接触患者皮肤，询问其感觉。正常人能明确辨别冷热的感觉。温度觉障碍见于脊髓丘脑侧束病变。

（二）深感觉

1.位置觉　嘱患者闭目，评估者用手指从两侧轻轻夹住患者的手指或足趾，做伸屈动作，询问其被夹指（趾）的名称和被扳动的方向。位置觉障碍见于脊髓后索病变。

2.震动觉　将震动音叉放在患者的骨突起部（如内踝、外踝、指尖、肘部、肩部、髂前上棘等）的皮肤上，询问其有无震动及震动持续时间，注意两侧对比。正常人有共鸣性震动感。震动觉障碍见于脊髓后索病变。

3.运动觉　评估时轻捏患者的手指或足趾两侧，向上或向下移动 5° 左右，让患者说出肢体被动运动的方向（向上或向下）。运动觉障碍见于脊髓后索病变。

（三）复合感觉

1.皮肤定位觉　用手指或者棉签轻触患者皮肤某处，让患者指出被触部位。该功能障碍见于大脑皮质病变。

2.两点辨别觉　以圆规的两个尖端触及身体不同部位，测定患者分辨两点距离的能力，再逐渐缩小圆规尖端的距离，直到患者感觉为一点为止，评估必须两侧对照。功能障碍见于额叶病变。

3.实体觉　嘱患者闭目，用单手触摸分辨物体的大小、形状、硬度，如硬币、钢笔、钥匙等，并说出物体的名称。先测功能差的一侧，再测另一侧。实体觉障碍见于大脑皮质病变。

4.体表图形觉　评估时嘱患者闭目，评估者用竹签或笔杆在患者皮肤上画一几何图形（圆形、方形、三角形等）或数字，观察患者能否辨别，同时两侧对照。如有障碍提示为丘脑水平以上位置病变。

三、神　经　反　射

神经反射是通过反射弧完成的，并且受高级神经中枢的控制。反射弧包括感受器、传入神经、中枢、传出神经和效应器。反射弧中任何一个环节病变可使反射减弱或消失，而锥体束以上部位的病变，可导致一些反射活动因失去抑制而出现反射亢进。反射包括生理反射和病理反射，根据刺激部位不同，生理反射又分为浅反射和深反射。

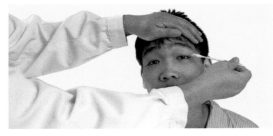

图 5-64　角膜反射

（一）生理反射

1.浅反射　刺激皮肤或黏膜引起的反应。包括角膜反射、腹壁反射、提睾反射和跖反射等。

（1）角膜反射：患者注视内上方，评估者用棉絮由角膜外缘轻触患者的角膜（图 5-64）。正常时，患者眼睑迅速闭合，称为直接角膜反射。如刺激一侧角膜，对侧眼睑也出现闭合，称为间接角膜反射。角膜反射消失常见有以下三种情况。①角膜反射的传入神经病变：三叉神经眼支为角膜反射传入神经，三叉神经眼支病变时，角膜反射减弱或消失，同时伴有面部该支分布区的感觉障碍。②角膜反射的传出神经病变：角膜反射的传出神经为面神经，当周围性面神经病变时，角膜受到刺激后不能闭目，从广义来看，此种现象也属角膜反射消失。③一侧大脑半球病变：可表现对侧角膜反射减弱或消失。

（2）腹壁反射：评估时嘱患者仰卧，两下肢稍屈曲以使腹壁放松，然后用火柴杆或钝头竹签按上、中、下三个部位由外向内轻划腹壁皮肤（图 5-65）。正常反应可见受刺激的部位腹壁肌收缩。上部反射消失见于胸髓 7～8 节病变，中部反射消失见于胸髓 9～10 节病变，下部反射消失见于胸髓 11～12 节病变。双侧上、中、下腹壁反射均消失见于昏迷或急腹症患者；一侧腹壁反射消失见于同侧锥体束病变。肥胖者、老年人及经产妇由于腹壁过于松弛，也会出现腹壁反射的减弱或消失。

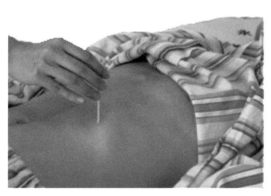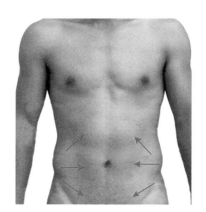

图 5-65　腹壁反射

（3）提睾反射：评估者用钝头器具由下向上轻划患者股内侧上方皮肤（图 5-66），正常反应为同侧提睾肌收缩，使睾丸上提。提睾反射异常比腹壁反射要晚。双侧反射消失见于腰 1～2 节病变，一侧反射减弱或者消失见于锥体束损害。老年人和睾丸积水、精索静脉曲张、睾丸炎、副睾丸炎或睾丸肿瘤、脑部病变、脊髓病变、锥体束损害者，腹壁及提睾反射均可减弱或消失。

（4）跖反射：患者仰卧，下肢伸直，用钝头器具划足底外侧，由足跟向前至近小趾关节处转向𧿹趾侧（图 5-67），正常反应为足趾向跖面屈曲。反射消失为骶髓 1～2

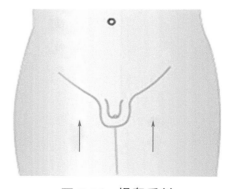

图 5-66　提睾反射

节病变。

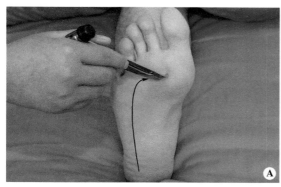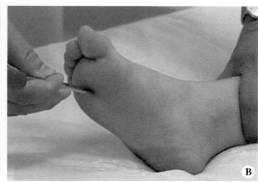

图 5-67　跖反射

A.跖反射；B.跖反射消失

2.深反射　刺激骨膜、肌腱引起的反应，包括肱二头肌反射、肱三头肌反射、桡骨骨膜反射、膝反射和跟腱反射等。评估时，要求患者完全放松肢体，评估者叩击的力量要均匀，注意两侧对比。

（1）肱二头肌反射：患者屈肘，前臂稍内旋，评估者左手托起患者肘部，以左手拇指置于肱二头肌肌腱上，用叩诊锤叩击评估者拇指（图 5-68）。正常反应为肱二头肌收缩，前臂快速屈曲。反射中枢为颈髓 5 ～ 6 节。

（2）肱三头肌反射：患者肘部屈曲，评估者以左手托扶其肘部，然后以叩诊锤直接叩击鹰嘴上方的肱三头肌肌腱（图 5-69），正常反应为肱三头肌收缩，前臂伸展。反射中枢为颈髓 6 ～ 7 节。

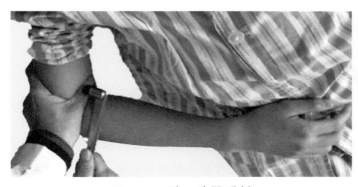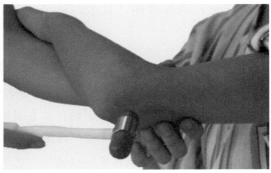

图 5-68　肱二头肌反射　　　　　　　　　图 5-69　肱三头肌反射

（3）桡骨骨膜反射：患者前臂置于半屈半旋前位，评估者以左手托住其腕部，并使腕关节自然下垂，随即以叩诊锤叩桡骨茎突。正常反应为肱桡肌收缩，发生屈肘和前臂旋前动作。反射中枢在颈髓 5 ～ 6 节。

（4）膝反射：患者取坐位时，小腿完全放松，膝关节自然弯曲；卧位时，评估者用左手在腘窝处托起其下肢，评估者用叩诊锤叩击髌骨和胫骨粗隆之间的股四头肌肌腱（图 5-70）。正常反应为小腿伸展。反射中枢在腰髓 2 ～ 4 节。

（5）跟腱反射：患者仰卧，髋、膝关节稍屈曲，下肢取外展外旋位，评估者用左手握住足趾使足部背屈成直角，右手叩击跟腱（图 5-71）。正常反应为腓肠肌收缩，足向跖面屈曲。

反射中枢为骶髓 1 ～ 2 节。

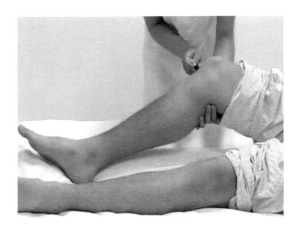

图 5-70　膝反射

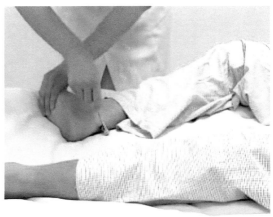

图 5-71　跟腱反射

（二）病理反射

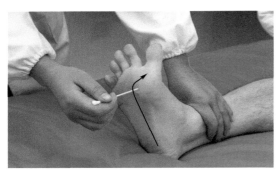

图 5-72　巴宾斯基征

病理反射也称锥体束征，当锥体束受损时，大脑失去对脑干和脊髓的抑制作用而出现的异常反应。1 岁半以内的婴幼儿因为神经系统发育不成熟，也可呈阳性。病理反射包括巴宾斯基征、查多克征、奥本海姆征、戈登征和霍夫曼征等。

1. 巴宾斯基（Babinski）征　是最典型的病理反射，患者仰卧，评估者用较钝物沿足底外侧缘由后向前划至小趾跖关节处转向踇趾侧（图 5-72）。阳性表现为踇趾背伸，其余四趾呈扇形展开。

医者仁心　　　　　　　干一行，爱一行；爱一行，专一行

　　1896 年冬天，刚担任神经科主任不久的巴宾斯基，在一次生物学学会上简洁清晰地描述了"足趾现象"。然而，这个小小的体征在当时并没有引起业界关注。直到 1898 年，巴宾斯基整理了自己在科室内部的授课讲稿，详细描述了引起足趾反射的具体手法和技巧，并列举了出现该体征的 7 例不同中枢神经系统疾病病例。巴宾斯基发现，不论病变时期、程度和范围如何，足趾现象均提示锥体束病变。1903 年，巴宾斯基又对足趾反射做了补充，即锥体束受损后，足趾的扇形张开也很常见。巴宾斯基对足趾现象的描述和分析使神经病学界对足趾现象这一病理反射的诊断价值有了新的认识和研究热情。足趾现象被命名为巴宾斯基征。如今，巴宾斯基的名字已被写进了全世界的神经病学教科书，巴宾斯基征也成为神经科临床工作几乎每天必做的检查之一。

---

2. 查多克（Chaddock）征　评估者用竹签在外踝下方足背外侧缘，由后向前划至趾跖关节处，阳性表现同巴宾斯基征。

3. 奥本海姆（Oppenheim）征　评估者用拇指及示指沿患者胫骨前缘用力由上向下滑压，阳性表现同巴宾斯基征（图 5-73）。

4. 戈登（Gordon）征　评估者用手以一定力量捏压腓肠肌（图 5-74），阳性表现同巴宾斯基征。

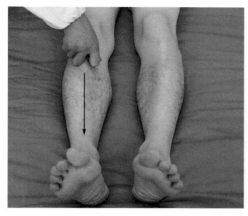

图 5-73　奥本海姆征

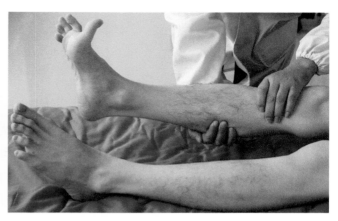

图 5-74　戈登征阳性

以上四种病理反射的评估方法不同，但阳性表现的形式和临床意义相同，其中以巴宾斯基征最常见，也最易在锥体束损害时被引出。

5. 霍夫曼（Hoffmann）征　评估者左手持患者腕关节，右手以中指及示指夹持患者中指，稍向上提，使腕部处于轻度过伸位，然后以拇指迅速弹刮患者中指指甲（图 5-75）。阳性表现为其余四指轻微掌屈。此征为上肢锥体束征，较多见于颈髓病变。

考点　病理反射的评估手法及临床意义

（三）脑膜刺激征

脑膜刺激征是脑膜病变时脊髓膜受到刺激并影响到脊神经根，当牵拉刺激时引起相应肌群反射性痉挛的一种病理反射。临床上脑膜刺激征可见于脑膜炎、蛛网膜下腔出血及颅内压增高等。

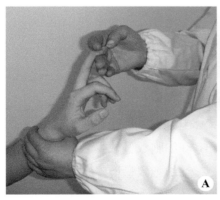
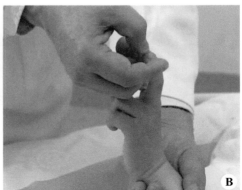

图 5-75　霍夫曼征

1. 颈项强直　患者去枕仰卧，评估者左手托其枕部做被动屈颈动作，以测试颈肌抵抗力。正常人颈项无抵抗感，下颌能触及胸壁；阳性表现为颈肌抵抗力增强或下颌不能贴近胸壁。

2. 克尼格（Kernig）征　患者仰卧位，评估者将患者一侧髋、膝关节屈成直角，再用左手固定膝关节，右手将其小腿尽量上抬（图 5-76）。正常人可将膝关节伸达 135° 以上。阳性表现为伸膝受限，并伴有疼痛与屈肌痉挛。

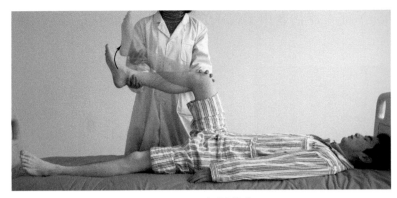

图 5-76 克尼格征

3.布鲁津斯基（Brudzinski）征 患者仰卧位，下肢自然伸直，评估者一手托患者枕部，一手置于患者胸前，然后使头部前屈（图 5-77）。阳性表现为当头部前屈时，两侧膝关节和髋关节同时屈曲。

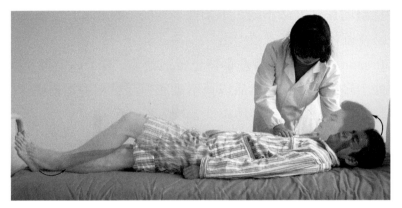

图 5-77 布鲁津斯基征

考点 脑膜刺激征的评估手法及临床意义

自 测 题

A₁/A₂ 型题

1. 面容惊愕、眼裂增宽、眼球突出、目光闪烁、焦躁易怒为
   A. 慢性病容　　　　B. 急性病容
   C. 二尖瓣面容　　　D. 甲亢面容
   E. 黏液性水肿面容

2. 强迫俯卧位是下列哪种疾病的患者有效缓解症状的体位
   A. 肺囊肿　　　　　B. 腹膜炎
   C. 脊柱疾病　　　　D. 冠心病心绞痛
   E. 胆石症

3. 发绀是由于
   A. 毛细血管扩张充血
   B. 红细胞数量减少
   C. 红细胞数量增多
   D. 还原型血红蛋白增多
   E. 血流加速

4. 关于蜘蛛痣下列哪项说法不正确
   A. 压之不褪色
   B. 分布于面颈部、胸背部
   C. 小动脉末端分支扩张而形成
   D. 见于慢性肝炎或肝硬化

E. 可见于妊娠期女性

5. 脑积水常常会出现

 A. 尖颅   B. 方颅   C. 巨颅

 D. 长颅   E. 塔颅

6. 结膜苍白见于

 A. 沙眼   B. 黄疸   C. 高血压

 D. 贫血   E. 结膜炎

7. 双侧瞳孔缩小见于

 A. 有机磷杀虫药中毒   B. 深昏迷

 C. 阿托品中毒   D. 青光眼

 E. 颅脑外伤

8. 鼻根部与眼内眦之间有压痛提示病变部位在

 A. 上颌窦   B. 额窦   C. 筛窦

 D. 蝶窦   E. 腮腺

9. 正常人立位或坐位时,颈外静脉在锁骨上缘至下颌角间的充盈水平是

 A. 下 1/2   B. 下 1/3

 C. 下 1/4   D. 下 2/3

 E. 常不显露

10. 气管移向患侧常见于

 A. 气胸   B. 胸腔积液

 C. 胸膜粘连   D. 纵隔肿瘤

 E. 单侧甲状腺肿大

11. 正常肺部叩诊音是

 A. 清音   B. 过清音

 C. 浊音   D. 鼓音

 E. 实音

12. 肺气肿的叩诊音为

 A. 过清音   B. 鼓音

 C. 实音   D. 清音

 E. 浊音

13. 语音震颤增强见于以下哪种病变

 A. 胸腔积液   B. 大叶性肺炎

 C. 肺气肿   D. 气胸

 E. 支气管炎

14. 正常肺下界移动范围是

 A. 6 ～ 8cm   B. 8 ～ 10cm

 C. 4 ～ 6cm   D. 2 ～ 4cm

 E. 10 ～ 12cm

15. 符合湿啰音听诊特点的为

 A. 多在呼气末明显

 B. 部位恒定,性质不易变

 C. 持续时间长

 D. 咳嗽后不消失

 E. 瞬间数目可明显增减

16. 下列肺部叩诊可为浊音或实音,除外

 A. 肺肿瘤   B. 胸膜增厚

 C. 肺实变   D. 气胸

 E. 肺炎

17. 心尖搏动位于左锁骨中线外第 6 肋间,可能的原因是

 A. 右心房增大   B. 左心房增大

 C. 右心室增大   D. 左心室增大

 E. 肺气肿

18. 心尖搏动减弱或消失见于

 A. 贫血   B. 甲亢

 C. 左胸腔大量积液 D. 左心室肥厚

 E. 运动时

19. 第二心音的产生主要是

 A. 心房收缩

 B. 心室收缩

 C. 二、三尖瓣关闭

 D. 主、肺动脉瓣关闭

 E. 主、肺动脉瓣开放

20. 确定第一心音最有价值的是

 A. 与颈动脉搏动同时出现

 B. 音调较第二心音低

 C. 心尖部听诊最清楚

 D. 持续时间长

 E. 第一心音与第二心音之间距离短

21. 心前区触到心包摩擦感提示

 A. 夹层动脉瘤   B. 主动脉瓣狭窄

 C. 二尖瓣狭窄   D. 右侧胸膜炎

 E. 心包炎

22. 二尖瓣狭窄最具特征的是
    A. 心尖区第一心音拍击样亢进
    B. 左心房肥大
    C. 心尖区舒张期隆隆样杂音
    D. 肺动脉瓣第二心音亢进
    E. 梨形心

23. 心浊音界缩小，甚至叩不出见于
    A. 肺实变　　　　　B. 胸腔积液
    C. 肺气肿　　　　　D. 心包积液
    E. 腹腔积液

24. 胸骨左缘第 2 肋间处为哪个瓣膜听诊区
    A. 主动脉瓣第一听诊区
    B. 二尖瓣听诊区
    C. 肺动脉瓣听诊区
    D. 主动脉瓣第二听诊区
    E. 三尖瓣听诊区

25. 心律绝对不规则，第一心音强弱不一，脉搏短绌的心律失常是
    A. 窦性心动过速　　B. 房性期前收缩
    C. 心房颤动　　　　D. 室性期前收缩
    E. 心室颤动

26. 主动脉瓣重度关闭不全可出现
    A. 交替脉　　　　　B. 无脉
    C. 水冲脉　　　　　D. 奇脉
    E. 绌脉

27. 以下血压值哪项可作为高血压的判断标准
    A. ≥ 90/60mmHg　　B. ≥ 120/70mmHg
    C. ≥ 140/90mmHg　D. ≥ 150/100mmHg
    E. ≥ 160/95mmHg

28. 腹部九区分法的右上腹部区域不包含
    A. 肝右叶　　　　B. 胰尾　　　　C. 胆囊
    D. 结肠肝区　　　E. 右肾

29. 关于蠕动波的描述错误的是
    A. 胃梗阻时可见胃蠕动波
    B. 肠梗阻时可见肠蠕动波
    C. 胃蠕动波从左向右
    D. 胃蠕动波不能从右向左

E. 小肠梗阻时的肠型及蠕动波多见于脐部

30. 腹壁静脉曲张，其血流方向向上，最可能的诊断为
    A. 上腔静脉阻塞　　B. 下腔静脉阻塞
    C. 门静脉阻塞　　　D. 淋巴管阻塞
    E. 部分老年人

31. 腹部触诊呈揉面感常见于
    A. 血性腹膜炎　　　B. 化脓性腹膜炎
    C. 化学性腹膜炎　　D. 结核性腹膜炎
    E. 癌性腹水感染

32. 正常情况下脐周围叩诊呈
    A. 清音　　　　B. 浊音　　　　C. 鼓音
    D. 实音　　　　E. 过清音

33. 正常情况下，肠鸣音的频率为
    A. 0 ～ 1 次 / 分　　B. 2 ～ 3 次 / 分
    C. 3 ～ 5 次 / 分　　D. 7 ～ 8 次 / 分
    E. ＞ 10 次 / 分

34. 体检时发现患者上腹部出现自左向右的胃蠕动波，则该患者最可能发生了
    A. 贲门口狭窄　　　B. 幽门梗阻
    C. 高位肠梗阻　　　D. 低位肠梗阻
    E. 以上都不正确

35. 板状腹常见于
    A. 胃溃疡大出血　　B. 急性肠穿孔
    C. 肠梗阻　　　　　D. 结核性腹膜炎
    E. 癌性腹膜炎

36. 标志着炎症波及壁层腹膜的是
    A. 腹壁紧张　　　　B. 腹部压痛
    C. 反跳痛　　　　　D. 逆蠕动波
    E. 以上都不是

37. 腹膜刺激征是指
    A. 全腹压痛　　　　B. 全腹膨隆、腹肌紧张
    C. 腹部反跳痛　　　D. 肠鸣音消失
    E. 腹肌紧张、压痛、反跳痛

38. 墨菲征在诊断疾病最有价值的是
    A. 急性胰腺炎　　　B. 急性胆囊炎
    C. 急性胃穿孔　　　D. 胆石症

E. 急性肝炎

39. 肝区叩诊浊音界增大不可能见于

A. 肝癌　　　　　　　B. 胃肠胀气

C. 肝炎　　　　　　　D. 肝淤血

E. 多囊肝

40. 可出现移动性浊音的最少腹水量为

A. 500ml　　　B. 600ml　　　C. 800ml

D. 1000ml　　　E. 15000ml

41. 杵状指一般不见于

A. 严重的室间隔缺损　　B. 支气管扩张

C. 大叶性肺炎　　　　　D. 慢性肺脓肿

E. 法洛四联症

42. 匙状指常见于

A. 支气管扩张　　　　　B. 先心病

C. 肝硬化　　　　　　　D. 缺铁性贫血

E. 肺气肿

43. 梭形关节常见于

A. 类风湿关节炎　　　　B. 风湿热

C. 肌萎缩　　　　　　　D. 尺神经损伤

E. 骨结核

44. 爪形手常见于

A. 肺气肿　　　　　　　B. 支气管扩张

C. 缺铁性贫血　　　　　D. 尺神经损伤

E. 风湿热

45. 有关病理反射的描述下列哪项不正确

A. 病理反射出现阳性提示锥体束受损

B. 下肢病理反射的阳性反应为蹞趾背伸，余趾呈扇形展开

C. 任何人出现这种反射都属于病理性的

D. 下肢病理反射临床意义相同

E. 巴宾斯基征是最常见的病理反射

46. 脑膜刺激征明显阳性，提示哪种情况可能性最大

A. 脑膜炎　　　　　　　B. 脑出血

C. 脑炎　　　　　　　　D. 脑血栓形成

E. 锥体束损害

（刘志超　王春洋　呼建峰　王　峰

丁　芳　贾　玲　李　丽）

| 第 6 章 |
实验室检查

实验室检查是运用生物学、微生物学、遗传学、免疫学、化学和物理学等多学科实验技术与方法，对评估对象的血液、体液、分泌物、排泄物及组织细胞等标本进行检测，以获得反映机体功能状态、病理变化及病因等方面的客观资料，对协助诊断、制订护理措施、监测病情及疗效、判断预后等具有重要的作用。实验室检查项目繁多，本章仅对基层医院常用的实验室检查项目进行阐述。

第 1 节　血　液　检　查

案例 6-1

　　患者，女，36 岁。因"训练时晕倒"入院，患者平时月经量较多，近 3 个月一直坚持节食减肥，近半个月来常感觉头晕、乏力，伴有食欲下降，活动后心慌、气短。体检：体温（T）36℃，脉搏（P）80 次 / 分，呼吸（R）18 次 / 分，血压（BP）100/70 mmHg，皮肤黏膜苍白，毛发稀疏无光泽，指甲脆裂呈匙状。医生开具了血常规检查单。

问题： 1. 如何正确采集血液标本？

　　　　2. 如何分析血液检查结果？

　　　　3. 根据血液检查结果对该患者进行健康指导。

　　血液由血浆和血细胞两部分组成，通过循环系统与全身各个组织器官紧密联系，参与机体各项生理功能，维持机体正常新陈代谢和内外环境平衡。人体在某些生理情况下或疾病状态时，常可直接或间接引起血液发生变化。血液检查不仅可以协助诊断血液病，对其他系统疾病的诊断也很有帮助，是临床上最常用的实验室检查项目之一。

一、标 本 采 集

血液标本种类通常分为全血、血清、血浆三类，其采集和注意事项如下。

1. 采血部位　①毛细血管采血，通常在指端采血。②静脉采血，通常在肘部静脉采血，严禁从静脉输液通道取血标本。③动脉采血，用于血气分析。通常在桡动脉、肱动脉、股动脉等处穿刺采血。

2. 采血时间　①空腹采血，指在禁食 6 小时后采集的标本，通常在晨起餐前采血，常用于临床生化检查，如肝功能、血糖、血脂等检查。②急诊采血（随机采血），不受时间限制。

3. 标本处理　①应及时送检。②用全血或血浆测定的标本，采血后注入含抗凝剂的试管并充分混匀。现用的一次性真空采血管已做抗凝处理。③用血清测定的标本，采血后避免摇晃，以免血细胞破裂影响结果。

4.影响检验结果的因素　可因各种原因而出现数值差异。①受生理状态或生活事件影响，如采血时间、运动量、进食、饮酒、吸烟、情绪和压力等因素。②受实验室条件影响，如标本采集的质量与处理方法、仪器与试剂、医技与检测水平。

二、血液一般检查

血液一般检查包括红细胞（RBC）计数和血红蛋白（Hb）测定、血细胞比容（HCT）测定、红细胞平均值、白细胞（WBC）计数及白细胞分类计数、血小板计数。

（一）红细胞计数和血红蛋白测定

1.参考范围

成年男性：红细胞计数（4.0～5.5）×10^{12}/L，血红蛋白量 120～160g/L。

成年女性：红细胞计数（3.5～5.0）×10^{12}/L，血红蛋白量 110～150g/L。

新生儿：红细胞计数（6.0～7.0）×10^{12}/L，血红蛋白量 170～200g/L。

考点　红细胞计数及血红蛋白测定参考范围

2.临床意义

（1）红细胞及血红蛋白增多

1）相对性增多：血容量减少，红细胞相对增多，见于剧烈吐泻、大面积烧伤、甲状腺功能亢进症、糖尿病酮症酸中毒等。

2）绝对性增多：①生理性：见于新生儿、高原居民、剧烈运动后等。②病理性：常由慢性心肺疾病导致的缺氧引起，如阻塞性肺气肿、肺源性心脏病、发绀型先天性心脏病，也可见于真性红细胞增多症等。

（2）红细胞及血红蛋白减少

1）生理性减少：见于婴幼儿及生长迅速的儿童、老年人、妊娠期妇女等。

2）病理性减少：见于各种原因所致的贫血，可分为①红细胞生成减少，如造血原料不足（缺铁性贫血、巨幼红细胞性贫血）及骨髓造血功能下降（再生障碍性贫血）；②红细胞破坏过多，如溶血性贫血；③红细胞丢失过多，如失血性贫血。

考点　红细胞及血红蛋白减少的意义

链接

贫血的分度

根据血红蛋白测定值，可将贫血分为四种程度。①轻度贫血，指血红蛋白量低于参考范围低值，但是高于90g/L；②中度贫血，指血红蛋白量 60～90g/L；③重度贫血，指血红蛋白量 30～59g/L；④极重度贫血，指血红蛋白量低于30g/L。

（二）血细胞比容测定

血细胞比容（HCT）是血细胞在血液中所占容积的百分比。

1.参考范围　温氏法：男性 0.40～0.50L/L，女性 0.37～0.48L/L。

2.临床意义

（1）血细胞比容增高：①相对性增高，见于大量呕吐、腹泻、高热、大汗等血液浓缩者。②绝对性增高，见于真性红细胞增多症等。

（2）血细胞比容减低：见于各种贫血。

（三）红细胞平均值

红细胞平均值用于贫血的病因和形态分类诊断。

1.参考范围

（1）平均红细胞容积（MCV）：是每个红细胞的平均体积，以飞升（fl）为单位。参考范围为82～92fl。

（2）平均红细胞血红蛋白量（MCH）：是每个红细胞内含血红蛋白的平均量，以皮克（pg）为单位。参考范围为27～31pg。

（3）平均红细胞血红蛋白浓度（MCHC）：是每升血液中平均所含血红蛋白浓度，以g/L表示。参考范围为320～360g/L。

2.临床意义

（1）升高：见于营养不良性巨幼红细胞性贫血、酒精性肝硬化、获得性溶血性贫血及甲状腺功能减退症等。

（2）降低：见于缺铁性贫血、铁粒幼细胞贫血、先天性溶血性贫血（如珠蛋白生成障碍性贫血、遗传性球形红细胞增多症、先天性丙酮酸激酶缺乏症）。

（四）白细胞计数及白细胞分类计数

1.参考范围

（1）白细胞计数：成人（4～10）×10⁹/L，新生儿（15～20）×10⁹/L，6个月至两岁（11～12）×10⁹/L。

（2）白细胞分类计数（表6-1）

表 6-1　白细胞分类计数

细胞类型		百分数（%）	绝对值（×10⁹/L）
中性粒细胞	杆状核	0～5	0.04～0.50
	分叶核	50～70	2～7
嗜酸性粒细胞		0.5～5.0	0.05～0.50
嗜碱性粒细胞		0～1	0～0.1
淋巴细胞		20～40	0.8～4.0
单核细胞		3～8	0.12～0.80

考点 白细胞计数参考范围及白细胞分类计数

2.临床意义　白细胞数量的增减主要受中性粒细胞数量增减的影响，临床意义及数值变化与中性粒细胞数量的增减及临床意义基本相同。

（1）中性粒细胞

1）中性粒细胞增多

生理性增多：见于新生儿、妊娠期及分娩时、高温、严寒、饱餐、剧烈运动等情况。

病理性增多：①急性感染是最常见原因，尤其是急性化脓性细菌感染。②组织严重损伤或坏死，如外伤、手术、大面积烧伤及心肌梗死等。③急性溶血，如异型输血。④急性大出血，在大出血后 1 ～ 2 小时内明显增高。⑤急性中毒，如急性有机磷杀虫药中毒和安眠药中毒等。⑥急慢性白血病等恶性肿瘤。

2）中性粒细胞减少：白细胞总数低于 4×10^9/L 为白细胞减少；中性粒细胞绝对值低于 1.5×10^9/L 为粒细胞减少症，低于 0.5×10^9/L 为粒细胞缺乏症。中性粒细胞减少常见于①部分感染，革兰氏阴性杆菌感染，如伤寒等；某些病毒感染，如流行性感冒、病毒性肝炎、水痘等。②物理因素损伤，如放射性损伤；化学物质损伤，如苯、铅中毒；某些药物损伤，如抗肿瘤药物损伤等。③血液系统疾病，如再生障碍性贫血等。④脾功能亢进。⑤自身免疫性疾病，如系统性红斑狼疮、类风湿关节炎等。

3）中性粒细胞的核象变化：正常人周围血液中性粒细胞以分叶核占多数，可见少量杆状核。①核左移：指周围血液中杆状核粒细胞的百分数＞5%或出现幼稚阶段的粒细胞，见于急性化脓性感染、中毒、溶血等。核明显左移见于慢性粒细胞性白血病或类白血病反应。②核右移：指周围血液中 5 叶核粒细胞的百分数＞3%，多见于造血功能障碍，如严重感染时出现核右移则提示预后不良。见图 6-1。

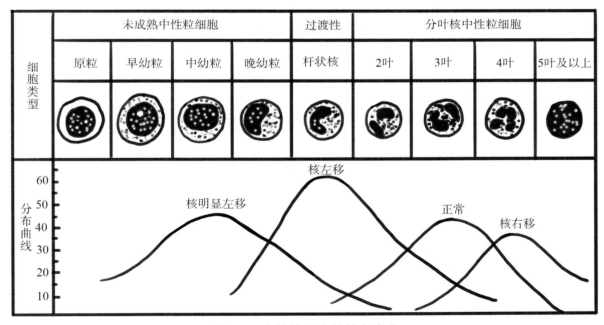

图 6-1 中性粒细胞的核象变化

（2）嗜酸性粒细胞

1）嗜酸性粒细胞增多：①寄生虫病：如钩虫病、蛔虫病等。②过敏性疾病：如支气管哮喘、荨麻疹、食物过敏等。③皮肤病：如湿疹、银屑病等。④慢性粒细胞性白血病、淋巴瘤等。⑤某些传染病：如猩红热等。

２）嗜酸性粒细胞减少：临床意义较小。

（３）嗜碱性粒细胞

１）嗜碱性粒细胞增多：常见于慢性粒细胞性白血病、嗜碱性粒细胞性白血病、转移癌等。

２）嗜碱性粒细胞减少：无临床意义。

（４）淋巴细胞

１）淋巴细胞增多：生理情况见于出生后４～６天的婴儿至６～７岁的儿童。病理性增多见于①感染性疾病：如病毒性感染（肝炎、水痘、麻疹、风疹、流行性出血热等）和结核病。②血液病：如急、慢性淋巴细胞性白血病和淋巴瘤等。③自身免疫性疾病等。

２）淋巴细胞减少：见于免疫缺陷综合病、长期肾上腺皮质激素使用者、放射性损伤等。

（５）单核细胞

１）单核细胞增多：见于疟疾、活动性肺结核、单核细胞性白血病、淋巴瘤等。

２）单核细胞减少：无临床意义。

考点　中性粒细胞增减的临床意义

（五）血小板计数（PLT）

1. 参考范围　（100～300）×10^9/L。

2. 临床意义

（１）血小板减少：血小板＜100×10^9/L 称血小板减少，见于①血小板生成障碍，如急性白血病、再生障碍性贫血、放射性损伤等。②血小板破坏或消耗增加，如特发性血小板减少性紫癜、弥散性血管内凝血等。

（２）血小板增多：血小板＞400×10^9/L 称血小板增多，见于骨髓增生性疾病、急性大失血、急性感染及溶血性贫血。

考点　血小板计数的参考范围及临床意义

三、血液的其他检查

（一）网织红细胞计数（Ret）

网织红细胞是晚幼红细胞脱核后到完全成熟的红细胞之间的过渡型细胞。

1. 参考范围　成人 0.5%～1.5%。

2. 临床意义　网织红细胞是反映骨髓造血功能的敏感指标，对贫血的诊断、鉴别诊断或疗效观察等有重要意义。

（１）网织红细胞增多：提示造血功能旺盛，见于各种增生性贫血，如溶血性贫血、急性失血及缺铁性贫血和巨幼红细胞性贫血治疗有效时，经治疗后 1 周如有效，可见网织红细胞增多。

（２）网织红细胞减少：表示骨髓造血功能低下，见于再生障碍性贫血等。

考点　网织红细胞的临床意义

（二）红细胞沉降率

红细胞沉降率（ESR）简称血沉，指红细胞在一定条件下沉降的速度。

1.参考范围　魏氏法：男性（0～15）mm/1h；女性（0～20）mm/1h。

2.临床意义

（1）生理性增快：见于妊娠和月经期妇女、60岁以上老年人等。

（2）病理性增快：①各种炎症性疾病，如风湿病和结核病活跃期。②组织损伤及坏死。③恶性肿瘤血沉多增快，而良性肿瘤血沉多正常。④各种高球蛋白血症，如慢性肾炎、淋巴瘤、多发性骨髓瘤等。⑤其他，如高胆固醇血症、贫血等。

（三）出血时间测定

刺破皮肤毛细血管后，血液自行流出到自然停止所需要的时间为出血时间（BT）。BT长短主要受血小板数量和功能及血管壁脆性和通透性的影响。出血时间测定器测定较准确。

1.参考范围　出血时间测定器法（TBT）：2.5～9.5分钟。

2.临床意义

（1）出血时间延长：可见于①血小板数量减少，如特发性血小板减少性紫癜等。②血小板功能异常，如血小板无力症等。③血管异常，如遗传性出血性毛细血管扩张症等。④凝血因子缺乏，如弥散性血管内凝血、血管性血友病等。

（2）出血时间缩短：临床意义不大。

（四）凝血时间测定

凝血时间（CT）是指血液离体后至完全凝固所需时间，可反映内源性凝血系统的功能状态。

1.参考范围　①试管法：4～12分钟；②塑料管法：10～19分钟。

2.临床意义

（1）凝血时间延长：见于血友病、严重肝脏损害、纤维蛋白原减少、抗凝物质过多、纤溶亢进等。

（2）凝血时间缩短：见于血液高凝状态或血栓性疾病，如弥散性血管内凝血早期。

第 2 节　尿 液 检 查

案例 6-2

　　患者，女，36岁。因"尿频、尿急、尿痛3天"入院。患者3天前泡温泉后出现尿频、尿急、尿痛症状，并伴有腰痛，尿液外观浑浊。既往身体健康。到医院就诊后，医嘱进行尿液常规检查。

问题： 1.采集尿液标本的注意事项有哪些？

　　　　2.该患者的尿液检查可能会出现什么结果？

尿液是血液经肾小球滤过、肾小管及集合管的重吸收与排泄作用后形成的排泄物。尿液检查对健康普查、疾病的诊断、病情观察和疗效判断及用药监护具有重要意义。

一、标 本 采 集

尿液检查目的不同，标本采集方法也不同，正确采集标本可提高检测结果的准确性。标本采集有以下几个注意事项。

1. 用干燥、清洁、一次性专用有盖容器。容器上要粘贴尿液检验单副联，注明被检者姓名等信息。

2. 标本应避免阴道分泌物、经血、精液或粪便混入。

3. 留取标本后应及时送检，采集 24 小时尿液标本做尿蛋白定量或尿酮体定量时，应加入防腐剂，常用甲苯 5ml。

4. 肾脏疾病或做早期妊娠试验时，以晨尿为好。

5. 糖尿病患者应空腹留尿，否则应注明留尿时间。

6. 细菌培养时，可用 0.1% 苯扎溴铵消毒外阴和尿道口，留取清洁中段尿或导尿于无菌容器中。

考点 标本采集的注意事项

二、尿液的一般性状检查

（一）尿量

1. **参考范围**　正常成人每昼夜尿量为 1000～2000ml。

2. **临床意义**

（1）多尿：成人 24 小时尿量超过 2500ml 为多尿。生理性多尿常见于饮水过多、精神紧张等。病理性多尿可见于糖尿病、尿崩症、慢性肾炎、慢性肾盂肾炎、急性肾衰竭多尿期等。

（2）少尿：成人 24 小时尿量少于 400ml 为少尿，少于 100ml 为无尿。肾前性少尿见于肾血流量不足，如休克、心力衰竭、严重脱水等引起有效血容量减少的疾病；肾性少尿见于肾实质损害，如急性肾炎、急性肾衰竭、慢性肾衰竭等；肾后性少尿见于尿路梗阻，如尿路结石、肿瘤压迫引起的尿路梗阻或排尿功能障碍等。

考点 正常成人尿量，多尿、少尿、无尿的概念

链接

尿液的形成过程

人的尿液形成过程：①肾小球的滤过作用：血液流经肾小球时，除血细胞和大分子蛋白质不能透过肾小球毛细血管壁，其余物质如一部分水、无机盐、葡萄糖、尿素等小分子物质能透过肾小球毛细血管壁，进入肾小囊的囊腔中，形成原尿。②肾小管的重吸收作用：原尿流经肾小管时，其中对人体有用的物质，如全部葡萄糖、大部分水和部分无机盐会被重吸收回血液，而剩下的水、尿素和无机盐等就形成了尿液。

（二）颜色

1. **正常颜色**　正常人尿液为淡黄色至深黄色透明液体，与排尿量有关。

2. **临床意义**　尿液颜色受食物、药物和尿量等的影响。尿液颜色及透明度异常的病理改

变如下。

（1）血尿：尿液内含有一定量的红细胞时称血尿。每升尿液内含血液量超过 1ml 即可出现淡红色，称肉眼血尿。因出血量不同，血尿可呈现淡红色、洗肉水样或混有血凝块等。常见于①泌尿系统疾病，如炎症、结核、结石、外伤、肿瘤等。②出血性疾病，如特发性血小板减少性紫癜等。③全身性疾病，如感染性心内膜炎、系统性红斑狼疮等。

（2）血红蛋白尿：尿液呈酱油色或浓茶色，镜检无红细胞，隐血试验阳性，见于急性溶血性贫血、溶血性输血反应、阵发性血红蛋白尿、蚕豆病等。

（3）胆红素尿：呈深黄色，振荡后出现黄色泡沫，见于胆汁淤积性黄疸或肝细胞性黄疸。服用呋喃妥因、呋喃唑酮、维生素 B_2、牛黄类药物时尿液亦可呈黄色，但胆红素定性为阴性。

（4）脓尿和菌尿：尿液中含有大量白细胞或细菌可使新鲜尿液外观呈不同程度的黄白色浑浊或含脓丝状悬浮物。脓尿放置后可有白色云絮状沉淀，菌尿呈云雾状且静置后不下沉。此两种尿液不论加热或加酸，其浑浊均不消失。脓尿和菌尿常见于泌尿系统感染，如肾盂肾炎、膀胱炎，也可见于前列腺炎、精囊炎等。

（5）乳糜尿：尿内含大量乳糜液（脂肪微粒）而呈乳白色，见于丝虫病、肾周围淋巴管阻塞等。

考点　尿液颜色改变的临床意义

（三）气味

1. 正常气味　正常尿液无特殊异味，久置可有氨臭味。

2. 临床意义　蒜臭味见于有机磷杀虫药中毒，新鲜尿液有氨臭味见于膀胱炎或尿潴留，烂苹果味见于糖尿病酮症酸中毒等。

考点　尿液出现特殊气味的临床意义

（四）酸碱度

1. 参考范围　新鲜尿 pH 在 6.0～6.5。正常人尿液一般为弱酸性，食素者可偏碱性或中性，食肉者可呈酸性。

2. 临床意义

（1）尿 pH 降低：见于酸中毒、发热、糖尿病、应用大量酸性药物等。

（2）尿 pH 增高：见于碱中毒、膀胱炎、应用碱性药物等。

（五）尿比重

1. 参考范围　正常人尿比重在 1.015～1.025。

2. 临床意义

（1）尿比重增高：见于肾前性少尿、急性肾炎或糖尿病等。

（2）尿比重降低：见于慢性肾炎、慢性肾衰竭或尿崩症等。

三、尿沉渣定量检查

（一）尿蛋白检查

1. 参考范围　尿蛋白定性检查为阴性；尿蛋白定量为 0～80mg/24h。

2.临床意义　尿蛋白定性阳性或定量超过 150mg/24h 为蛋白尿。

（1）生理性蛋白尿：指泌尿系统无器质性病变，而是暂时出现的蛋白尿。尿蛋白定性一般不超过（＋）。生理性蛋白尿常见于剧烈运动、劳累、精神紧张、寒冷、妊娠及长时间站立后。

（2）病理性蛋白尿：①肾小球性蛋白尿，常见于肾炎、肾病综合征或系统性红斑狼疮等。②肾小管性蛋白尿，常见于肾盂肾炎、重金属中毒等。③混合性蛋白尿，指肾小球与肾小管同时受损，常见于慢性肾炎、糖尿病肾病等。④溢出性蛋白尿，常见于血红蛋白尿、多发性骨髓瘤等。

考点　蛋白尿的概念和临床意义

（二）尿糖检查

1.参考范围　尿糖定性试验呈阴性；定量为 0.56 ～ 5.00mmol/24h。

2.临床意义　尿糖定性试验阳性或定量增高称为糖尿。

（1）暂时性糖尿：①生理性糖尿，如精神紧张、摄糖过多等。②应激性糖尿，如颅脑外伤、脑出血、急性心肌梗死等。

（2）持续性糖尿：①血糖正常性糖尿（肾性糖尿）：如慢性肾炎、肾病综合征、间质性肾炎和家族性糖尿等。②血糖增高性糖尿：常见于糖尿病，也见于甲亢、库欣综合征等。

（3）假性糖尿：使用某些药物如链霉素、异烟肼、阿司匹林等均可出现假阳性反应。

（三）尿酮体检查

酮体是脂肪代谢的中间产物，是 β- 羟丁酸、乙酰乙酸和丙酮的总称。当糖代谢障碍引起大量脂肪分解，血中酮体浓度增高又无法及时排出时会产生酮血症，继而出现酮尿。

1.参考范围　定性试验为阴性，定量试验为 0.34 ～ 0.85mmol/24h。

2.临床意义

（1）糖尿病性酮尿：见于糖尿病患者，血糖明显增高、出现酮症或酮症酸中毒时。

（2）非糖尿病性酮尿：见于妊娠剧吐、长期饥饿、高热、严重吐泻、酒精性肝炎等引起大量脂肪分解时。

（四）尿胆红素及尿胆原测定

1.参考范围　尿胆红素定性为阴性，尿胆原定性为阴性或弱阳性。

2.临床意义

（1）溶血性黄疸：尿胆红素阴性，尿胆原明显增加。

（2）胆汁淤积性黄疸：尿胆红素强阳性，尿胆原减少。

（3）肝细胞性黄疸：尿胆红素阳性，尿胆原中度增加。

四、尿液的显微镜检查

（一）细胞

1.参考范围　正常尿液经过离心沉淀后可有少量上皮细胞和白细胞，无或偶见红细胞。

2.临床意义

（1）红细胞：离心沉淀后的尿液红细胞＞3个/高倍视野（HP），称镜下血尿，常见于急性肾炎和慢性肾炎、泌尿系统感染、肾结核、肾结石、肿瘤等。

（2）白细胞和脓细胞：离心沉淀后的尿液白细胞＞5个/HP，称镜下脓尿，常见于各种泌尿系统感染，如肾盂肾炎、肾结核、膀胱炎、尿道炎等。

（3）上皮细胞：正常尿液中可见少量上皮细胞，主要是扁平上皮细胞和大圆上皮细胞，上皮细胞增多见于泌尿系统炎症。

（二）管型

1.参考范围　正常人尿液中无管型或偶见透明管型。

2.临床意义　管型是蛋白质、细胞及其破碎产物在肾小管内凝固而成的圆柱状体。透明管型增多或出现其他管型提示有肾实质病变。

（1）透明管型增多：见于急慢性肾炎、肾淤血等，重体力活动、发热等也可出现一过性增多。

（2）颗粒管型：见于慢性肾炎、肾盂肾炎或急性肾炎后期。

（3）细胞管型：常见的细胞管型有①红细胞管型，提示肾内有出血，见于急性肾炎、慢性肾炎急性发作、肾梗死等。②白细胞管型，见于肾盂肾炎、间质性肾炎等。③上皮细胞管型，见于急性肾炎、肾病综合征等。

（4）蜡样管型：尿中出现蜡样管型提示肾小管病变严重，预后较差，见于慢性肾炎晚期、慢性肾衰竭等。

（5）脂肪管型：常见于肾病综合征。

（三）结晶

显微镜下可见到尿中的各种无机盐和有机盐形成的结晶体。正常可见磷酸盐、尿酸钙、草酸钙结晶。如结晶持续出现并伴有红细胞应考虑有泌尿系统结石；若有磺胺结晶并伴红细胞出现，应考虑药物损伤，须立即停用相关药物。

第 3 节　粪 便 检 查

案例 6-3

　　患者，男，46岁。间歇性上腹部疼痛4年，近一周来疼痛加重，饥饿时明显，大便呈黑色。

问题： 1.黑便提示什么？

　　　　2.该患者该做哪项检查？

粪便由未消化的食物残渣、消化道分泌物、肠道黏膜脱落物、大量细菌、无机盐和水分等组成，粪便检查的主要目的是了解消化器官的功能状态，辅助消化系统疾病的诊断。

一、标 本 采 集

1.取干净、防水的容器；细菌培养使用灭菌有盖容器。

2. 常规标本取量 3 ～ 5g，挑取含黏液或脓血部分采集，如外观无异常则多点取材。

3. 检查寄生虫，采集 24 小时标本。检查蛲虫用透明薄膜拭子于清晨排便前从肛门周围皱褶处粘取。检查阿米巴滋养体应注意保温，采集标本后立即送检。

4. 粪便隐血试验检查前 3 天禁食铁剂及维生素 C、动物血、瘦肉及大量绿叶蔬菜。

5. 采集标本后 1 小时内送检。

考点 粪便标本采集的注意事项

二、粪便一般性状检查

（一）参考范围

黄褐色成形软便，婴儿便略呈金黄色；每天 1 ～ 2 次，排便量 100 ～ 300g。

（二）临床意义

1. 颜色及性状

（1）稀糊状或稀汁样便：见于各种原因引起的腹泻，尤其是急性肠炎；小儿肠炎时粪便呈绿色稀糊状，出血坏死性肠炎时粪便呈红豆汤样。

（2）黏液、脓性或脓血便：脓性及脓血便常见于细菌性痢疾、溃疡性结肠炎、结肠或直肠癌。果酱样便，是指粪便呈紫红果酱色，脓少血多，见于阿米巴痢疾。

（3）柏油样便：粪便黑色，质软富有光泽，似柏油状，见于上消化道出血，如消化性溃疡、肝硬化、急性胃黏膜病变等。

（4）鲜血便：见于下消化道出血，如痔疮、肛裂、结肠癌等；痔疮的出血常为排便之后滴血，其他疾病的出血血液常附着在粪便表面。

（5）白陶土样便：见于胆汁淤积性黄疸。

（6）米泔样便：粪便呈白色淘米水样，可含有黏液片块，量大，见于霍乱、副霍乱。

（7）细条状便：提示直肠狭窄，多见于直肠癌。

（8）乳凝块样便：见于脂肪和蛋白质等消化不完全，如婴幼儿消化不良。

2. 气味　正常粪便因含吲哚和粪臭素而有臭味，食肉者味重。消化吸收不良、直肠癌继发感染时可有恶臭。

3. 寄生虫　病理情况下，肉眼可见的寄生虫虫体有蛔虫、蛲虫及绦虫节片等。

考点 粪便颜色及性状改变的临床意义

三、粪便化学检查

隐血指粪便外观无异常，红细胞被破坏，经肉眼及显微镜检查均不能证实的消化道少量出血。检查隐血的方法称隐血试验。

1. 参考范围　隐血试验阴性。

2. 临床意义　对怀疑上消化道少量出血者可行此检查。例如，消化性溃疡活动期、急性胃黏膜病变、消化道恶性肿瘤患者隐血试验阳性。隐血试验也用于消化道出血原因的初步筛选，如胃癌患者粪便隐血试验常持续阳性；消化性溃疡或胃炎患者的粪便隐血试验多间断阳性。

四、粪便显微镜检查

无红细胞；不见或偶见白细胞；无寄生虫卵或原虫；食物残渣为无定形的细小颗粒。

1. 细胞　肠道下段炎症时白细胞增多；下消化道出血、溃疡性结肠炎、结肠和直肠癌时可出现红细胞；乙状结肠癌和直肠癌患者的血性粪便中可发现癌细胞。

2. 寄生虫虫卵、原虫　见于肠道寄生虫病和原虫感染，如各种寄生虫虫卵和阿米巴滋养体及其包囊等。

3. 食物残渣　肌纤维、淀粉颗粒、脂肪小滴等大量出现，提示消化不良、胰腺功能不全等。

第 4 节　常用肝功能检查

案例 6-4

　　患者，男，51 岁。乏力 1 月余，食欲不振、上腹饱胀 3 天。查体：面色发黄，尿液呈深黄色。

问题：1. 该患者需要做哪项实验室检查？

　　　　2. 该患者可能是哪个脏器出现了问题？

　　肝脏是人体的重要代谢器官，具有参与物质代谢、分泌胆汁、解毒及灭活激素等多种作用。肝脏疾病的实验室检查项目较多，本节主要讨论常用的肝功能检查如血清蛋白质检查、血清胆红素检查和血清酶学检查。由于肝脏功能复杂，再生和代偿能力很强，肝脏损害较轻时，肝功能检查可以正常，且肝外因素也能干扰肝功能检查，因此，肝功能检查正常也不能排除肝脏病变。

一、血清蛋白质检查

　　血清总蛋白是血清白蛋白和球蛋白的总称。肝脏是合成蛋白质的主要器官，90% 以上的血清总蛋白和全部的血清白蛋白是由肝脏合成。当肝实质受损时，白蛋白合成减少，而单核吞噬细胞系统受刺激合成球蛋白的作用增强，使白蛋白和球蛋白的比值发生改变。因此，血清总蛋白和白蛋白检测是反映肝脏功能的重要指标。

抽取空腹静脉血 2 ～ 3ml，注入干燥试管内。

血清总蛋白 60 ～ 80g/L，血清白蛋白（A）40 ～ 55g/L，血清球蛋白（G）20 ～ 30g/L，白蛋白 / 球蛋白（A/G）为（1.5 ～ 2.5）∶ 1。

1. 总蛋白和白蛋白降低　总蛋白＜ 60g/L 或白蛋白＜ 25g/L 称为低蛋白血症。见于①肝细胞损害：常见于慢性肝炎、肝硬化、亚急性重型肝炎、肝癌等。白蛋白持续下降，提示肝细胞坏死进行性加重，预后不良。②蛋白质摄入不足或消化吸收不良；③蛋白质消耗、丢失过多：

常见于慢性消耗性疾病、重症结核、甲状腺功能亢进症及恶性肿瘤、肾炎、肾病综合征等。

2. 血清总蛋白及球蛋白增高　血清总蛋白＞80g/L或球蛋白＞35g/L，称为高蛋白血症。血清总蛋白增高主要是球蛋白增高，尤以γ-球蛋白增高为主。见于①慢性肝脏疾病，如慢性肝炎、肝硬化、慢性酒精性肝病等。②慢性感染性疾病，如结核病、疟疾、慢性血吸虫病等。③自身免疫性疾病，如系统性红斑狼疮、类风湿关节炎等。④多发性骨髓瘤、淋巴瘤等。

3. A/G降低或倒置　白蛋白降低和（或）球蛋白增高均可引起A/G降低或倒置，常见于严重肝功能损害，如慢性肝炎、肝硬化、多发性骨髓瘤等。

考点　血清蛋白质检查的临床意义

二、血清胆红素检查

血清胆红素测定包括血清中总胆红素（STB）、结合胆红素（CB）和非结合胆红素（UCB）的含量，可反映有无溶血性疾病及肝脏和胆道系统的疾病。

> **链接**
>
> **血清胆红素**
>
> 　　血清胆红素，是体内衰老红细胞裂解而释放出的血红蛋白产生的，包括直接胆红素（结合胆红素）和间接胆红素（非结合胆红素）。间接胆红素通过血液运至肝脏，在葡糖醛酸转移酶的作用下，肝脏将间接胆红素转化为直接胆红素。肝在胆红素代谢中具有摄取、结合和排泄功能，其中任何一个环节障碍，均可导致血清中总胆红素浓度增高而引起黄疸。

（一）标本采集

抽取空腹静脉血2～3ml，注入干燥试管内。

（二）参考范围

血清总胆红素3.4～17.1μmol/L，血清结合胆红素0～6.8μmol/L，血清非结合胆红素1.7～10.2μmol/L。

（三）临床意义

1. 判断有无黄疸及黄疸的程度　血清胆红素浓度增高超过正常水平称为黄疸，血清总胆红素17.1～34.2μmol/L为隐性黄疸，34.3～170.0μmol/L为轻度黄疸，171～342μmol/L为中度黄疸，＞342μmol/L为重度黄疸。

2. 判断黄疸的类型　正常人血清中以非结合胆红素为主，结合胆红素/非结合胆红素值为0.2～0.4。不同类型的黄疸血清胆红素检查结果不同（表6-2）。

表6-2　不同类型的黄疸比较

黄疸类型	总胆红素	非结合胆红素	结合胆红素
溶血性黄疸	增高	明显增高	正常或轻度增高
胆汁淤积性黄疸	增高	正常或轻度增高	明显增高
肝细胞性黄疸	增高	中度增高	中度增高

考点　如何判断有无黄疸及黄疸的程度

三、血清酶学检查

人体含酶最丰富的器官是肝脏，其中酶蛋白含量约占肝总蛋白含量的 2/3。有些酶具有一定的组织特异性，酶活性测定可用于诊断肝胆疾病。肝功能血清酶学检查主要项目有血清氨基转移酶、碱性磷酸酶、γ- 谷氨酰转移酶测定。

（一）血清氨基转移酶测定

血清中氨基转移酶有很多种，肝功能检查主要有丙氨酸氨基转移酶（ALT）和天冬氨酸氨基转移酶（AST）。ALT 在肝细胞内含量最高，其次为骨骼肌、心肌、脑和肾脏组织等；AST 在心肌中含量最高，其次为肝脏、骨骼肌和肾脏组织等。组织器官的细胞受损和坏死，酶释放入血，导致血清中酶活性增高。

1. 标本采集　抽取空腹静脉血 2 ～ 3ml，注入干燥试管内。采血前避免剧烈运动和饮酒。

2. 参考范围　ALT 5 ～ 40U/L；AST 10 ～ 40U/L。

3. 临床意义

（1）肝实质损害：ALT 和 AST 测定是反映肝细胞受损的灵敏指标，升高多提示肝细胞损伤或坏死，血清酶活性随肝病的进展和恢复而升降，常用于判断各类肝炎及肝损伤时病情进展和估计预后。ALT 较 AST 更敏感。急性重症肝炎初期两者均可升高，进展期反而下降，而黄疸加重，称胆酶分离，提示肝细胞严重坏死，预后不佳。肝硬化、肝癌血清 ALT、AST 均可增高，但 AST ＞ ALT，且增高程度不及急性肝病。如 AST 增高较 ALT 明显，提示慢性肝炎进入活动期。

（2）急性心肌梗死：发病后 6 ～ 8 小时，AST 增高，18 ～ 24 小时可达高峰，且 AST 增高程度与心肌坏死的范围和程度有关，梗死 4 ～ 5 天后恢复正常。如 AST 下降后再次升高，提示梗死范围扩大或出现新的梗死。

（3）其他：胆汁淤积、胰腺炎、皮肌炎等情况时氨基转移酶可轻度增高。

（二）碱性磷酸酶（ALP）测定

1. 参考范围　成人 40 ～ 150U/L，儿童 ＜ 500U/L。

2. 临床意义

（1）胆管阻塞性疾病，ALP 明显增高。

（2）肝炎、肝硬化、肝癌等肝实质性疾病，ALP 轻度增高。

（3）骨骼疾病，如成骨细胞瘤、佝偻病等，ALP 增高。

（三）γ- 谷氨酰转移酶（GGT）测定

1. 参考范围　GGT ＜ 50U/L。

2. 临床意义

（1）胆汁淤积、胆道阻塞性疾病、肝癌时，GGT 常明显增高。

（2）肝硬化、慢性肝炎、肝硬化时，GGT 多正常，若 GGT 持续增高，为病情不稳定或有恶化趋势。

（3）酒精性肝炎、药物性肝炎，GGT 明显或中度增高。

第5节　常用肾功能检查

案例 6-5

　　患者，女，48岁。尿常规示蛋白尿（+），隐血（++），尿沉渣8～10个/HP，偶见颗粒管型，其他指标正常。BP110/70mmHg，X线检查示心肺正常，超声检查肝、胆、脾、胰、肾未见异常。

问题： 1. 分析其化检结果。

　　　　2. 此患者还需做哪些检查？

　　肾的主要功能是生成尿液，排泄水分、代谢产物和废物，以维持体内水、电解质和酸碱平衡。肾功能检查主要通过肾小球功能检查和肾小管功能检查，了解肾功能有无损害及损害程度和部位，对肾脏疾病的诊断、病情动态观察和预后判断等具有重要的参考价值。正常肾脏具有强大的贮备能力，当肾损害尚未达到一定程度时，肾功能检查各项指标仍可正常，因此，有时肾功能检查结果正常也不能排除器质性肾损害。

一、肾小球功能检查

　　肾小球的主要功能是滤过作用，反映肾小球滤过功能最重要的客观指标是肾小球滤过率（GFR），即单位时间内两肾生成的超滤液的量。临床上内生肌酐清除率测定是检验肾小球滤过率的最常用指标。血清尿素氮和血清肌酐测定也可判断肾小球滤过功能。

（一）内生肌酐清除率测定

　　在严格控制饮食条件和肌肉活动相对稳定的情况下，肾脏在单位时间内消除血浆中内生肌酐的能力，称为内生肌酐清除率（Ccr），临床上用来估算肾小球滤过率。

　　1. 标本采集

　　（1）试验前要求：连续3天低蛋白饮食（<40g/d），并禁食肉食，避免剧烈运动。

　　（2）留取尿标本：①标准24小时留尿法：于严格控制饮食的第4天晨8时将尿排净，然后收集至次晨8时的24小时尿液于标本瓶内，并加入防腐剂甲苯4～5ml。②4小时留尿改良法：收集严格控制饮食的第4天晨6～10时的尿液。

　　（3）试验日晨抽取静脉血2～3ml（抗凝或不抗凝均可），将血、尿标本同时送检，并注明患者身高。

　　2. 参考范围　成人80～120ml/min。

　　3. 临床意义

　　（1）判断肾小球损害：Ccr是较早反映肾小球滤过功能的敏感指标。Ccr降低主要见于急性或慢性肾炎、肾衰竭。

　　（2）评估肾功能损害程度：一般将肾功能损害分为①轻度损害：Ccr 51～70ml/min。②中度损害：Ccr 30～50ml/min。③重度损害：Ccr <30ml/min。

　　（3）指导治疗和护理：Ccr为30～40ml/min时，应限制蛋白质摄入；Ccr <30ml/min时，用氢氯噻嗪等利尿剂多无效；Ccr <10ml/min时，应选择透析等治疗。

考点 内生肌酐清除率的参考范围及临床意义

（二）血清尿素氮和血清肌酐测定

血清尿素氮（BUN）和血清肌酐（Scr）均为蛋白质的代谢产物，经肾小球的滤过后随尿排出。当肾小球功能受损、肾小球滤过率降低时，可致血中尿素氮和肌酐增高。

1. 标本采集 抽取静脉血 1ml，注入抗凝试管内，充分混匀。

2. 参考范围

（1）BUN：成人 3.2 ～ 7.1mmol/L，儿童 1.8 ～ 6.5mmol/L。

（2）Scr：男性 53 ～ 106μmol/L，女性 44 ～ 97μmol/L。

3. 临床意义

（1）肾功能受损：血清尿素氮和血清肌酐见于各种中后期肾脏疾病，如急性或慢性肾炎、慢性肾盂肾炎、糖尿病肾病、肾肿瘤、肾结核等引起的肾功能损伤。

（2）肾外因素：BUN 升高还可见于①氮质生成增多：上消化道大出血、大面积烧伤、严重创伤及手术后、严重感染等。Scr 多正常。②尿路梗阻：结石、肿瘤、外伤等。③肾前性因素：肾脏循环血量减少引起排泄减少，如心力衰竭、休克、脱水等。Scr 可轻度增高。

二、肾小管功能检查

（一）浓缩稀释试验

浓缩稀释试验（CDT）是通过测定特定时间内的排尿量及尿比重，来反映远曲小管和集合管对水平衡的重吸收和稀释等调节作用。

1. 标本采集

（1）试验日照常进食，每餐食物中的含水量控制在 500 ～ 600ml，且除正常进餐外不再进任何液体。

（2）试验日晨 8 时完全排空膀胱后至晚 8 时止，每两小时收集尿 1 次，共 6 次昼尿；收集晚 8 时至次晨 8 时的全量尿液为夜尿，分别置于有标记的清洁标本瓶内。

（3）排尿间隔时间必须准确，尿必须排净并收集全部尿液，分别测定排尿量及尿比重。

2. 参考范围

（1）尿量：24 小时尿量为 1000 ～ 2000ml。12 小时夜尿量＜ 750ml。日夜尿量之比为（3 ～ 4）∶1。

（2）尿比重：最高尿比重应在 1.020 以上。最高尿比重与最低尿比重之差＞ 0.009。

3. 临床意义

（1）肾小管浓缩功能不全：夜尿增多是肾小管功能早期损伤的表现。夜尿增多随后出现尿比重降低，见于慢性肾炎、慢性肾盂肾炎、慢性间质性肾炎、痛风性肾损害、慢性肾衰竭等。

（2）慢性肾衰竭晚期和尿毒症：尿比重明显降低，常固定在 1.010 左右；尿崩症时尿量明显增多且各次尿比重均低于 1.006。

（3）少尿伴高比重尿：主要见于血容量不足导致的肾前性少尿。

（二）尿渗量测定

尿渗量也称尿渗透压，是指尿内全部溶质的微粒总数量，可反映溶质和水相对排泄速度。

尿比重和尿渗量都能反映尿中溶质的含量，但尿比重易受溶质微粒大小和分子量大小的影响，如蛋白质、葡萄糖等均可使尿比重增高，而这些物质对尿渗量的影响较小，因此尿渗量可更精确地反映肾脏的浓缩与稀释功能。

1. 标本采集　嘱患者晚餐后禁饮 8 小时，次晨收集空腹尿液，同时静脉采血 2ml 一并送检。

2. 参考范围

尿渗量 600 ～ 1000mOsm/（kg·H_2O），平均 800mOsm/（kg·H_2O）；血浆渗量 275 ～ 305mOsm/（kg·H_2O），平均 300mOsm/（kg·H_2O）；尿渗量 / 血浆渗量（3 ～ 4.5）：1。

3. 临床意义　禁饮后尿渗量在 300mOsm/（kg·H_2O）左右，称为等渗尿，< 300mOsm/（kg·H_2O）称为低渗尿。禁水 8 小时后尿渗量< 600mOsm/（kg·H_2O）、尿渗量 / 血浆渗量≤ 1，提示肾浓缩功能障碍，见于慢性肾小球肾炎、慢性肾盂肾炎等。

第 6 节　常用生物化学检查

案例 6-6

患者，男，55 岁。因"乏力两个月，多饮、多食、多尿两周"就诊。患者两个月前出现乏力，双下肢水肿，近两周口渴，多饮明显，多食，体重由原来的 80kg 降至约 70kg。医生开具化验单检查空腹血糖。

问题： 1. 如何正确采集空腹血糖检查的标本？

　　　 2. 如何分析血糖检查结果？

一、血清电解质检查

血清电解质检查包括钾、钠、氯、钙、磷等多种，临床主要检查钾、钠、氯三项。

（一）标本采集

抽取空腹静脉血 3ml，注入干燥试管内。

（二）参考范围

血钾 3.5 ～ 5.5mmol/L，血钠 135 ～ 145mmol/L，血氯 95 ～ 105mmol/L。

（三）临床意义

1. 血钾

（1）血钾降低：低于 3.5mmol/L 为低钾血症，常见于①摄入不足，如长期禁食、胃肠功能紊乱等。②丢失过多，如呕吐、腹泻、大量利尿等。③钾离子向细胞内转移，如碱中毒或应用胰岛素时。

（2）血钾增高：高于 5.5mmol/L 为高钾血症。常见于①摄入过多，如输入大量库存血、补钾过多、过快等。②排出减少，如长期使用保钾利尿剂、急性肾衰竭少尿期、肾上腺皮质功能减退症等。③细胞内钾离子外移，如大面积烧伤、酸中毒或重度溶血时。

考点 低钾血症和高钾血症的临床意义

2. 血钠

（1）血钠降低：①摄入不足，如饥饿、长期低钠饮食等。②丢失过多，如严重呕吐、长期腹泻、大量出汗等。③细胞外液稀释，如肝硬化失代偿期、急慢性肾衰竭少尿期等。

（2）血钠增高：①摄入过多，如进食过多钠盐、输入高渗盐水等。②水摄入不足或丢失过多，如渗透性利尿、肾小管浓缩功能不全等。③内分泌疾病，如肾上腺皮质功能亢进症等。

3. 血氯 增高与降低意义基本同血钠。

二、血清脂质及脂蛋白检查

（一）血清脂质测定

血脂是血浆中所有脂质的总称。血脂测定主要包括总胆固醇（TC）、甘油三酯（TG）、磷脂和游离脂肪酸。

1. 标本采集 素食 3 天，抽取空腹静脉血 2ml，注入干燥试管内。

2. 参考范围 总胆固醇 2.80 ～ 5.72mmol/L，甘油三酯 0.56 ～ 1.70mmol/L。

3. 临床意义

（1）总胆固醇：血清总胆固醇水平常受多种因素的影响，如年龄、性别、遗传、饮食等。作为诊断指标，血清总胆固醇水平既无特异性，也不灵敏，只能视为某些疾病，特别是动脉粥样硬化的一种危险因素。

1）总胆固醇增高：见于长期大量进食高胆固醇食物、冠状动脉粥样硬化、糖尿病、肾病综合征或使用糖皮质激素等药物。

2）总胆固醇降低：见于肝细胞受损严重、甲状腺功能亢进症、严重贫血、营养不良等。

（2）甘油三酯

1）甘油三酯增高：是促进冠状动脉粥样硬化的重要因素，见于冠心病、高脂血症、阻塞性黄疸、甲状腺功能减退症等。

2）甘油三酯减少：见于严重肝病、甲状腺功能亢进症或肾上腺皮质功能减退症等。

（二）血清脂蛋白测定

脂蛋白是血脂在血液中存在、转运及代谢的形式。根据密度不同将脂蛋白分为乳糜微粒（CM）、极低密度脂蛋白（VLDL）、低密度脂蛋白（LDL）和高密度脂蛋白（HDL）。

1. 标本采集 素食 3 天，抽取空腹静脉血 2ml，注入干燥试管内。

2. 参考范围 高密度脂蛋白 1.03 ～ 2.07mmol/L，低密度脂蛋白 2.70 ～ 3.12mmol/L。

3. 临床意义

（1）高密度脂蛋白：是防止动脉粥样硬化的保护因子。高密度脂蛋白降低的临床意义较大，常见于动脉粥样硬化、肾病综合征、糖尿病等。

（2）低密度脂蛋白：是促动脉粥样硬化的危险因子。低密度脂蛋白增高与冠心病发病呈正相关，也可见于肾病综合征、胆汁淤积性黄疸等；低密度脂蛋白降低可见于肝硬化、甲状腺功能亢进症等。

考点 血清脂质及脂蛋白测定的临床意义

三、血糖及其代谢产物检查

（一）空腹血糖测定

空腹血糖（FBG）检测结果有助于判断和监测糖尿病，是目前诊断糖尿病的主要依据。

1. 标本采集　抽取空腹静脉血 2～3ml，注入抗凝试管内。

2. 参考范围　①葡萄糖氧化酶法：3.9～6.1mmol/L；②邻甲苯胺法：3.9～6.4mmol/L。

3. 临床意义

（1）增高

1）生理性增高：见于饱餐、高糖饮食、紧张和激动时。

2）病理性增高：①糖尿病最常见。②内分泌疾病，如甲状腺功能亢进症、皮质醇增多症等。③应激性高血糖，如颅脑损伤、心肌梗死等。④药物影响，如皮质激素等。⑤其他，如高热、脱水、窒息等。

（2）降低

1）生理性降低：见于饥饿或剧烈运动后。

2）病理性降低：①降血糖的因素增强：如胰岛素和降糖药过量或用药不正确、胰岛 B 细胞瘤等。②升血糖的因素减弱：如肾上腺皮质激素或生长激素缺乏等。③肝糖原储存不足，如重症肝炎、肝硬化、肝癌等。

（二）口服葡萄糖耐量试验

口服葡萄糖耐量试验（OGTT）是检查人体血糖调节功能的葡萄糖负荷试验，临床上主要用于诊断疑似糖尿病者。

1. 标本采集　试验前 3 天正常进食及活动，停用影响糖代谢的药物；试验当天将葡萄糖粉 75g（儿童按 1.75g/kg 体重，总量不超过 75g）溶于 300ml 水中空腹口服，分别在服糖前和服糖后 30 分钟、1 小时、2 小时、3 小时取血测定血浆葡萄糖浓度，同时留取尿标本做尿糖定性检测。

2. 参考范围　空腹血糖＜ 6.1mmol/L；服糖后 30 分钟至 1 小时血糖浓度达高峰，一般为 7.8～9.0mmol/L，峰值＜ 11.1mmol/L；2 小时血糖＜ 7.8mmol/L；3 小时血糖应恢复至空腹水平。各检测时间点的尿糖均为阴性。

3. 临床意义　糖耐量异常可见于以下情况。

（1）糖尿病：若空腹血糖＞ 7.0mmol/L，峰值＞ 11.1mmol/L，并出现尿糖阳性，2 小时血糖仍≥ 11.1mmol/L，可诊断糖尿病。

（2）糖耐量减低：空腹血糖＜ 7.0mmol/L，峰值＞ 11.1mmol/L，2 小时血糖浓度为 7.8～11.1mmol/L。多见于 2 型糖尿病、肥胖症、甲状腺功能亢进症和库欣综合征等。

（3）糖耐量增高：空腹血糖降低，服糖后血糖上升不明显，2 小时后仍然处于低水平。常见于胰岛 B 细胞瘤、腺垂体功能减退症和肾上腺皮质功能减退症等。

考点　空腹血糖的参考范围及临床意义

（三）血清 C- 肽测定

1. 参考范围　①空腹 C- 肽：0.3～1.3mmol/L；② C- 肽释放试验：口服葡萄糖后 30 分

钟至 1 小时出现高峰，峰值为空腹 C- 肽的 5 ～ 6 倍。

2. 临床意义　C- 肽检测主要用于糖尿病的分型诊断，且能真实反映胰岛素水平，故在临床治疗中常用于调整胰岛素用量。

（1）C- 肽水平增高：可见于胰岛 B 细胞瘤、肝硬化等。

（2）C- 肽水平减低：①空腹 C- 肽降低见于糖尿病。②C- 肽水平不升高，但胰岛素增高，提示外源性高胰岛素血症，如胰岛素用量过多等。

（四）血清糖化血红蛋白（GHb）测定

1. 参考范围　HbA1c 为 4% ～ 6%，HbA1 为 5% ～ 8%。

2. 临床意义　糖化血红蛋白不受短时间血糖波动影响，常反映取血前 1 ～ 2 个月血糖的平均水平，增高提示近 3 个月来糖尿病控制不佳，糖化血红蛋白测定可作为糖尿病长期控制的观察指标。

考点　糖化血红蛋白测定的临床意义

自 测 题

A₁/A₂ 型题

1. 下列可引起淋巴细胞绝对值增多的疾病是

　A. 流行性腮腺炎　　　B. 猩红热

　C. 荨麻疹　　　　　　D. 库欣综合征

　E. 再生障碍性贫血

2. 嗜酸性粒细胞增多见于

　A. 副伤寒　　　　　　B. 感染早期

　C. 寄生虫疾病　　　　D. 应用肾上腺皮质激素

　E. X 线照射后

3. 外周血中网织红细胞增多最常见于

　A. 未经治疗的缺铁性贫血

　B. 溶血性贫血

　C. 淋巴瘤

　D. 巨幼细胞性贫血

　E. 再生障碍性贫血

4. 中性粒细胞常减少的疾病是

　A. 脾功能亢进

　B. 急性心肌梗死后 1 ～ 2 天

　C. 急性溶血　　　　　D. 肺吸虫病

　E. 急性细菌性肺炎

5. 血小板增多见于

　A. 再生障碍性贫血　　B. 溶血性贫血

　C. 脾功能亢进　　　　D. 药物中毒

　E. 尿毒症

6. 无尿是指 24 小时尿量少于

　A. 200ml　　　　　　B. 250ml

　C. 300ml　　　　　　D. 100ml

　E. 50ml

7. 根据蛋白尿的发生机制，尿蛋白可分为五类，下列哪一类是错误的

　A. 肾小球性蛋白尿

　B. 肾小管性蛋白尿

　C. 溢出性蛋白尿

　D. 分泌性蛋白尿

　E. 假性蛋白尿

8. 不出现管型尿的疾病是

　A. 肾病综合征

　B. 急性肾小球肾炎

　C. 急进性肾小球肾炎

　D. 急性肾盂肾炎

E.急性膀胱炎

9.尿酮体是指

　A.β-羟丁酸

　B.乙酰乙酸＋丙酮

　C.β-羟丁酸＋乙酰乙酸＋乳酸

　D.丙酮

　E.β-羟丁酸＋乙酰乙酸＋丙酮

10.尿中出现大量管型，说明病变部位在

　A.肾实质　　　　B.输尿管

　C.前列腺　　　　D.膀胱

　E.尿道

11.下列疾病尿中可出现管型，除外

　A.肾小球肾炎　　B.肾盂肾炎

　C.心力衰竭　　　D.肾病综合征

　E.急性膀胱炎

12.以下可以确定上消化道出血诊断的是

　A.便秘伴少量鲜血便

　B.腹泻伴脓血便

　C.呕血及黑便

　D.贫血及氮质血症

　E.果酱样大便

13.成人出现粪便隐血阳性时，消化道出血量至少大于

　A.10ml　　　　B.9ml　　　　C.8ml

　D.6ml　　　　E.5ml

14.黑便的形成机制是粪便中含有

　A.高铁血红蛋白　　B.硫化血红蛋白

　C.正铁血红蛋白　　D.硫化亚铁

　E.氢氧化铁

15.患者，男，20岁，1天前因进食不干净食物出现腹痛，水样便，便后疼痛缓解，腹泻次数（5～6）次/天。大便镜检发现大量白细胞。此患者最可能的诊断为

　A.阿米巴痢疾　　B.过敏性肠炎

　C.急性肠炎　　　D.细菌性痢疾

　E.溃疡性结肠炎

16.患者，男，26岁。长期规律性上腹疼痛，1

天前因过量饮酒突然出现呕血，量约22ml，查潜血试验为阳性。此患者最可能的诊断为

　A.消化性溃疡　　　B.肺结核

　C.支气管扩张　　　D.支气管肺癌

　E.急性出血性坏死性胰腺炎

17.患者，女，65岁。3天前出现腹痛腹泻，大便变细，呈脓血便。大便镜检红细胞增多。考虑最可能的诊断是

　A.痢疾　　　　B.肠炎　　　　C.直肠癌

　D.胆道阻塞　　E.消化不良

18.白陶土样便可见于

　A.细菌性痢疾　　B.胆道梗阻

　C.结肠癌　　　　D.胃溃疡

　E.慢性溃疡性结肠炎

19.米泔样便见于

　A.急性肠炎　　B.肠结核　　C.霍乱

　D.消化不良　　E.阿米巴痢疾

20.反映肝功能损伤最灵敏的指标是

　A.血清胆红素增高

　B.血清白蛋白减少

　C.血清球蛋白增高

　D.血清丙氨酸氨基转移酶增高

　E.血清天冬氨酸氨基转移酶增高

21.血清白蛋白减少常见于

　A.系统性红斑狼疮

　B.多发性骨髓瘤

　C.慢性炎症

　D.慢性肾小球肾炎

　E.肝硬化

22.下述哪种疾病血清丙氨酸氨基转移酶增高最明显

　A.急性肝炎　　　　B.慢性肝炎

　C.肝硬化　　　　　D.原发性肝癌

　E.肝囊肿

23.下述哪项是检查肾小管功能的试验

　A.内生肌酐清除率测定

　B.浓缩－稀释试验

C. 血液尿素氮测定

D. 血液肌酐测定

E. 尿管型检查

24. 能够较早反映肾小球功能受损的检测项目是

    A. 内生肌酐清除率测定

    B. 浓缩－稀释试验

    C. 血液尿素氮测定

    D. 尿渗量试验

    E. 尿常规检查

25. 能使血清肌酐显著增高的疾病是

    A. 休克　　　　　　B. 心力衰竭

    C. 急性肾盂肾炎　　D. 急性尿潴留

    E. 尿毒症

26. 血清总胆固醇增高见于

    A. 肝硬化　　　　　B. 再生障碍性贫血

    C. 甲亢　　　　　　D. 糖尿病

    E. 营养不良

27. 下列哪种疾病时胆固醇降低

    A. 胆汁淤积性黄疸　B. 肝硬化

    C. 肾病综合征　　　D. 冠心病

    E. 脑动脉硬化

28. 下列哪种器官是合成胆固醇的主要脏器

    A. 肝脏　　　　B. 脾脏　　　　C. 肾脏

    D. 肌肉　　　　E. 脑

29. 下列哪种脂蛋白具有抗动脉粥样硬化作用

    A. LDL　　　　B. HDL　　　　C. CM

    D. VLDL　　　E. 游离脂肪酸（FFA）

（陈铁清）

| 第 7 章 |
心电图检查

第 1 节　心电图的基本知识

案例 7-1

　　患者，男，25 岁。突发心悸 1 小时。过去有类似发作史，可自行停止。查体：甲状腺不大，心脏大小正常，心率 160 次 / 分，心律齐，心前区未闻及杂音。为进一步明确诊断，医生要求护士为患者做 12 导联心电图检查。

问题： 1. 结合该案例阐述心电图导联的种类及在人体上的连接位置。

　　　　2. 每个导联的心电图波形是否一样？为什么？

　　心脏在机械性收缩前，首先产生电激动，心房和心室的电激动经人体组织传导到体表。心电图（electrocardiogram，ECG）是利用心电图机从体表记录心脏在每一个心动周期所产生的电活动变化的曲线图形。

一、心电图导联

（一）心电图导联概述

　　将电极放置于人体表面任何两点，并通过导线分别与心电图机正负极相连，这种记录心电图的电路连接方法称心电图导联。根据电极放置的位置及连接方法的不同，可组成不同的导联。

　　为了统一诊断标准，国际上对心电图导联的连接方式作了统一的规定，临床上常用的心电图导联有十二个，即 I 、 II 、 III 、aVR、aVL、aVF、V_1、V_2、V_3、V_4、V_5、V_6，其中 I 、 II 、 III 属于标准肢体导联，aVR、aVL、aVF 属于加压肢体导联，V_1、V_2、V_3、V_4、V_5、V_6 属于胸导联。

　　1. 标准肢体导联　包括 I 、 II 、 III 导联。将心电图机的正、负两极分别与两个肢体相连，反映的是两肢体之间的电位差。标准肢体导联的电极位置及正负极连接方式见图 7-1。

　　2. 加压肢体导联　包括 aVR、aVL、aVF 导联。将心电图机的正极与某一肢体相接，负极通过心电图机的中心电端与另两个肢体相连，描记的是某一肢体与中心电端的电位差。加压肢体导联的电极位置及正负极连接方式见图 7-2。

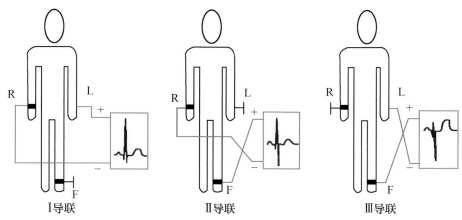

图 7-1　标准肢体导联电极位置及正负极连接方式

L：左上肢；R：右上肢；F：左下肢

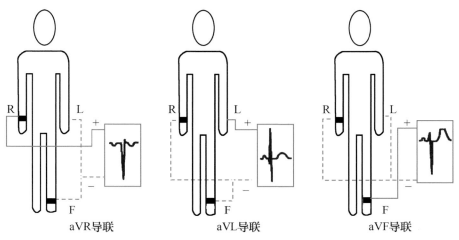

图 7-2　加压肢体导联的电极位置及正负极连接方式

——：aVR、aVL、aVF 导联检测电极与正极连接；- - -：其余二肢体电极同时与负极连接构成中心电端

> **链接**
>
> ### 肢体导联的连接方法
>
> 　　左上肢手腕连接黄色电极，左下肢脚踝连接绿色电极；右上肢手腕连接红色电极，右下肢脚踝连接黑色电极。

　　3. 胸导联　包括 $V_1 \sim V_6$ 导联，连接方法是将正电极放置在胸前的规定部位，负极通过心电图机的中心电端与左上肢、右上肢、左下肢相连。胸导联正电极的位置见表 7-1。胸导联正电极的位置及其导联轴的方向见图 7-3。

　　小儿心电图检查或诊断右心室肥大、右位心、右心室心肌梗死等情况，可以加做 $V_3R \sim V_6R$ 导联，此时探查电极（正电极）放置在右胸侧相当于 $V_3 \sim V_6$ 相对应的位置。临床诊断后壁心肌梗死时可加做 $V_7 \sim V_9$ 导联，V_7 导联探查电

表 7-1　胸导联正负电极的位置

胸导联	颜色	正电极位置
V_1	红	胸骨右缘第 4 肋间
V_2	黄	胸骨左缘第 4 肋间
V_3	绿	V_2 与 V_4 连线的中点
V_4	棕	左第 5 肋间与锁骨中线相交处
V_5	黑	左腋前线与 V_4 导联水平线相交处
V_6	紫	左腋中线与 V_4 导联水平线相交处

极置于左腋后线与 V_4 导联水平线相交处，V_8 导联探查电极置于左肩胛线与 V_4 导联水平线相交处，V_9 导联探查电极置于左脊柱旁线与 V_4 导联水平线相交处。

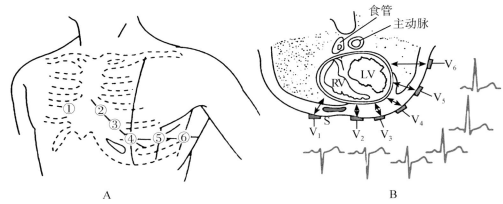

图 7-3　胸导联检测电极的位置（A）和导联轴的方向（B）

考点　心电图胸部导联正电极的位置

（二）肢体导联轴

某一导联正、负电极之间画出的假想直线称为该导联的导联轴。为了便于表明六个肢体导联轴之间的方向关系，将左上肢（L）、右上肢（R）、左下肢（F）三个点连接起来形成一个三角形。

1. 标准肢体导联　RL 表示标 Ⅰ 导联的导联轴，RF 表示标 Ⅱ 导联的导联轴，LF 表示标 Ⅲ 导联的导联轴（图 7-4A）。

2. 加压肢体导联　在等边三角形内，通过中心点 O 向等边三角形的三条边做三条垂线，与边的交点分别是 R′、L′、F′，垂线表示三个加压肢体导联的导联轴，RR′ 是 aVR 导联轴，OR 为正，OR′ 为负；LL′ 是 aVL 导联轴，OL 为正，OL′ 为负；FF′ 是 aVF 导联轴，OF 为正，OF′ 为负（图 7-4B）。

3. 额面六轴系统　Ⅰ、Ⅱ、Ⅲ、aVR、aVL、aVF 六个肢体导联的导联轴都位于额面，如果将三个标准导联的导联轴平行移至三角形的中心，并通过中心点 O，就清楚地显示了六个导联轴之间的位置关系，构成了额面六轴系统（图 7-4C）。

链接

两次投影

两次投影是解释心电向量与心电图相互关系的重要概念。用平行光线从 3 个方向向立体心电向量环投影，可得额面、侧面、横面心电向量环，为第一次投影。将平面向量图再次投影在额面导联轴和横面导联轴上，可形成肢体导联和胸部导联心电图，本次投影为第二次投影。第二次投影是按心电向量环发生的先后顺序进行的，以环的边缘为切线，与各导联轴垂直，投影在正侧得正波，投影在负侧得负波。心电图是心电向量环在各导联轴上的投影。

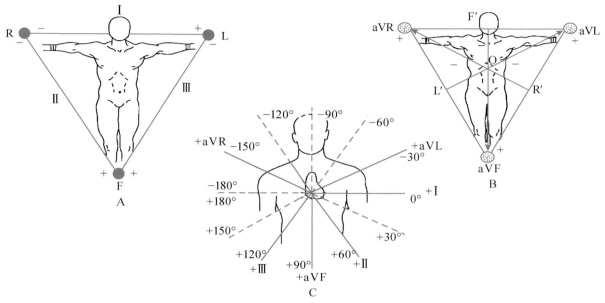

图 7-4　肢体导联轴及额面六轴系统

A. 标准肢体导联的导联轴；B. 加压肢体导联的导联轴；C. 肢体导联额面六轴系统

二、心电图的组成与命名

（一）心脏传导系统

正常心电活动开始于窦房结，兴奋心房的同时经结间束传导至房室结，然后循希氏束、左右束支、浦肯野纤维顺序传导，最后兴奋心室。

（二）心电图各波段的组成

心脏激动呈先后有序地传播，引起一系列电位改变，形成了心电图上相应的波段。在心电图上，一个正常完整的心动周期包括 P 波、QRS 波、T 波、U 波四个波，P-R 间期、Q-T 间期、ST 段三个间期（段）。心电图各波段见图 7-5。

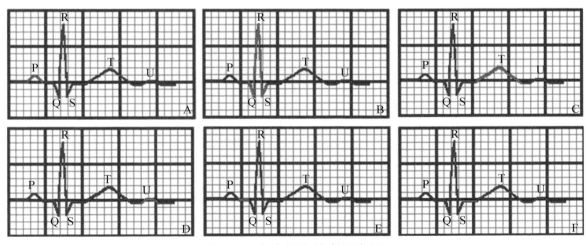

图 7-5　心电图各波段示意图

A. P 波；B. QRS 波；C. T 波；D. U 波；E. P-R 间期；F. ST 段

（三）心电图各波段的形成及意义

1. P 波　心房除极波，反映心房除极时的电位、时间和方向的变化。

2. P-R 间期　反映心房除极开始到心室除极开始的时间。

3. QRS 波　心室除极波，反映心室肌除极的电位、时间和方向的变化。

QRS 波可因检测电极位置不同而呈多种形态，统一命名如下。QRS 波在等电位线以上的第一个向上的波，称为 R 波；R 波之前向下的波，称为 Q 波；R 波之后第一个向下的波为 S 波；S 波之后再出现向上的波，则为 R′ 波；R′ 波之后再有向下的波，称作 S′ 波；整个 QRS 波均向下时称作 QS 波。QRS 波的书写表示法：振幅较大者用大写英文字母表示，如 Q、R、S，振幅较小者用小写英文字母表示，如 q、r、s。QRS 波命名示意图见图 7-6。

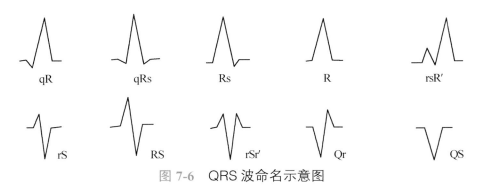

图 7-6　QRS 波命名示意图

4. ST 段　指 QRS 波终点到 T 波起点之间的线段，反映心室除极刚结束后尚处在缓慢复极的一段时间。ST 段一般为一等电位线。

5. T 波　心室复极波，反映心室快速复极时的电位变化。T 波呈圆钝形，开始缓慢上升，上升至波的顶点后，快速下降，所以两支不对称，升支较长，降支较短。

6. Q-T 间期　是指从 QRS 波起点到 T 波终点的间距，反映心室肌除极、复极全过程所需要的时间。

7. U 波　在 T 波后 0.02 ～ 0.04 秒出现的一个小波，方向与 T 波相同。

第 2 节　正常心电图

一、心电图的测量

（一）记录纸

心电图通常描记在特殊的记录纸上。心电图记录纸由纵线和横线相交的方格组成，小方格的边长为 1mm。

心电图记录纸横向坐标代表时间，可以检测各波的宽度。采用 25mm/s 的走纸速度时，横坐标上每小格（1mm）的宽度代表 0.04 秒。

心电图记录纸纵向坐标代表电压，可以检测各波振幅的高度或深度。将心电图机上的定标电压调整至标准电压（即输入 1mV 的定标电压，心电图机的描笔则上下移动 10mm），每小格（1mm）的振幅相当于 0.1mV 的电压。

考点　心电图纸的走纸速度，横纵坐标大小格代表的意义和数值

（二）心率的计算

心律规则时，只需测量一个 R-R（或 P-P）间期的秒数，即一个心动周期的时间，单位为秒（s），代入公式：心率 =60/R-R（或 P-P）间期，即可计算出每分钟心室率或心房率。例如，R-R 间期为 0.8 秒，则心率为 60/0.8=75 次 / 分。

考点 心率的计算

链接

正常心率相当于几个大格之间呢？

0.04 秒 =1 个小方格，0.2 秒 =5 个小方格（1 个大方格）。即 1 秒 =25 个小方格或 5 个大方格。心率 =60 秒 /R-R 间期。如果节律规则，正常心率为 60 ~ 100 次 / 分。当心率为 60 次 / 分时，R-R 间期 =60/60=1 秒，即 5 个大方格；同理，当心率为 100 次 / 分时，R-R 间期为 3 个大方格。

（三）各波段振幅的测量

P 波振幅测量的参考水平以 P 波起始前的水平线为准，测量 QRS 波、ST 段、T 波和 U 波振幅时，统一采用 QRS 起始部的水平线作为参考水平。如果 QRS 起始部为一斜段，则以 QRS 起点作为测量参考点。测量正向波的高度时，应以参考水平线的上缘垂直测至波的顶端。测量负向波的深度时，应以参考水平线的下缘垂直测至波的底端。若为双向波，上下振幅的绝对值之和为其电压数值。

（四）各波段时间的测量

测量 P 波及 QRS 波时间，应分别从 12 导联同步心电图中最早的 P 波起点测至最晚的 P 波终点，从最早 QRS 波起点测至最晚的 QRS 波终点；P-R 间期应从 12 导联同步心电图中最早的 P 波起点测至最早的 QRS 波起点；Q-T 间期应从 12 导联同步心电图中最早的 QRS 波起点测至最晚的 T 波终点的间距。

心电图各波段的测量见图 7-7。

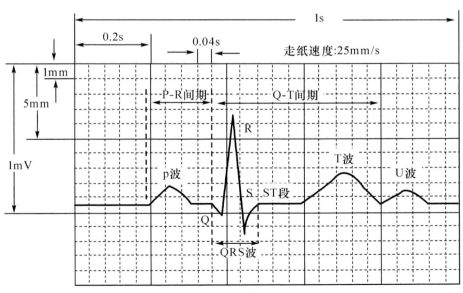

图 7-7 心电图各波段的测量

（五）平均心电轴

平均心电轴通常指的是平均 QRS 心电轴，用来说明心室在除极过程内的平均电势方向和强度。一般采用心电轴与 I 导联正（左）侧段之间的角度来表示平均心电轴的偏移方向。规定 I 导联左（正）侧端为 0°，右（负）侧端为 ±180°，循 0° 的顺钟向的角度为正，逆钟向的角度为负。

1.测量方法　有目测法和振幅法，较常采用的是目测法。

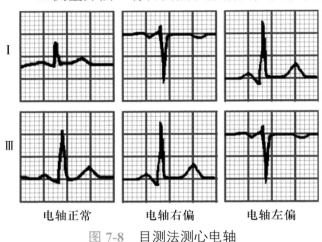

目测法：利用 I 与 III 导联 QRS 波的主波方向来判定心电轴是否偏移（图 7-8）。I、III 导联 QRS 波主波均为正向波，表明心电轴不偏移；I 导联出现较深的负向波，III 导联主波为正向波，表明心电轴右偏（尖对尖向右偏）；I 导联主波为正向波，III 导联出现较深的负向波，表明心电轴左偏（口对口向左偏）；I、III 导联主波方向均向下，表明心电轴重度右偏，又称为假性电轴左偏。

| 电轴正常 | 电轴右偏 | 电轴左偏 |

图 7-8　目测法测心电轴

考点　用目测法判断心电轴有无偏移

2.临床意义　正常心电轴的范围在 -30°～+90°，心电轴在 -30°～-90° 者为心电轴左偏；心电轴在 +90°～+180° 者为心电轴右偏；在 -90°～-180° 者，传统上称为心电轴极度右偏，近年主张定义为不确定电轴。

心电轴左偏，见于左心室肥大等；心电轴右偏，见于右心室肥大等；不确定电轴可发生在正常人，亦可见于某些病理情况，如肺心病、冠心病、高血压等。心电轴的正常范围及偏移见图 7-9。

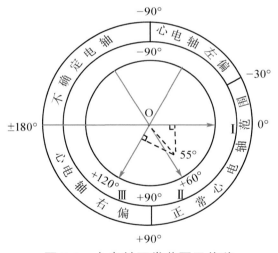

图 7-9　心电轴正常范围及偏移

二、心电图各波段正常值

（一）P 波

1.形态及方向　正常 P 波形态在大部分导联上呈圆钝形，有时可有轻度切迹。P 波方向在 I、II、aVF、$V_4 \sim V_6$ 导联向上，在 aVR 导联向下，其余导联呈双向、倒置或低平。

2.时间　一般小于 0.12 秒。

3.电压　肢体导联一般小于 0.25mV，胸导联一般小于 0.2mV。

（二）P-R 间期

P-R 间期是从 P 波起点到 QRS 波起点的水平距离。P-R 间期与心率快慢有关，成年人心率在 60 ～ 100 次 / 分，P-R 间期为 0.12 ～ 0.20 秒。心率越快，P-R 间期越短，心率越慢，P-R间期越长。

（三）QRS 波

1. 时间　正常成年人 QRS 波时间小于 0.12 秒，多数为 0.06 ～ 0.10 秒。

2. 波形与振幅（电压）

（1）胸导联：正常成人 QRS 波形态较恒定，一般的规律是从 V_1 至 V_5 导联，R 波逐渐增高，而 S 波逐渐减小。V_1、V_2 导联多呈 rS 形。V_5、V_6 导联 QRS 波可以呈 qR、qRs、Rs 或 R 形，RV_5 不超过 2.5mV。V_3 或 V_4 导联多呈 RS 形。

（2）肢体导联：标准导联的 QRS 波在没有心电轴偏移情况下，其主波向上，Ⅰ 导联的R 波不超过 1.5mV。aVR 导联的 QRS 波主波向下，aVR 导联的 R 波一般不超过 0.5mV。aVL 导联的 R 波不超过 1.2mV，aVF 导联的 R 波不超过 2.0mV。

（3）R 峰时间：又称室壁激动时间，指 QRS 波起点到 R 波顶端垂直线的距离。如有 R′波，则应测量至 R′峰；如 R′ 峰有切迹，则应测量到切迹的第二峰。正常成人 R 峰的时间在V_1、V_2 导联不应超过 0.04 秒，在 V_5、V_6 导联不应超过 0.05 秒。

（4）Q 波：除 aVR 导联外，正常 Q 波时间一般小于 0.04 秒，振幅小于同导联 R 波的1/4。正常 V_1、V_2 导联不应有 Q 波。V_5、V_6 导联常有正常 Q 波。

（四）ST 段

正常 ST 段为一等电位线，可以有轻微的向上或向下移位。

1. ST 段下移　在任何导联中，ST 段下移不应超过 0.05mV。

2. ST 段抬高　在 V_1、V_2 导联不应超过 0.3mV，V_3 导联不应超过 0.5mV，V_4 ～ V_6 导联和肢体导联均不应超过 0.1mV。

（五）T 波

1. 方向及形态　正常 T 波方向与 QRS 波主波方向一致，即 Ⅰ、Ⅱ、V_4 ～ V_6 导联 T 波向上，aVR 导联 T 波向下，Ⅲ、aVL、aVF、V_1 ～ V_3 导联 T 波可以向上、向下或双向。如果 V_1 导联 T 波向上，V_2 ～ V_6 导联 T 波均不应向下。

2. 振幅　在以 R 波为主的导联中，T 波振幅不应低于同导联 R 波的 1/10。胸导联 T 波可达 1.2 ～ 1.5mV。

（六）Q-T 间期

Q-T 间期的长短与心率快慢有密切关系，心率快时，Q-T 间期缩短；心率慢时，Q-T 间期延长。心率在 60 ～ 100 次 / 分时，Q-T 间期的范围在 0.32 ～ 0.44 秒。

（七）U 波

U 波是 T 波之后 0.02 ～ 0.04 秒出现的振幅很低的波，方向与 T 波相同，以 V_3 ～ V_4 导联较明显。正常心电图见图 7-10。

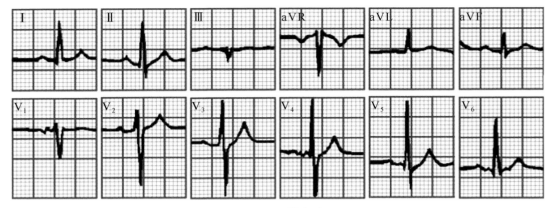

图 7-10　正常心电图

考点 正常心电图 P 波的形态，正常 P-R 间期时间

三、心电图的分析方法与临床应用

对心电图的分析，要掌握分析的方法和技巧，要把心电图的各种变化与具体临床病例结合起来，才能对心电图做出正确的分析。

（一）分析方法

1. 评估心电图检查方法　分析心电图前首先判断心电图检查方法是否正确，如导联连接是否正确、电极有无松动、基线是否移动，这些对正确判定结果十分重要。

2. 计算心率　测量 R-R 或 P-P 间距后，计算出心率。如心律不规整则连续测量 5 个 R-R 间期，求其均数，作为计算心室率的主要指标。

3. 判定心电轴方向　观察 Ⅰ、Ⅲ 导联 QRS 波的主波方向，大致确定心电轴的偏移情况，如有必要可用振幅法精确算出心电轴偏移度数。

4. 观察和测量　观察 P 波、QRS 波、T 波之间的相互联系、形态，测量其宽度与振幅，以及 P-R 间期、Q-T 间期的时间等，判定结果是否正常。

5. 作出诊断　阅读临床提供的申请单，根据患者的年龄、性别、症状、体征，结合心电图资料综合分析，作出心电图诊断：心电图正常，心电图大致正常，心电图有可疑处，心电图不正常。

（二）心电图的临床应用

1. 心电图对各种心律失常和传导障碍的诊断分析具有肯定价值。

2. 心电图特征性变化和演变规律为心肌梗死的诊断提供可靠而实用的方法。

3. 协助心脏房室肥大、心肌受损与心肌缺血、药物作用和电解质紊乱的诊断。

4. 除心血管疾病外，心电图和心电监护已广泛应用于手术麻醉、用药观察、危重患者抢救及运动和航天等领域中。

5. 心电图检查有其局限性，特别是许多心脏疾病早期，心电图可显示正常。

心电图检查经济、方便、无创伤、无痛苦，在心血管疾病等领域应用广泛。但是，心电图正常不能完全排除心脏病，心电图异常也不均由心脏病引起，必须结合临床其他资料综合分析判断。

第3节 常见异常心电图

案例 7-2

患者，女，59 岁。突发剧烈压榨样胸痛、呕吐伴窒息感 3 小时入院。查体示心率 86 次 / 分，血压 85/60mmHg，心电图示 $V_1 \sim V_4$ 导联 ST 段呈弓背向上抬高，心律不齐。

问题：1.结合该案例，该患者的心脏有可能出现了哪种疾病？

2.怎样通过该患者心电图的表现，来判断心脏病变的位置？

一、心房、心室肥大

心房、心室肥大时心电图的改变可以对器质性心脏病的诊断提供帮助，但在实际应用中也有局限性，如左、右心室均发生肥大，心电图可表现为正常；除心房、心室肥大外，其他因素也能引起类似的心电图改变。

（一）心房肥大

1.右心房肥大 右心房肥大心电图表现为 P 波高尖，又称为肺型 P 波。其心电图特点为：①肢体导联 P 波电压 ≥ 0.25mV，以 Ⅱ、Ⅲ、aVF 导联表现最明显；② V_1 导联 P 波直立时，振幅 ≥ 0.15mV，如 P 波呈双向波时，其振幅的算术和 ≥ 0.20mV；③ P 波时间在正常范围。常见于肺心病、肺动脉高压。右心房肥大的心电图见图 7-11。

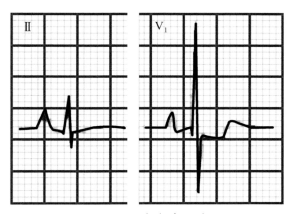

图 7-11 右心房肥大

2．左心房肥大 左心房肥大心电图表现为 P 波增宽且常呈双峰型，又称为二尖瓣型 P 波。其心电图特点为：① Ⅰ、Ⅱ、aVL 导联 P 波增宽，P 波时间 ≥ 0.12 秒，P 波顶端常有切迹呈双峰状，两峰间距 ≥ 0.04 秒；②在 V_1 导联上 P 波常呈先正，而后出现深宽的负向波。左心房肥大心电图见图 7-12，常见于风湿性心脏病二尖瓣狭窄。

考点 右心房肥大和左心房肥大的心电图 P 波特点

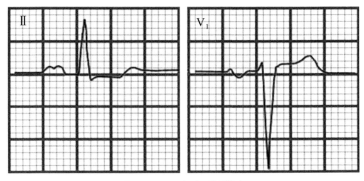

图 7-12 左心房肥大

3.双侧心房肥大　心电图特点：①P波增宽≥0.12秒，其振幅≥0.25mV；②V_1导联P波高大双向，上下振幅均超过正常范围。双侧心房肥大多见于严重的先天性心脏病及风湿性心脏病联合瓣膜病。

（二）心室肥大

心电图诊断心室肥大的敏感性较低，临床实用价值不如超声心动图。但由于心电图操作简便，费用低，因此仍是临床上诊断心室肥大的一项主要辅助检查方法。

1.左心室肥大　左心室肥大时，引起面向左心室的导联（Ⅰ、aVL、V_5和V_6）R波振幅增加，而面向右心室的导联（V_1和V_2）出现较深的S波。其心电图见图7-13，心电图的特点如下。

（1）QRS波高电压：常用的左心室肥大电压标准如下。①胸导联：R_{V5}或R_{V6}＞2.5mV；$R_{V5}+S_{V1}$＞4.0mV（男性）或＞3.5mV（女性）。②肢体导联：R_I＞1.5mV；R_{aVL}＞1.2mV；R_{aVF}＞2.0mV；$R_I+S_Ⅲ$＞2.5mV。

（2）心电轴偏移：可出现额面QRS心电轴左偏。

（3）时间延长：QRS波时间延长到0.10～0.11秒，一般仍＜0.12秒。

（4）ST段和T波改变：以R波为主的导联（如V_5、V_6导联），其ST段压低达0.05mV以上，T波低平、双向或倒置；在以S波为主的导联（如V_1导联）则可见直立的T波。当波群电压增高且伴有ST段改变时，称为左心室肥大伴劳损。

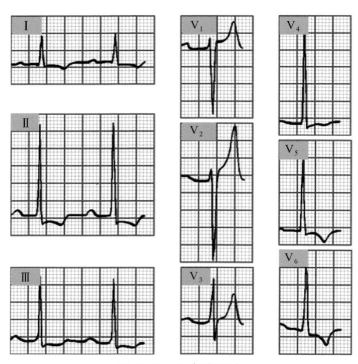

图7-13　左心室肥大

2.右心室肥大　右心室壁厚度仅有左心室壁的1/3，当右心室壁厚度达一定程度时，才导致位于右室面导联（V_1、aVR）的R波增高，V_1导联中R/S≥1，位于左室面导联（Ⅰ、aVL、V_5）S波加深。右心室肥大的心电图见图7-14，心电图特点如下。

（1）QRS 波高电压：$R_{V1}+S_{V5}>1.05mV$（重症 $>1.2mV$）；$R_{aVR}>0.5mV$。

（2）心电轴偏移：心电轴右偏 $\geqslant 90°$（重症可 $>+110°$）。

（3）ST 段和 T 波改变：以上心电图改变常伴有右胸导联（V_1、V_2）ST 段压低，T 波倒置，称右心室肥大伴劳损。

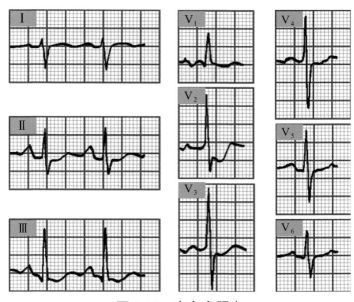

图 7-14　右心室肥大

二、心 律 失 常

正常心脏起搏点位于窦房结，凡起源于窦房结的心律，称为窦性心律，属于正常节律。窦房结按一定的频率发出冲动，并按心脏传导系统依次下传。心脏冲动的起源和（或）传导异常，称为心律失常。

心律失常按发生部位分为室上性（包括窦性、房性、房室交界性）和室性心律失常两大类；按发生时心率的快慢，分为快速型与缓慢型心律失常两大类；按发生机制分为冲动形成异常和冲动传导异常两大类。本节主要依据冲动形成异常和冲动传导异常进行分类，见表 7-2。

表 7-2　心律失常分类

冲动形成异常	窦性心律失常	窦性心动过速、窦性心动过缓、窦性心律失常、窦性停搏
	异位心律	被动性异位心律：逸搏及逸搏心律
		主动性异位心律：期前收缩、心动过速、扑动和颤动
冲动传导异常	生理性传导障碍	干扰及干扰性房室分离
	心脏传导阻滞	窦房阻滞、房内阻滞、房室阻滞、室内阻滞
	折返性心律	阵发性心动过速
	房室间传导途径异常	预激综合征

（一）窦性心律与窦性心律失常

1.窦性心律心电图特点　①规律出现的窦性 P 波，P 波形态表明激动来自窦房结，即 P

波在 Ⅰ、Ⅱ、aVF、V₅、V₆ 导联直立，在 aVR 导联倒置；② P-R 间期＞ 0.12 秒；③ P 波频率在 60 ～ 100 次 / 分。

2. 窦性心动过速　正常成人窦性心律的频率若超过 100 次 / 分，称为窦性心动过速。心电图特点：①具有窦性心律的特点；②心率在 100 次 / 分以上，一般不超过 160 次 / 分，即 P-P 间隔＜ 0.6 秒。窦性心动过速心电图见图 7-15。

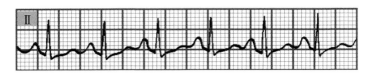

图 7-15　窦性心动过速

3. 窦性心动过缓　窦性心律的频率低于 60 次 / 分，称为窦性心动过缓。心电图特点：①具有窦性心律的特点；②心率在 60 次 / 分以下，一般不低于 40 次 / 分，即 P-P 间隔＞ 1 秒。窦性心动过缓心电图见图 7-16。

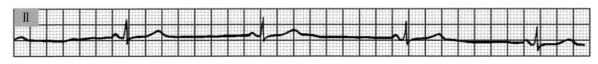

图 7-16　窦性心动过缓及窦性心律失常

4. 窦性心律失常　窦性心律节律不整，称为窦性心律失常（图 7-16）。心电图特点：①窦性心律快慢显著不等，在同一导联上 P-P 间期相差＞ 0.12 秒；②常与呼吸周期有关，吸气时心率稍快，呼气时心率稍慢。

考点　三种窦性心律失常 P-P 间期特点

（二）期前收缩

期前收缩是由窦房结以外的异位起搏点提前发出的激动，又称过早搏动，是临床上最常见的心律失常。

根据异位起搏点的部位不同，期前收缩可分为房性、房室交界性和室性三种。其中以室性期前收缩最为常见，其次为房性期前收缩。

期前收缩可以偶发（＜ 5 次 / 分），亦可频发（＞ 5 次 / 分）。期前收缩可以不规律发生，亦可规律出现，在每个正常心搏之后出现一次期前收缩，称为二联律；在每两个正常心搏之后出现一次期前收缩，称为三联律。期前收缩可由一个异位起搏点发出，也可由多个异位起搏点发出。当由多个异位起搏点发出时，心电图表现为在同一导联上提前出现的 QRS 波具有多种形态，称为多源性期前收缩。

期前收缩常见于情绪激动、过劳、饱餐、烟酒过量，各种器质性心脏病如冠心病、风心病等，也可见于洋地黄作用。

1. 房性期前收缩　异位起搏点的激动来源于心房。心电图特点：①提前出现的 P′ 波，其形态与窦性 P 波略有不同；② P′-R 间期＞ 0.12 秒；③ QRS 波形态和时间基本正常；④多为不完全性代偿间歇，即期前收缩前后两个窦性 P 波之间的间距小于正常 P-P 间距的两倍。

房性期前收缩心电图见图 7-17。

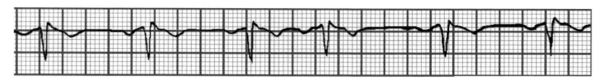

图 7-17　房性期前收缩

2. 房室交界性期前收缩　异位起搏点的激动来源于房室交界区。心电图特点：①提前出现的 QRS 波，其形态与正常时基本相同；② QRS 波前无窦性 P 波，出现逆行 P′ 波（P 波在 Ⅱ、Ⅲ、aVF 导联倒置，在 aVR 直立），因异位激动可同时传向心房和心室，逆行 P′ 波可在 QRS 波之前（P′-R 间期 < 0.12 秒），亦可在 QRS 波之中或 QRS 波之后（R-P′ 间期 < 0.20 秒）；③大多为完全性代偿间歇，即期前收缩前后两个窦性 P 波之间的间距等于正常 P-P 间距的两倍。房室交界性期前收缩心电图见图 7-18。

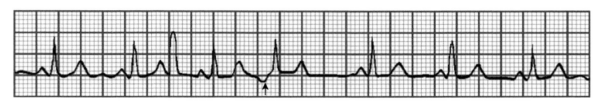

图 7-18　房室交界性期前收缩（箭头处所示）

3. 室性期前收缩　异位起搏点的激动来源于心室。心电图特点：①提前出现的 QRS 波，其前无相应的 P 波；② QRS 波宽大畸形，时间 > 0.12 秒；③ T 波与 QRS 波主波方向相反；④有完全性的代偿间歇。室性期前收缩心电图见图 7-19。

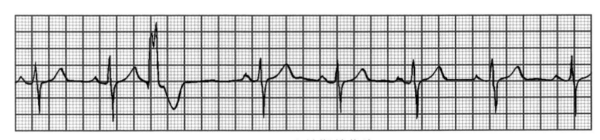

图 7-19　室性期前收缩

考点　房性期前收缩和室性期前收缩的心电图特点

（三）异位性心动过速

异位性心动过速是指异位节律点兴奋性增高或存在折返激动而引起的快速异位心律（期前收缩连续出现 3 次或 3 次以上）。根据异位节律点发生的部位，可分为房性、交界性及室性心动过速。

1. 阵发性室上性心动过速　分为房性与交界性心动过速，因两者的 P′ 波不易辨别，故统称为室上性心动过速（室上速）。心电图特点：①有突然发作、突然停止的特点；②发作时频率一般在 160 ～ 250 次/分，节律快而规则；③ QRS 波形态一般正常。

阵发性室上性心动过速常见于无明显器质性心脏病的儿童及青少年，尤其多见于急性心肌梗死，也见于冠心病、肺心病、风湿性心脏病等，阵发性室上性心动过速心电图见图 7-20。

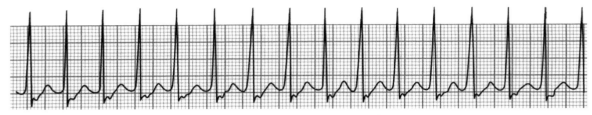

图 7-20 阵发性室上性心动过速

2. 室性心动过速 心电图特点：①频率多在 140～200 次 / 分，节律可稍不齐；② QRS 波宽大畸形，时间通常＞ 0.12 秒；③如发现 P 波，且 P 波频率慢于 QRS 频率，P-R 无固定关系（房室分离），则可明确诊断。④偶尔心房激动夺获心室或发生室性融合波。

考点 阵发性室上性心动过速和室性心动过速的心电图特点

链接

房室分离、心室夺获和室性融合波

房室分离是指心房独立活动与 QRS 波无固定关系。心室夺获是指室性心动过速发作时少数室上性冲动可下传心室，表现为在 P 波之后，提前出现一次正常的 QRS 波群。室性融合波是指 QRS 波群形态介于窦性与异位心室搏动之间，其意义为部分夺获心室。心室夺获与室性融合波的存在对确立室性心动过速的诊断有重要依据。

室性心动过速多见于严重的器质性心脏病，以心肌梗死为多。室性心动过速心电图见图 7-21。

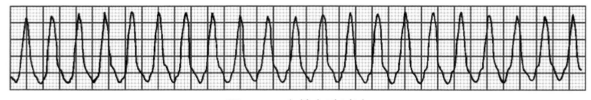

图 7-21 室性心动过速

（四）心房颤动与心室颤动

颤动是一种频率较阵发性心动过速更快的主动性异位心律，可发生于心房或心室。

1. 心房颤动 是指心房异位心律使心房呈极其快速而不规则的颤动状态，简称房颤。心电图特点：① P 波消失，代之以大小不同、形状各异、间隔不等的心房颤动波（f 波），V_1 导联最清楚；②心房颤动波频率为 350～600 次 / 分；③ R-R 间期绝对不规则；④ QRS 波形态和时间大多正常。当前一个 R-R 间距偏长而导致与下一个 QRS 波相距较近时，易出现一个增宽变形的 QRS 波，与室性期前收缩相似，此为房颤伴室内差异性传导。

心房颤动绝大多数发生于器质性心脏病患者，常见于风湿性心脏病二尖瓣狭窄、冠心病、甲状腺功能亢进症，也可见于洋地黄类药物中毒等。心房颤动心电图见图 7-22。

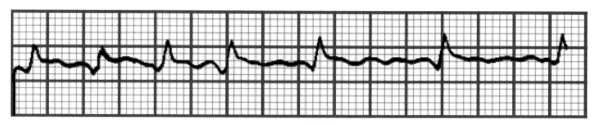

图 7-22　心房颤动

2.心室颤动　是最严重的快速异位心律，简称室颤。心电图特点：① QRS-T 波完全消失；②出现形状不一、大小不等、节律不整的基线摆动波形，频率为 200 ～ 500 次 / 分。发生心室颤动时，最初振幅常较大，以后逐渐变小，如经治疗无效，最终将变为等电位线，说明心电活动停止。

心室颤动是极严重的致死性心律失常，是猝死的最常见原因之一，常见于严重的心肺功能障碍、电解质紊乱等。心室颤动心电图见图 7-23。

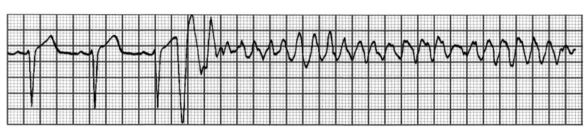

图 7-23　心室颤动

考点 房颤和室颤的心电图特点

（五）房室传导阻滞

房室传导阻滞是临床上常见的一种心脏传导阻滞。通常分析 P 波与 QRS 波的关系可以了解房室传导情况。房室传导阻滞多数是由器质性心脏病所致。

1.一度房室传导阻滞　心电图特点为 P-R 间期延长，超过 0.20 秒。QRS 波群形态与时限多正常。一度房室传导阻滞心电图见图 7-24。

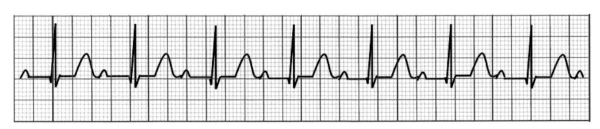

图 7-24　一度房室传导阻滞

2.二度房室传导阻滞　心电图主要特点为部分 P 波后 QRS 波脱落，分两种类型。①二度Ⅰ型房室传导阻滞：特点为 P 波规律地出现，P-R 间期逐渐延长，直到 P 波下传受阻，脱落 1 个 QRS 波群。二度Ⅰ型房室阻滞心电图见图 7-25。②二度Ⅱ型房室传导阻滞：特点为 P-R 间期恒定（正常或延长），部分 P 波后无 QRS 波群。二度Ⅱ型房室阻滞心电图见图 7-26。

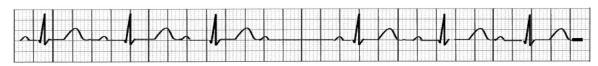

图 7-25　二度Ⅰ型房室传导阻滞

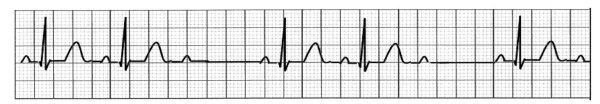

图 7-26　二度Ⅱ型房室传导阻滞

3.三度房室传导阻滞　　当来自房室交界区以上的激动完全不能通过阻滞部位时，在阻滞部位以下的潜在起搏点就会发放冲动，出现交界性逸搏心律（QRS形态正常，频率一般为40～60次/分）或室性逸搏心律（QRS形态宽大畸形，频率一般为20～40次/分），以交界性逸搏心律为多见。如出现室性逸搏心律，往往提示发生阻滞的部位较低。发生三度房室传导阻滞时，心房与心室分别由两个不同的起搏点激动，各保持自身的节律，心电图上特点为P波与QRS波毫无关系（P-R间期不固定），心房率快于心室率。三度房室传导阻滞心电图见图7-27。

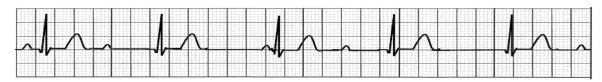

图 7-27　三度房室传导阻滞

考点　房室传导阻滞心电图特点

三、心肌梗死

绝大多数心肌梗死是由冠状动脉粥样硬化引起，当冠状动脉血供急剧减少或中断时，相应区域的心肌发生急性缺血，进而导致心肌坏死。70%～80%的急性心肌梗死患者的心电图有典型表现，且有一定规律可循，所以心电图对心肌梗死的确定诊断和判断预后有重要意义。

（一）心肌梗死的基本图形

1.缺血型改变　　冠状动脉急性闭塞后，立即出现心肌缺血型T波改变。心肌缺血首先发生在心内膜，表现为T波高耸直立；心肌缺血发生在心外膜时，表现为T波倒置。

2.损伤型改变　　缺血时间进一步延长，缺血程度进一步严重，则会出现损伤型改变，主要表现为ST段逐渐抬高，并与高耸的T波相连，融合成弓背向上高于基线的单向曲线。这种改变在心肌供血改善后仍可恢复。

3.坏死型改变　　损伤进一步加重导致细胞变性、坏死，在心电图相应的导联为异常的Q波或QS波。心肌缺血、损伤、坏死心电图见图7-28。

（二）心肌梗死心电图的演变及分期

心肌梗死时，除了前述的具有特征性的心电图改变外，图形本身还是一个动态变化的过程，对急性心肌梗死的动态观察，具有重要的意义。根据心肌梗死发生的时间，可将其分为早期（也称超急性期）、急性期、近期（也称亚急性期）和陈旧期（也称愈合期）。

1. 早期　心肌梗死数分钟至数小时。心电图表现为高大的 T 波，ST 段呈斜上型抬高并与高耸的 T 波相连，但不出现异常 Q 波。

2. 急性期　心肌梗死后数小时至数周。心电图表现为高耸的 T 波开始下降，与此同时出现 Q 波；ST 段继续抬高，凸面向上，呈弓背状，常可见到单向曲线，继而 ST 段逐渐下降，T 波倒置。

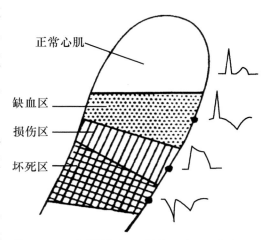

图 7-28　心肌缺血、损伤、坏死心电图

3. 近期（亚急性期）　心肌梗死后数周至数月。心电图表现为抬高的 ST 段逐渐降至基线，坏死型 Q 波持续存在，倒置的 T 波由深逐渐变浅，直至恢复正常或恒定不变。

4. 陈旧期（愈合期）　心肌梗死 3～6 个月或数年后。心电图表现为 ST 段和 T 波恢复正常，T 波亦可持续倒置、低平，只存留坏死性 Q 波。心肌梗死的演变过程及分期见图 7-29。

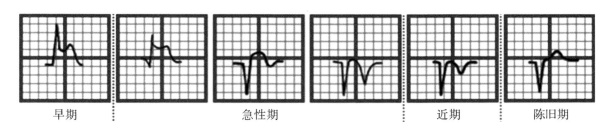

图 7-29　心肌梗死的演变过程及分期

（三）心肌梗死心电图定位诊断

心电图上心肌梗死的定位诊断主要是根据坏死型图形所出现的导联而定。心肌梗死的定位诊断见表 7-3。急性前壁心肌梗死心电图见图 7-30。

表 7-3　心肌梗死的定位诊断

导联	心室部位	供血的冠状动脉
Ⅱ、Ⅲ、aVF	下壁	右冠状动脉或左回旋支
Ⅰ、aVL、V_5、V_6	侧壁	左前降支或左回旋支
$V_1 \sim V_3$	前间壁	左前降支
$V_3 \sim V_5$	前壁	左前降支
$V_1 \sim V_5$	广泛前壁	左前降支
$V_7 \sim V_9$	正后壁	左回旋支或右冠状动脉
$V_{3R} \sim V_{4R}$	右心室	右冠状动脉

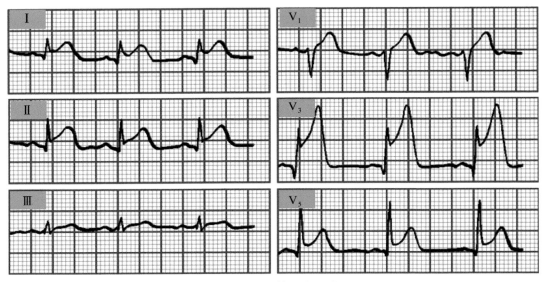

图 7-30　急性前壁心肌梗死

考点　急性心肌梗死心电图特点和定位诊断

自 测 题

A₁/A₂ 型题

1. 以下心电图波段中，由心室激动产生的是
   A. P 波　　　B. QRS 波　　　C. ST 段
   D. T 波　　　E. U 波

2. 由心房除极所产生的心电图波形是
   A. P 波　　　B. T 波　　　C. S 波
   D. Q 波　　　E. R 波

3. 心电图 V₁ 导联电极放置的位置是
   A. 胸骨左缘第 5 肋间
   B. 胸骨右缘第 2 肋间
   C. 胸骨左缘第 2 肋间
   D. 胸骨右缘第 4 肋间
   E. 胸骨左缘第 4 肋间

4. 胸前导联 V₅ 电极应放在
   A. 胸骨右缘第 4 肋间
   B. 胸骨左缘第 4 肋间
   C. 左锁骨中线与第 5 肋间相交处
   D. 左腋前线 V₄ 水平处
   E. 左腋中线 V₄ 水平处

5. T 波为
   A. 心房除极波　　　B. 心室除极波
   C. 心房复极波　　　D. 心室复极波
   E. 心室晚电位

6. 心脏的电冲动起源于
   A. 窦房结　　　　　B. 房室结
   C. 房室束　　　　　D. 室间隔
   E. 结间束

7. 心电图上代表房室传导时间的是
   A. P 波　　　　　B. QRS 波　　　C. T 波
   D. P-R 间期　　　E. Q-T 间期

8. 我国心电图检查一般采用的纸速为
   A. 15mm/s　　　　B. 25mm/s
   C. 50mm/s　　　　D. 75mm/s
   E. 100mm/s

9. 成人正常窦房结冲动频率是
   A. < 20 次 / 分　　　B. < 60 次 / 分
   C. 60 ~ 100 次 / 分　D. 100 ~ 160 次 / 分
   E. 180 ~ 200 次 / 分

10. 描记心电图时，当标准电压恰好满 10 个小格时，每小格的正确含义是
    A. 横一小格代表 0.1mV 电压
    B. 纵向一小格代表 0.1mV 电压
    C. 纵向一小格代表 1mV 电压
    D. 横一小格代表 1mV 电压
    E. 纵向一小格代表 0.01mV 电压

11. P-R 间期正常范围为
    A. 0.06～0.10 秒　　B. 0.06～0.20 秒
    C. 0.12～0.20 秒　　D. 0.16～0.20 秒
    E. 0.20～0.22 秒

12. 心电图出现 P 波增宽＞0.11 秒，常呈双峰型改变，应首先考虑
    A. 右心房肥大　　　B. 左心室肥大
    C. 右心室肥大　　　D. 左心房肥大
    E. 双心房肥大

13. 符合室性期前收缩的心电图特点是
    A. 提前出现一个变异的 P′ 波
    B. 提前出现 QRS 波形态宽大畸形
    C. 具有不完全代偿间歇
    D. 提前出现 QRS 波形态无变化
    E. P′-R 间期＞0.12 秒

14. 不属于急性心肌梗死的典型心电图改变的是
    A. T 波倒置
    B. ST 段压低
    C. 坏死性 Q 波
    D. P-R 间期有变化
    E. ST 段抬高

15. 频发性室性期前收缩是指室性期前收缩的频率为
    A. ＞2 次/分　　　　B. ＞5 次/分
    C. ＞8 次/分　　　　D. ＞10 次/分
    E. ＞15 次/分

16. 下列心室颤动的心电图表现不正确的是
    A. QRS-T 波群正常
    B. QRS 波群消失

C. 频率为 200～500 次/分
D. 如经治疗无效，最终将变为等电位线
E. 出现形状不一、大小不等、节律不整的基线摆动波形

17. 患者，男，30 岁。心率 200 次/分，节律规整，突发突止，应想到的心律失常是
    A. 窦性心动过速　　B. 阵发性心动过速
    C. 心房颤动　　　　D. 房室传导阻滞
    E. 心室颤动

18. 患者，男，35 岁。心电图上显示为 QRS 波群提前出现，形态宽大畸形，其前无相关的 P 波，其后有完全性代偿间歇，其心律失常类型为
    A. 室性期前收缩　　B. 房性期前收缩
    C. 交界性期前收缩　D. 心房颤动
    E. 阵发性心动过速

19. 风心病二尖瓣狭窄患者，脉搏 110 次/分，心律失常，第一心音强弱不等。心电图检查示：R-R 绝对不等；P 波消失，代之以大小不等、形态不一的 f 波，其频率为 500 次/分。该患者并发的心律失常是
    A. 心室颤动　　　　　B. 心房颤动
    C. 室性期前收缩　　　D. 房室交界性期前收缩
    E. 房性期前收缩

20. 患者，男，48 岁。自诉心慌，心电图示：提前出现 P′ 波，其形态与窦性 P 波略不同，QRS 波形态正常，有不完全性代偿间歇。该患者的心电图为
    A. 房性期前收缩　　B. 室性期前收缩
    C. 心房扑动　　　　D. 心房颤动
    E. 心室颤动

21. 某心脏病患者出现心悸，测心率为 30～40 次/分，心律失常，最可能的是
    A. 窦性心律过速　　B. 窦性心律过缓
    C. 窦性心律失常　　D. 室性期前收缩
    E. 窦性停搏

（赵宇航）

| 第 8 章 |
影像学检查

影像学检查包括 X 线、超声、计算机断层扫描（CT）、发射型计算机断层成像（ECT）、磁共振成像（MRI）、放射性核素扫描、正电子发射断层显像（PET）等成像技术。通过不同的成像来显示人体内部组织器官的形态和生理功能状态及病理改变，达到诊断的目的。不同成像技术各有优缺点，临床上，要根据不同成像技术的优缺点，结合患者的实际情况来选择恰当的影像学检查方法。

第 1 节　X 线 检 查

案例 8-1

　　患者，女，48 岁。右足肿痛 1 小时入院。患者 1 小时前不慎摔倒，当即感右足疼痛难忍，无法站立行走。既往身体健康，无不良嗜好。查体：足踝及足跟肿胀明显，肿胀处皮肤发红，皮温稍高，明显压痛，活动受限。其余正常。为进一步明确诊断，需行 X 线检查。

问题：1. 患者因疼痛及行走不便情绪焦躁，护士应如何关爱患者？

　　　　2. 患者顾虑 X 线辐射对身体有害，护士应如何解释？

　　　　3. 如何帮助患者做好检查前准备？

　　X 线检查是影像学检查的主要内容，临床应用广泛，包括传统 X 线设备、数字化 X 线设备、数字减影血管造影设备（DSA）、X 线 - 正电子发射断层扫描系统（PET-CT）等。

　　传统 X 线设备以胶片作为载体，直接反映透过人体的 X 线量的多少；数字化 X 线设备分为计算机 X 线成像（CR）和数字 X 线成像（DR），将透过人体的 X 线进行像素化和数字化，能最大限度降低 X 线辐射量，方便图像的保存和进行计算机再处理；DSA 是计算机技术与传统血管造影设备相结合的产物，是专用于心血管造影和介入治疗的数字化 X 线设备，能避免血管影和邻近骨和软组织影相重叠，清晰地显示血管影像；PET-CT 将 PET 图像和 CT 图像融合，可以同时反映病灶的病理生理变化和形态结构，显著提高了肿瘤和心、脑疾病及各种遗传性疾病诊断的准确性。

> **链接**
>
> ### 影像学领域的诺贝尔奖
>
> 　　1895 年，德国伦琴教授在从事阴极射线的研究时，发现了一种尚未为人所知的新射线，取名为 X 射线。他发现 X 射线可以穿透皮肉并在荧光板上清晰显示手骨影像，可应用于医学诊断。伦琴因发现 X 射线在 1901 年获诺贝尔物理学奖。随后 X 线成像技术不断发展，美国物理学家科尔麦克与英国工程师洪斯费尔德因 X 线成像分析的研究，开发了计算机辅助断层扫描技术，两人因此共同获得 1979 年诺贝尔生理学或医学奖。

一、X 线检查基本知识

（一）X 线的特性

1. 穿透性　是 X 线成像的基础。X 线是波长很短的电磁波，对物质有很强的穿透力，能穿透可见光不能穿透的物体。波长越短，穿透性越强；物质的密度越低，越易穿透。因而，通过对人体进行透视和摄影，可显示内部组织、器官的结构及变化。

2. 荧光效应　是 X 线透视检查的基础。X 线能激发荧光物质，如硫化锌镉及钨酸钙，产生肉眼可见的荧光，借助荧光屏显影，即可观察到身体内结构的动态变化及异常改变。

3. 感光效应（摄片效应）　是 X 线摄片检查的基础。X 线投射到涂有溴化银的胶片上，可使之感光，经显影、定影处理后形成黑白影像，从而显示检查部位的结构。

4. 电离效应　是 X 线放射治疗的基础，也是对人体产生辐射损害的原因。X 线对机体有电离作用，能使细胞及体液产生生物化学变化，使机体组织、细胞遭受损害，故 X 线检查需要进行防护。

（二）X 线成像的基本原理

1. 自然对比　人体的各种组织、器官的密度和厚度不同，X 线穿透力受组织、器官的密度和厚度影响，透过的 X 线量不同，从而在荧光屏形成不同明暗的影像或在胶片上形成黑白灰度的影像，称为自然对比。

人体组织结构按密度高低，依次分为骨和钙化组织、软组织（包括肌肉、软骨、神经、体液、实质器官等）、脂肪组织和含气组织四大类。高密度组织对 X 线吸收多，透过的 X 线少，在 X 线片上呈白影，低密度组织则反之，呈黑影。影像的黑白程度还和组织的厚度有关，厚度越大，透过的 X 线越少，则 X 线片上呈白影。人体组织在荧光屏和胶片上显示的影像见表 8-1。

表 8-1　人体组织密度与 X 线影像的关系

组织结构	密度	X 线阴影	
		透视（透过的 X 线量）	摄片影像
骨、钙化组织	高	黑	白
软组织	中	暗	灰白
脂肪组织	较低	较亮	灰黑
含气组织	低	亮	黑

在组织发生病理改变时，其密度和厚度会发生改变，从而使 X 线图像的正常黑白灰度发生变化，这是 X 线检查进行诊断的基本原理。

2. 人工对比　某些组织、器官的密度大致相同，相邻脏器不能形成很好的自然对比，故导入对人体无害的高密度物质或低密度物质作为对比剂，以提高检查部位与邻近组织、器官的对比度，使组织、器官显影，称为人工对比，所用的对比剂称为造影剂（如硫酸钡、碘剂、空气等），这种检查方法叫造影检查。常见的造影检查有胃肠钡餐造影、胆囊造影、心血管及脑血管造影、静脉肾盂造影等。

二、X线检查方法及检查前准备

（一）透视检查

透视是利用X线的荧光效应对被评估部位直接观察。

1. 特点

（1）优点：简便易行，费用低，可改变体位多方位观察，了解器官的动态变化。

（2）缺点：影像清晰度较差，难以观察密度差别小的器官及厚度大的部位，不能显示细小病灶；无法留下客观的永久记录，无法做复查时的对照；照射时间长，对人体有一定的损害。

2. 检查前的准备　检查前向患者说明检查的目的、方法及注意事项，并指导患者检查中需配合的姿势，以便消除患者的紧张、恐惧心理。嘱患者脱去检查部位厚层衣物及影响X线穿透的物品，如发卡、金属饰物、膏药、敷料等，以免影像受到干扰。

3. 临床应用　目前很少应用，可用于胸部检查，配合胃肠钡餐、钡剂灌肠或心血管造影检查，透视下骨折复位、取异物等。

（二）X线摄影

X线摄影是X线检查中最常用的方法，简称拍片，是利用X线的感光效应，在胶片上形成黑白影像的检查方法。

1. 特点

（1）优点：通过调整曝光条件，可产生更好的对比度、清晰度，应用范围广；可作为客观记录保存，便于患者复查时对照。

（2）缺点：检查部位的范围受胶片大小限制；不能观察器官动态变化；软组织分辨力不足。

2. 检查前的准备　检查前向患者解释检查的目的、方法及注意事项，协助患者去除影响X线穿透的物品，如厚衣服、发卡、金属饰物、膏药、敷料等，指导患者检查中如何配合，如检查时应充分暴露检查部位、胸腹部检查需要屏气等。除急腹症外，腹部检查应清洁肠道；创伤患者应减少搬动；危重患者应有医护人员监护。

3. 临床应用　X线摄影广泛应用于胸部、腹部、四肢、头颅、骨盆及脊柱等部位的检查。其中特殊的钼靶X线摄影是早期发现和诊断乳腺癌最有效和可靠的方法。

（三）造影检查

1. 造影剂　常用的有两类。

（1）高密度造影剂：①钡剂（硫酸钡）：应用于消化道的造影；②碘剂（碘化钠、碘油、泛影葡胺、胆影葡胺等）：应用于血管造影、血管介入治疗、尿路造影、子宫输卵管造影、支气管、胆囊等部位造影。

（2）低密度造影剂：可用空气、氧气、二氧化碳等气体，应用于脑室、眼球后、椎管、膝关节等部位，现已很少应用。

2. 造影方法　常用的有两种。

（1）直接引入法：①口服进入法：如消化道钡餐检查；②灌入法：如钡灌肠造影、子宫输卵管造影、逆行泌尿道造影、窦道造影、胆道T管造影等；③体表穿刺进入法：将造影剂直接或经导管注入器官或组织内，如心血管造影、关节造影等。

（2）间接引入法：造影剂通过口服或静脉注入体内，通过血液循环，有选择地聚集到需要检查的部位而与周围组织产生对比，使器官显影，如胆囊造影、胆道造影、静脉尿路造影等。

3. 造影检查前的准备

（1）了解患者有无造影检查的禁忌证，如严重的心、肝、肾疾病或过敏体质等。

（2）检查前向患者解释有关检查的目的、方法、注意事项及可能出现的不良反应等。

（3）凡需用碘造影剂进行造影检查，应在做碘过敏试验前询问患者有无碘过敏史或不良反应史等。建议签署碘造影剂使用患者知情同意书，再做碘过敏试验，过敏试验阴性才能进行造影检查。

（4）做好抢救准备。检查前准备好抢救药品和器械。在过敏试验或造影过程中出现过敏反应时，应根据反应的轻重及时处理。

（5）常用部位造影检查前的准备

1）胃肠钡餐造影前的准备：①检查前 3 天禁服 X 线不能穿透的药物（如钡剂、铁剂、钙剂和铋剂等）及影响胃肠蠕动的药物（如甲氧氯普胺、阿托品等）；②检查前 1 天，进食无渣半流质饮食；③检查前一天晚上 12 点后禁食、禁水；④有幽门梗阻者检查前应排出胃内容物；⑤如需在较短时间内观察小肠，可先用增加胃肠道张力、促进胃肠蠕动的药（如口服甲氧氯普胺等）；⑥需要显示黏膜上微小病变时，可肌内注射抗胆碱药（如阿托品等），以便降低胃肠道张力，易于观察。

2）结肠钡剂灌肠检查前的准备：主要是清除结肠内容物。①检查前 1 天不吃有渣食物；②检查前一晚服泻药导泻；③检查当天禁早餐；④检查前 2 小时用温水或生理盐水清洁灌肠。

3）静脉肾盂造影前的准备：①造影前两天不吃易产气和多渣食物，禁服钡剂、碘剂、含钙或重金属的药物；②造影前一晚服泻药导泻或清洁灌肠；③造影前 12 小时禁食及控制饮水；④造影前排空小便，并做碘过敏试验。

4）子宫输卵管造影前的准备：①造影时间选择在月经停止后第 3 ～ 7 天内进行，检查前 3 天禁性生活；②检查前 1 天做碘过敏试验；③造影前一晚服泻药导泻，必要时清洁灌肠；④造影前排空大小便、清洁外阴部及尿道。

5）DSA 检查前的准备：①做碘过敏试验及麻醉药物过敏试验；②检查心、肝、肾功能，出、凝血时间及血常规；③穿刺部位备皮；④禁食 4 ～ 6 小时，排空大小便；⑤向患者解释检查的目的、方法、注意事项等，消除其顾虑及紧张，争取术中配合；⑥检查前 0.5 小时肌内注射苯巴比妥钠 0.1g，皮下注射阿托品 0.5mg，建立静脉通道；⑦心电监护，准备好抢救设备及急救药物。

6）冠状动脉造影前准备：①向家属交代病情、检查目的及可能出现的问题，征得家属同意并签署介入手术知情同意书；②造影前检查出、凝血时间，凝血酶原时间，血小板计数等；③术前 1 天双侧腹股沟和会阴部备皮，并检查股动脉、双侧足背动脉搏动情况，经桡动脉穿刺者行艾伦（Allen）试验；④术前询问过敏史，行碘过敏试验和青霉素皮试；⑤禁食 6 小时以上；⑥心电监护；⑦若患者紧张可在术前 15 ～ 30 分钟肌内注射地西泮 10mg 镇静；

⑧检查急救设备（除颤器、呼吸复苏设备、供氧系统、临时人工心脏起搏器等）、急救药品和输液泵等。

造影检查完毕应叮嘱患者尽量多饮水，增加尿量，促进造影剂排出。

> **链接**
>
> ### 艾伦试验
>
> ①术者用双手同时按压桡动脉和尺动脉；②嘱患者反复用力握拳和张开手指 5～7 次至手掌变白；③松开对尺动脉的压迫，继续压迫桡动脉，观察手掌颜色变化。若手掌颜色 10 秒之内迅速变红或恢复正常，表明尺动脉和桡动脉间存在良好的侧支循环，即艾伦试验阳性，可以经桡动脉进行介入治疗；相反，若 10 秒后手掌颜色仍为苍白，即艾伦试验阴性，表明手掌侧支循环不良，不应选择桡动脉行介入治疗。

三、X线检查的防护

X线穿过人体会产生一定的电离和生物效应，接受过多的X线照射将对人体造成不同程度的损害。随着X线检查的普及，医疗照射和职业照射机会不断上升，特别是CT的广泛普及与应用，显著增加了公众接受医疗照射的机会。联合国原子辐射效应科学委员会和国际放射防护委员会强调：医疗照射已经成为全世界公众所受最大的人工电离辐射照射来源。而应用最早和普及最广的X线诊断占据了各种医疗照射的最大份额。因而，科学合理选择X线检查，减少非必要照射，并做好X线检查的安全防护十分重要。

（一）常规防护方法

1.屏蔽防护　用铅或含铅的物质作为屏障，如铅墙、铅玻璃、含铅防护服、防护围脖、防护帽子、防护眼镜、防护围裙、防护短裤、防护手套等可以吸收过多的X线。医学影像诊断中心的建筑布局、影像诊断功能区必须符合相关防护要求，各X射线机房内配备必要的个人辐射防护用品，应按照操作规程严格控制受检者受照剂量，对邻近照射野的敏感器官和组织应当进行屏蔽防护。

2.距离防护　X线量与距离的平方成反比，故可适当增加X线源与人体间距。医护人员要告知患者及家属注意识别电离辐射警示标志等相关标识，非必要不接近辐射区。检查过程中无关人员不得进入机房，如确需陪同则应采取防辐射措施，并叮嘱陪同人员尽量远离辐射源。

3.时间防护　X线检查前与患者充分沟通，确认患者能听懂指令并会做相应动作，如吸气、呼气、屏气、抬高双臂等，让患者能按要求配合检查，尽量减少患者的照射时间。每次检查的照射次数不宜过多，尽量避免重复检查。

（二）患者的防护

医生应遵守医疗照射正当化和放射防护最优化的原则，重视辐射防护安全。

1.合理选择X线检查方法　在实施放射诊断检查前应当对不同检查方法进行利弊分析，在保证诊断效果的前提下，优先采用对人体健康影响较小的影像诊断技术，控制检查次数。准确选择照射部位及范围，尽量保护周围组织和器官，必要时对重要器官（如性腺、甲状腺、眼球等）用铅橡皮遮盖。

2.充分做好检查前准备　耐心解释注意事项，嘱患者脱去项链、戒指等金属饰品，保证检查顺利进行，缩短检查时间，避免患者因不能配合而延长 X 线辐射时间或因准备不充分影响检查结果而重复检查。

3.特殊人群防护　孕妇整个孕期都存在辐射相关的风险，特别在胎儿早期风险较大。需行影像检查时，尽量选择无辐射检查，如果必须进行 X 线检查，在非检查部位特别是腹部穿戴防护衣，在不影响效果的前提下，尽量减少辐射剂量。儿科患者必须做 X 线检查时，应特别做好眼部、性腺和甲状腺的防护。注意有效制动，取得配合，防止小儿因乱动暴露敏感部位，增加辐射风险。

（三）工作人员的防护

严格执行国家有关放射防护的规定，制订必要的防护措施，认真执行保健条例。

1.个人防护　放射工作人员工作时可选择穿防护衣、戴甲状腺防护器、戴防护眼罩、采用屏障设备、隔室操作等措施。定期进行个人剂量监测和职业健康检查。

2.工作场所监测　按照监测程序按时对放射性设备、工作场所、周围环境进行监测，保证环境监测合格，降低工作人员辐射风险。

四、常见病变的 X 线表现

（一）呼吸系统 X 线影像表现

胸部 X 线检查是呼吸系统疾病诊断的基本方法，主要用于健康普查及对肺胸病变进行动态观察或疗效判断。

1.正常胸部 X 线影像表现　胸部 X 线图像是胸部各种组织和器官重叠的影像（图 8-1）。

（1）胸廓：包括骨骼（12 对肋骨、肩胛骨、锁骨、胸骨、胸椎等）和软组织（胸锁乳突肌、胸大肌、女性乳房及乳头等），正常胸廓两侧对称。

（2）肺：在 X 线片上称为肺野、肺门和肺纹理。肺野是含气的两肺在胸片上表现为均匀一致、较为透明的区域，其透明度与肺内含气量成正比，分为内带、中带、外带和上野、中野、下野；肺门位于两肺野内带，是肺动脉、肺静脉、支气管及淋巴组织的总合投影，其中肺动脉和肺静脉的大分支为主要组成部分；肺纹理是在肺野内，自肺门向外呈放射状分布的树枝状影，由肺动脉、肺静脉、支气管、淋巴管等组成，以肺动脉、肺静脉为主。

（3）纵隔：位于胸骨之后、胸椎之前、两肺之间，主要结构有心脏、大血管、气管、主支气管、食管、淋巴组织、神经、脂肪及胸腺等结构和组织。后前位见心脏左右心缘。

（4）胸膜：分为脏层和壁层，正常胸膜菲薄，一般不显影，胸膜在返折处且 X 线与胸膜走行方向平行时，胸膜可以显示为线状致密影。

（5）膈：由薄层肌腱组织构成，呈圆顶状，左右两叶，为肺野下界。膈内侧与心脏形成心膈角，膈外侧与胸壁间形成尖锐的肋膈角。

2.呼吸系统常见病变 X 线表现

（1）肺气肿：是指终末细支气管远端的含气腔隙（肺泡管、肺泡囊、肺泡）过度充气、异常扩大，可伴有不可逆性肺泡壁的破坏。多继发于慢性支气管炎、支气管哮喘等。X 线表现为两肺透亮度增加，肺纹理稀疏、变细；双侧膈低平、肋间隙增宽；心影狭长呈垂位心型（图 8-2）。

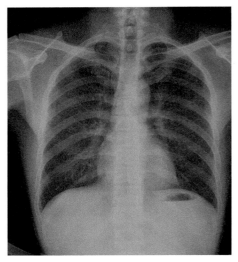 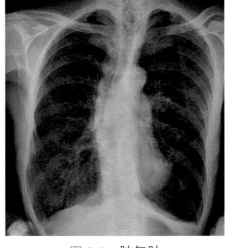

图 8-1　正常胸部正位片　　　　　图 8-2　肺气肿

（2）肺不张：支气管完全闭塞致肺内气体减少及肺体积缩小，形成阻塞性肺不张，可并发阻塞性肺炎。X 线直接征象表现为患侧肺叶通气减低，肺体积缩小、密度增高，叶间胸膜移位，血管、支气管聚拢；间接征象表现为患侧膈肌抬高，纵隔向患侧移位，肺门移位，邻近肺叶代偿性通气过度。

（3）肺实变：是指终末细支气管含气腔隙内的空气被病理性的液体、细胞或组织所替代。常见的病理改变为炎性渗出、水肿液、血液、肉芽组织或肿瘤组织。X 线表现为密度稍高、均匀的云絮状阴影，边缘模糊不清（图 8-3），病变邻近肺叶肺段边界时，可显示清楚的边缘。常见于肺炎、肺结核、肺水肿、肺出血等。

（4）钙化：X 线表现为边缘清楚的高密度影，边缘锐利清楚，大小形状不同，肺结核钙化多为斑点状、斑块状或球状（图 8-4）。

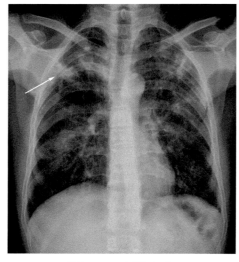 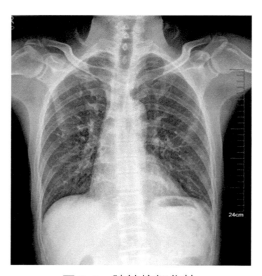

图 8-3　双肺实变　　　　　　　图 8-4　肺结核钙化灶

（5）结节与肿块：肺组织内有实质性组织充填形成，病灶直径≤ 2cm 者称为结节，直径 > 2cm 者则为肿块。X 线表现为规则球形或不规则形的高密度影，密度均匀或不均匀。良性病灶形态多规则，边缘光滑、清楚，多见于结核球、错构瘤和炎性病变。恶性病灶多呈分叶状，边缘多模糊不清，可伴毛刺，多见于周围型肺癌、肉瘤等（图 8-5）。多发病灶多见于转移瘤。

（6）空洞与空腔：肺内病变部位坏死组织经支气管排出后残留腔隙形成空洞。多见于肺结核、肺脓肿、肺癌。①虫蚀样空洞：是大片坏死组织内的多发小空洞，多见于干酪性肺炎，X 线表现为大片密度增高阴影内多发的、边缘不规则如虫蚀样的小透亮区。②薄壁空洞：纤维组织与肉芽组织形成的洞壁厚度在 3mm 以下的空洞，多见于肺结核，X 线表现为边界清楚、内壁光滑的类圆形透亮区。③厚壁空洞：洞壁厚度在 3mm 以上的空洞，多见于肺脓肿、肺癌、肺结核。空洞内如存留液体，可在液气交界处看到液平面，多见于肺脓肿（图 8-6）；肺癌空洞的内壁常不规则，呈结节状内壁。

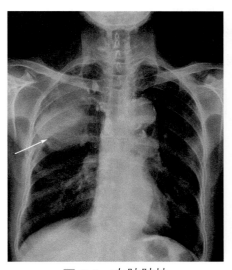

图 8-5　右肺肿块

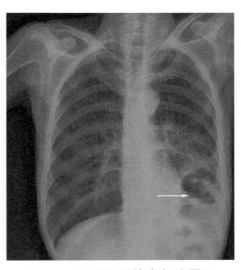

图 8-6　厚壁空洞伴有气液平面

（7）胸腔积液：少量胸腔积液 X 线表现为患侧肋膈角变钝；中量胸腔积液 X 线表现为患侧肋膈角消失，患侧下肺野呈均匀致密的高密度阴影，上缘呈内低外高的斜形弧线影，膈肌显示不清；大量胸腔积液指液面内上缘超过肺门角水平，X 线表现为患侧肋间隙增宽，患侧肺野广泛均匀致密的高密度阴影，肺被压缩于肺门呈软组织密度影，纵隔向健侧移位（图 8-7）。结核、炎症、肿瘤、外伤、结缔组织病等都可引起胸腔积液。

（8）气胸：X 线表现为患侧胸腔上部或外侧肺纹理消失呈透亮区，肺组织被压缩向肺门侧，纵隔向健侧移位，患侧肋间隙变宽，膈下移（图 8-8）。气胸常见于胸壁外

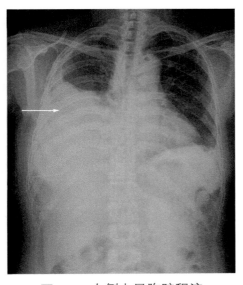

图 8-7　右侧大量胸腔积液

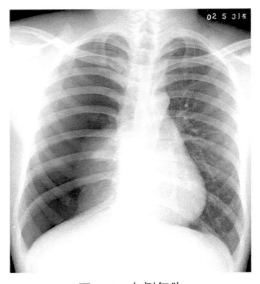

图 8-8 右侧气胸

伤、胸部手术、自发性气胸等。

（二）循环系统常见基本病变 X 线影像表现

胸部 X 线上能显示心脏和大血管的轮廓，不能显示心内结构和分界。后前位可见心脏左、右两心缘，通过测量心影最大横径与胸廓内壁最大横径之比，即心胸比率来判断心脏有无增大，正常成人心胸比率 ≤ 0.50。

1.二尖瓣型心（梨形心） 由左心房和右心室增大、肺动脉高压所致。后前位 X 线表现为心腰部饱满，左心缘及右心缘下段膨隆，肺动脉段凸出，心影状如梨形（图 8-9）。二尖瓣型心常见于二尖瓣狭窄、慢性肺源性心脏病、房间隔缺损、肺动脉瓣狭窄等。

2. 主动脉型心（靴形心） 由左心室长期负荷过重，左心室增大所致。后前位 X 线表现为心腰部凹陷，心左缘向左、向下增大，心影呈靴形（图 8-10），心胸比率明显增大。主动脉型心常见于主动脉瓣病变、高血压、冠心病或心肌病。

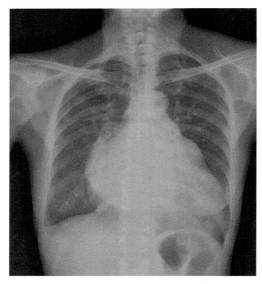

图 8-9 二尖瓣型心（梨形心）

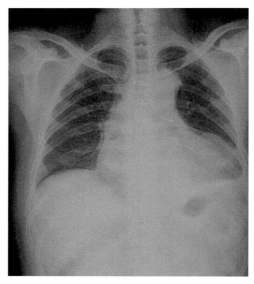

图 8-10 主动脉型心（靴形心）

3.普大型心（烧瓶心） 由于心脏左右两侧都扩大或大量心包积液所致。后前位 X 线表现为心脏比较均匀地向两侧增大，肺动脉段平直，主动脉结多正常（图 8-11），心胸比率明显增大。普大型心常见于心包积液、心肌炎、心肌病、全心功能不全。

4.冠状动脉病变 冠状动脉造影可以评价冠状动脉血管的走行、数量，病变的有无、严重程度和病变范围，被认为是诊断冠心病的金标准。可以根据冠状动脉病变程度和范围进行介入治疗并评价治疗后的效果（图 8-12）。

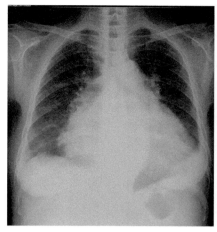
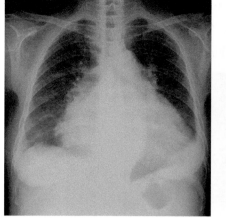

图 8-11 普大型心（烧瓶心）　　　图 8-12 冠状动脉狭窄

（三）消化系统常见基本病变 X 线影像表现

1. 充盈缺损　消化道管壁向管腔内的局限性突出致使消化道局部不能充盈钡剂，由钡剂勾画出的消化道轮廓形成局限性的内凹改变，称为充盈缺损。良性病变边缘光滑整齐，恶性病变边缘不规则。充盈缺损常见于炎性息肉、消化道肿瘤等。

2. 龛影　胃壁局限性溃烂形成缺损性凹陷被钡剂充盈后显示的影像称龛影，是溃疡病的直接 X 线征象。良性溃疡 X 线显示龛影呈类圆形，密度均匀、边缘光滑整齐，底部平，突出胃轮廓外，无充盈缺损，其周围有一圈由黏膜水肿所致的透明带（图 8-13）。恶性溃疡 X 线显示龛影形态不规则、边缘不整齐，位于胃轮廓内，有充盈缺损，局部黏膜皱襞破坏、消失、中断，其周围胃壁僵硬、蠕动消失（图 8-14）。

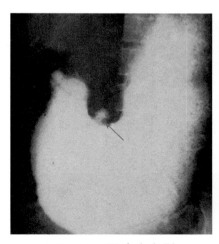
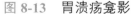
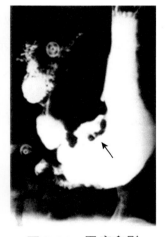

图 8-13 胃溃疡龛影　　　图 8-14 胃癌龛影

3. 憩室　是消化道局部发育不良、肌壁薄弱和内压增高致该处管壁膨出于器官轮廓之外。X 线表现为器官轮廓外的囊袋状突起，黏膜可伸入其内，可有收缩，形态可随时间而发生变化，与龛影不同。

（四）骨、关节常见基本病变 X 线影像表现

1. 骨质疏松　指单位体积内骨组织的含量减少，常见于老年人、营养不良者、代谢障碍者等。X 线表现为骨密度减低，骨小梁减少、变细、间隙增宽，骨皮质变薄。

2. 骨质增生与硬化　指单位体积内骨质数量增多。X 线表现为骨质密度增高，骨小梁增

多、增粗，小梁间隙变窄、消失，髓腔变窄，骨皮质增厚。局限性骨质增生与硬化常见于慢性骨髓炎（图 8-15）、关节退行性改变（图 8-16）、外伤后的修复、成骨性肿瘤。全身性骨质增生与硬化常见于代谢性骨病、金属中毒、遗传性骨发育障碍。

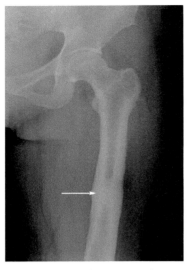 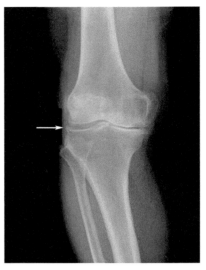

图 8-15　慢性骨髓炎　　　　　图 8-16　关节退行性改变

3. 骨质坏死　指骨组织的局部代谢停止，细胞成分死亡，坏死的骨质称为死骨。X 线早期无阳性表现，1～2 个月后在死骨周围骨质被吸收，导致密度降低，或在周围肉芽组织及脓液的衬托下，坏死骨呈相对密度增高影，随后坏死骨组织压缩，新生肉芽组织侵入并清除死骨，死骨内部出现骨质疏松区和囊变区。骨质坏死常见于炎症、外伤、梗死、应用某些药物、放射性损伤等（图 8-17）。

4. 关节脱位　指构成关节的骨端对应关系发生异常改变，不能回到正常状态，部分合并有骨折。关节脱位分为全脱位（关节组成骨完全脱开）和半脱位（关节部分性丧失正常位置关系）。根据形成原因不同可分为外伤性关节脱位、先天性关节脱位及病理性关节脱位（图 8-18）。

5. 骨折　指骨和软骨结构发生连续性和完整性中断。根据骨折程度分为完全性骨折与不完全性骨折；根据骨折线的形态分为横行骨折、纵行骨折、斜行骨折、粉碎性骨折、压缩性骨折和嵌入性骨折等（图 8-19）。

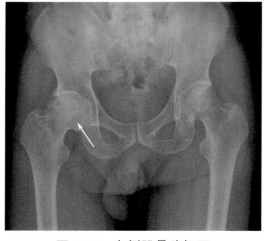 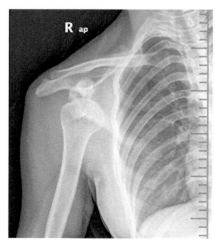

图 8-17　右侧股骨头坏死　　　　　图 8-18　肩关节脱位

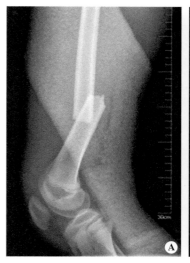
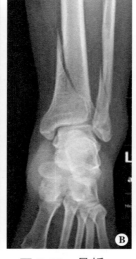
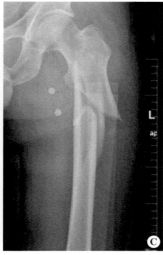

图 8-19　骨折

A. 横行骨折；B. 斜行骨折；C. 粉碎性骨折

五、计算机断层扫描

（一）检查方法

计算机断层扫描（CT）也是利用 X 线穿透人体不同密度和厚度的组织后，发生不同程度吸收而产生的影像，不同的是 CT 是利用 X 线束对人体检查部位一定厚度的层面进行扫描，取得信息后经计算机处理获得重建图像的方法。其优势是密度分辨力高，定位准确，组织结构影像无重叠，显著扩大了人体的检查范围，提高了病变的检出率和诊断率。

CT 检查分为平扫和对比增强检查。平扫是指不用对比剂的扫描。对比增强检查是经静脉注入水溶性有机碘对比剂后再扫描的方法，简称增强检查。

（二）临床应用

CT 临床上主要应用于颅脑（图 8-20、图 8-21）、胸部（图 8-22、图 8-23）、骨、关节、心脏、血管、腹部、盆腔等病变的诊断。

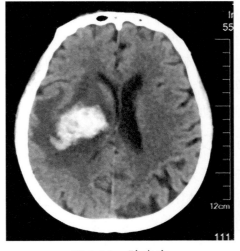
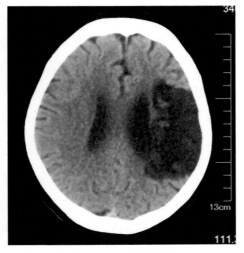

图 8-20　脑出血　　　　　　　　图 8-21　脑梗死

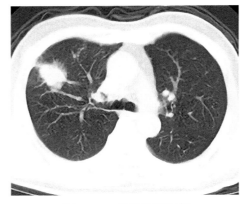 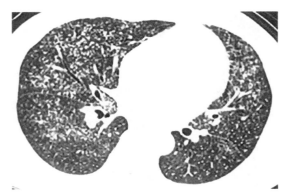

图 8-22 周围型肺癌　　　　　　　　图 8-23 粟粒型肺结核

（三）CT 检查患者的准备

1. 检查前的准备　①腹部、盆腔、腰骶部检查，扫描前 1 周不做胃肠道钡剂造影，不服含金属的药物。②腹部检查前 4 小时禁饮食，扫描前口服造影剂，使胃肠道充盈。③盆腔检查前 1 小时需清洁灌肠，膀胱检查前需大量饮水，等待膀胱充盈时扫描。④增强造影检查前 4 小时禁食、禁水，以防止发生呕吐将胃内容物误吸入肺；检查前应询问有无过敏史，并做碘过敏试验，试验阴性者请患者或家属在碘造影剂使用患者知情同意书上签名。⑤检查前去除检查部位的所有金属物品。⑥危重患者、增强造影检查的患者，须在医护人员监护下进行检查。⑦儿童或不合作患者可口服镇静剂 10% 水合氯醛 0.5ml/kg（不超过 10ml）以制动。

2. 检查过程中配合　嘱患者检查过程中不能随意翻动，胸腹部扫描时要屏住呼吸，眼球扫描时眼睛要直视，喉部扫描时不能做吞咽动作。

第 2 节　超 声 检 查

案例 8-2

患者，女，26 岁。下腹部疼痛半小时。本次月经延迟，医生怀疑异位妊娠，拟做双侧卵巢、输卵管及子宫超声检查。

问题：患者超声检查前应做哪些准备？

超声波是一种机械波，是指声源振动的频率在 20 000Hz 以上，所产生的超出人耳听觉范围的声波。超声检查是利用超声波的物理特性和人体组织的声学参数进行成像，并以此对疾病作出诊断。超声检查特点：操作简便、无创伤、无痛苦、可多次重复检查，能及时获得结果，无禁忌证和放射性损伤，能动态显示器官运动功能和血流动力学状况。

一、检查方法及应用

根据成像技术和显示方式的不同，超声检查主要分为 B 型超声、M 型超声和 D 型超声。

1. B 型超声　又称二维超声，是临床上最常用的超声诊断方法。B 型超声仪图像直观、形象，是采用多声束连续扫描的方式显示脏器的断层切面图像，形成脏器平面图。显示器上以光点的亮度来反映回声强弱，回声强的光点亮，回声弱则光点暗。其应用范围主要有：①可检测实性脏器的大小、形态及结构，检查囊性器官的形态、走向及功能状态。广泛应用于消化系统（肝、胆、脾、胰腺等）、生殖系统（子宫、卵巢等）、泌尿系统（肾、膀胱、前列腺等）、心血管系统等疾病的诊断。例如，测定肝、脾、胰腺、子宫和卵巢、胆囊、胆道、膀胱等的径值，了解其外形及内部结构，并可根据组织结构的回声特征诊断各种病变。②确定早期妊娠，鉴别胎儿是否存活，评估胎儿生长发育情况，诊断胎儿先天性发育异常和胎盘位置异常，检查节育环异常等。③检测占位性病变及包块的大小、形态、物理性质。④诊断各部位积液（如胸腔、腹腔、心包、肾盂等部位积液）并估计积液量。⑤在超声引导下行穿刺抽液、活检等介入性检查。

2. M 型超声　又称 M 型超声心动图，是用锯齿波慢扫描的方法使各回声光点从左到右连续移动，获得声束上各反射点运动的轨迹图。可用来观察心脏不同时相运动的规律，全面、直观、适时地显示心脏和大血管的解剖结构、心脏及瓣膜的运动状态，临床主要用于心脏瓣膜疾病、先天性心脏病、冠心病、心包疾病及大血管疾病的诊断。

3. D 型超声　又称多普勒超声心动图或超声多普勒，是利用多普勒效应探测心脏血管内血流方向、速度和状态并以一定声调的信号显示。临床上可分为频谱型多普勒和彩色多普勒血流显像。将血流的信息以波段的形式显示称频谱型多普勒。彩色多普勒血流显像是用相关的技术，迅速地把获得心腔内或血管内的全部频移回声信号进行彩色编码，目前用红色表示血流方向朝向探头，蓝色表示血流方向背离探头，湍流以绿色或多彩显示。血流速度快者，色彩鲜亮，血流速度慢者则色彩暗淡。D 型超声不仅能清楚显示心脏大血管的形态结构，而且能直观形象地显示血流的方向、速度、分流范围、有无反流及异常分流等，对心血管疾病的诊断具有重要的临床价值。

二、超声检查前的准备

1. 心脏超声检查　一般不需要特殊准备。小儿不合作者可以考虑使用少量短效镇静剂后检查。服用药物可能会对超声心功能评价产生一定的影响。

2. 腹部检查　如肝、胆、胆道、胰腺等，须空腹检查；检查前一晚不能进油腻食物，晚餐后开始禁食；次日上午检查前要排空大便、如有便秘或肠胀气者，检查前一晚可服缓泻剂。

3. 盆腔检查　如子宫、附件、前列腺等，检查前需饮水，保持膀胱充盈。

4. 婴幼儿及检查不合作者　可给予水合氯醛灌肠，待安静入睡后再进行检查。

自 测 题

A₁/A₂ 型题

1. X 线摄片检查的基础是

　A. 穿透性　　　　　B. 荧光效应

　C. 感光效应　　　　D. 热作用

　E. 电离效应

2. 人体组织中密度最高的是

　A. 体液　　　B. 软组织　　　C. 脂肪

　D. 骨骼　　　　　E. 含气组织

3. 患者淋雨后发热、咳嗽、右侧胸痛 1 天，肺部 X 线表现为右中下肺叶密度增高的云絮状阴影，病灶应属于

　A. 肺实变　　　B. 钙化灶　　　C. 肿块

　D. 空洞　　　　E. 以上都不是

4. 患者行胸部 X 线检查显示为梨形心，其心脏改

变为

A. 左心房、左心室增大

B. 左心房、右心室增大

C. 右心房、右心室增大

D. 右心房、左心室增大

E. 全心增大

5. 患者，男，65 岁。进行性吞咽困难 3 个月。平时喜食火锅，医嘱行 X 线食管造影检查，应选用的造影剂是

A. 碘油　　　　B. 泛影葡胺　　C. 硫酸钡

D. 胆影葡胺　　E. 氧气

6. 胃肠钡餐造影前的准备，错误的是

A. 提前 1 天做碘过敏试验

B. 检查前 3 天禁服钡剂、铁剂

C. 检查前 3 天禁服阿托品

D. 检查前 1 天进食无渣半流质饮食

E. 检查前 1 天晚上 12 点以后禁食、禁水

7. 造影检查准备错误的是

A. 用碘造影剂检查时，须提前做碘过敏试验

B. 造影检查适用于所有患者

C. 向患者解释有关检查的目的、方法及注意事项

D. 作好抢救准备

E. 根据检查部位选择正确的造影方法

8. 下列哪项不是消化道恶性溃疡的 X 线特点

A. 龛影位于胃轮廓内

B. 龛影位于胃轮廓外

C. 黏膜皱襞中断

D. 胃壁僵硬

E. 蠕动消失

9. 下列关于影像检查前准备错误的是

A. X 线摄片前应去除检查部位的金属饰物

B. 膀胱 CT 扫描前需大量饮水保持膀胱充盈

C. CT 扫描前应去除检查部位的金属饰物

D. 子宫输卵管造影前服用硫酸钡

E. 胸部扫描时要屏住呼吸

10. 早期发现和诊断乳腺癌最有效和可靠的方法是

A. 普通 X 线摄片　　　B. CT 扫描

C. B 超　　　　　　　D. 钼靶 X 线摄影

E. MRI

11. 冠状动脉造影前准备错误的是

A. 提前做碘过敏试验

B. 禁食 12 小时以上

C. 做好抢救准备

D. 向家属解释有关检查的目的、方法及风险

E. 可选择桡动脉或股动脉穿刺

12. 关于 CT 检查的描述正确的是

A. 脑出血呈低密度影

B. 脑梗死呈高密度影

C. 膀胱检查前需憋尿至膀胱充盈

D. 扫描前一天不做胃肠道钡剂造影

E. 眼球扫描时要紧闭双眼

13. 超声检查的特点，错误的是

A. 操作简便

B. 无创伤、无痛苦

C. 可多次重复检查

D. 能及时获得结果

E. 不能动态显示器官运动功能与血流情况

14. 有关超声检查前的准备工作错误的是

A. 肝、胆检查前需禁食

B. 子宫、附件检查时应使膀胱充盈

C. 婴幼儿检查不合作时应使用镇静剂使其安静下来

D. 胰腺检查前需空腹

E. 以上均不正确

（严正梅　王　峰）

实 训

实训一 健康史采集

（一）目的

1. 在教师指导下，学习健康史采集的内容、方法与技巧。

2. 通过练习问诊，提高护患沟通的能力。

3. 在临床护理实践中提高健康史采集的能力，培养尊重患者、关爱患者的高尚医德。

（二）操作前准备

1. 教师准备 实训室环境准备；学生分组；选择适合示教患者（学生角色扮演）。

2. 学生准备 角色准备（护士和患者角色）；健康史采集的方法和内容预习。

3. 用物准备 病历夹、笔、入院评估表、病例资料、教学视频与多媒体设备等。

（三）操作步骤

1. 集中观看健康史采集的视频资料。

2. 分组练习健康史的采集，每 5～7 人分成一个小组，每组由一名学生扮演患者，另一名学生扮演护士采集健康史，其他学生补充或纠正，教师指导。健康史内容有：一般资料、主诉、现病史、既往史、个人史、婚姻史、月经史、生育史、家族史、心理社会资料等。

3. 实训结束，各组相互评分点评。

4. 每个小组整理健康史采集的内容，书写病史，交教师批改。

（四）注意事项

1. 要求学生遵守实训室规则，听从教师指导，爱护公共财物。

2. 服装、鞋帽整洁，仪表大方，举止端庄，要关心、爱护、体贴患者。

3. 扮演护士的同学需结合患者年龄、知识层次等，熟练应用问诊技巧，取得患者的配合。

4. 扮演患者的同学要熟悉病例情况，认真扮演好患者的角色，配合健康史采集。

5. 健康史采集内容完整、正确、条例清晰，时间大概 15～20 分钟。

（何晓彬）

实训二 一般状态、皮肤、淋巴结评估

（一）目的

1. 掌握一般状态、皮肤、淋巴结的基本评估方法。

2. 会判断成人的发育与营养状态。

（二）操作前准备

1.用物准备：体重计、软尺、手电筒、棉签，异常体征的图片、教学视频及多媒体设备。

2.评估对象准备。

（三）操作步骤

1.集中观看一般状态、皮肤、淋巴结评估的教学视频。

2.以一名学生为被评估者，教师示教一般状态、皮肤、淋巴结的基本评估方法。

（1）一般状态：评估年龄、发育、营养、神志、面容、体位、步态等。

（2）皮肤：评估皮肤的色泽，弹性，温度，湿度，毛发分布，有无皮疹、出血、蜘蛛痣、水肿、瘢痕、溃疡等。

（3）淋巴结：评估顺序依次为耳前、耳后，乳突区，枕骨下区，颌下区，颏下区，颈部（颈前、后三角），锁骨上窝，腋窝，滑车上，腹股沟等。

3.教师示教完毕，学生两人一组进行互相评估，其间教师根据学生操作情况做指导。

4.展示一般状态、皮肤、淋巴结的异常图片与视频，让学生识别异常体征。异常体征如下。

（1）病态发育、营养不良。

（2）体位：被动体位与强迫体位。

（3）表情：淡漠、烦躁不安、痛苦。

（4）面容：急性病容、慢性病容、贫血面容、肢端肥大症面容、满月面容、苦笑面容、二尖瓣面容、肝病面容、甲状腺功能亢进症面容、黏液性水肿面容等。

（5）步态：蹒跚步态，醉酒步态，共济失调步态等。

（6）皮肤颜色：发绀，苍白，潮红，黄疸，色素沉着。

（7）皮疹：斑疹，玫瑰疹，丘疹，斑丘疹、荨麻疹。

（8）出血：出血点，紫癜，瘀斑，皮下血肿。

（9）蜘蛛痣与肝掌。

（10）水肿：轻度、中度、重度。

5.实验结束后记录评估结果。

（四）注意事项

1.光线要适宜。

2.评估淋巴结时，要求被评估部位放松。

（刘志超）

实训三　头部、面部及颈部评估

（一）目的

1.了解头部、面部器官的评估方法。

2.熟悉颈静脉、甲状腺、气管的评估方法。

3. 掌握瞳孔的评估方法。

（二）操作前准备

1. 用物准备 压舌板、软尺、手电筒、棉签、视力表、音叉，异常体征教学视频、图片及多媒体设备。

2. 评估对象准备。

（三）操作步骤

1. 集中观看教学视频，教师示教头部、面部及颈部的评估要点。

2. 以一名学生为被评估者，教师示教重点内容的评估方法。

（1）头颅：头发，头皮，头颅形状、大小，有无压痛、肿块。

（2）眼：眼睑、眼球、角膜、结膜、巩膜、瞳孔（形状、大小、对光反射、集合反射与调节反射）。

（3）鼻：鼻外形和皮肤颜色，鼻中隔位置，鼻黏膜的颜色及鼻窦有无压痛。

（4）耳：耳郭外形，分泌物，乳突压痛。

（5）口腔：口唇颜色，有无干裂、疱疹；口腔黏膜有无溃疡、出血点、色素沉着、瘀斑；齿龈有无出血、齿槽溢脓、色素沉着、铅线等；舌的颜色、形态，伸出有无震颤；咽部有无充血、出血点、分泌物；扁桃体（大小、表面、分泌物、肿大分度）。

（6）颈部：活动度，有无包块，血管（颈静脉充盈，颈动脉搏动），甲状腺（大小、质地、结节、压痛、震颤及血管杂音），气管是否居中。

3. 学生两人一组进行互相评估，教师指导。

4. 展示头部、面部及颈部异常的图片或视频，让学生识别异常体征，教师进行总结与反馈。

5. 记录评估结果。

（四）注意事项

1. 光线要适宜。

2. 翻转上眼睑时，力度要适中，动作要轻柔。

3. 评估鼻窦和乳突压痛时，用力要适度。

4. 检查咽部及扁桃体时，压舌板放置位置要正确。

5. 评估气管位置时，姿势要端正。

（王春洋）

实训四 胸部评估

（一）目的

1. 能指出胸部的体表标志。

2. 初步掌握胸部评估的基本方法。

3. 能识别胸部的异常表现。

（二）操作前准备

1.用物准备　软尺、听诊器、异常体征图片、教学视频及多媒体设备。

2.评估对象准备。

（三）操作步骤

1.两人一组相互指出胸部的骨骼标志、自然陷窝与人为划分的标志线及分区。

2.集中观看胸部评估的教学视频。

3.以一名学生作为被评估者，教师示教胸部评估的基本方法。评估内容有：①胸壁、胸廓；②肺脏，视诊（呼吸运动、呼吸频率、节律与深度），触诊（胸廓扩张度、语音震颤），叩诊（肺上界、肺野、肺下界），听诊（正常呼吸音）；③心脏，视诊（心前区有无隆起，心尖搏动部位、范围、强度），触诊（心尖搏动、震颤、心包摩擦感），叩诊（心界），听诊（听诊部位、听诊顺序、听诊内容）。

4.学生两人一组进行互相评估，教师根据学生操作情况做指导。

5.展示胸部异常表现的图片与视频，让学生识别。其内容有：①胸廓畸形、胸壁静脉怒张、胸壁压痛；②乳房不对称、乳头内陷、异常分泌物；③呼吸运动减弱，呼吸频率、节律与深度改变（间停呼吸、潮式呼吸），胸廓扩张度降低，语音震颤增强或减弱，异常呼吸音；④抬举性心尖搏动、剑突下搏动、心前区震颤、心包摩擦感。

6.实验结束后记录评估结果。

（四）注意事项

1.光线、室温要适宜。

2.视诊时尽量缩短暴露时间，从不同角度，按一定顺序进行系统、全面的观察。

3.叩诊时，左手中指紧贴被评估部位，右手中指与被叩打的部位的表面垂直，力度要均匀，注意双侧对比。

4.听诊时室内必须安静；听诊器的听件在使用前应保持温暖；被评估者适当暴露被评估部位，并采取舒适体位；听诊器的听件应紧贴于听诊部位。

（呼建峰）

实训五　腹部评估

（一）目的

1.能指出腹部的体表标志、分区及各分区的腹腔脏器。

2.初步掌握腹部评估的基本方法。

3.能识别腹部的异常表现。

（二）操作前准备

1.用物准备　听诊器、异常体征图片、教学视频及多媒体设备。

2.评估对象准备。

（三）操作步骤

1.学生两人一组相互指出对方腹部的体表标志、分区及各分区内的腹腔脏器。

2. 集中观看腹部评估的教学视频。

3. 以一名学生为被评估者，教师示教腹部评估的基本方法。评估内容为：①视诊：腹部形态、呼吸运动、腹壁静脉、胃肠型及蠕动波；②触诊：腹壁紧张度、压痛及反跳痛、腹部肿块、肝脏触诊、脾脏触诊、肾脏触诊、胆囊触诊；③叩诊：移动性浊音叩诊、肝浊音界叩诊；④听诊：肠鸣音、振水音。

4. 学生两人一组进行互相评估，教师根据学生操作情况做指导。

5. 多媒体展示腹部异常体征的图片或视频。异常体征内容有：①腹部膨隆、腹部凹陷、腹式呼吸运动受限或消失、腹壁静脉曲张、胃肠型及蠕动波；②腹壁紧张、压痛及反跳痛阳性、墨菲征阳性；③移动性浊音阳性；④肠鸣音亢进、肠鸣音减少或消失。

6. 实验结束后记录评估结果。

（四）注意事项

1. 服装整洁，态度端正，光线、室温适宜。

2. 患者仰卧，暴露全腹，腹部及全身肌肉放松，双腿屈曲。

3. 评估者立于被评估者右侧，光源适当，可利用侧面来的光线。

4. 触诊腹部时评估者的手必须温暖、轻柔，嘱被评估者做缓慢腹式呼吸，使腹部肌肉放松，必要时，评估者可一边与被评估者谈话，一边评估，以分散被评估者的注意力。评估顺序由浅入深、由下至上、由不痛部位到痛的部位。

（周晓斌）

实训六　脊柱、四肢评估、神经系统评估

（一）目的

1. 能初步对脊柱、四肢与神经系统进行评估。

2. 能识别脊柱、四肢及神经系统的异常表现。

（二）操作前准备

1. 用物准备：叩诊锤、棉签、异常体征图片、教学视频及多媒体设备。

2. 评估对象准备。

（三）操作步骤

1. 观看脊柱、四肢及神经系统评估教学视频。

2. 以一名学生为被评估者，教师示教脊柱、四肢评估、神经系统评估的基本评估方法。内容如下：①脊柱评估：脊柱弯曲度、脊柱活动度、脊椎压痛与叩击痛；②四肢评估：注意有无关节畸形或肿胀、肢体瘫痪、肌肉萎缩、手指震颤、杵状指、反甲等；③运动功能评估：随意运动与肌力、肌张力、不随意运动、共济运动；④神经反射：浅反射（角膜反射、腹壁反射）；深反射（肱二头肌反射、肱三头肌反射、跟腱反射、膝腱反射）；病理反射（巴宾斯基征、奥本海姆征、戈登征、查多克征）；脑膜刺激征（颈项强直、克尼格征、布鲁津斯基征）。

3.学生两人一组进行互相评估，教师根据学生操作情况做指导。

4.多媒体展示脊柱、四肢及神经系统异常体征，让学生识别。异常体征有：①脊柱异常弯曲及畸形（前凸、后凸、侧凸）、脊椎压痛与叩击痛阳性、脊柱活动受限；②关节畸形肿胀、肢体瘫痪、肌肉萎缩、杵状指、反甲、下肢水肿、下肢静脉曲张、膝内翻、膝外翻等；③瘫痪、震颤、共济失调；④深反射亢进、病理反射阳性、脑膜刺激征阳性。

5.实验结束后记录评估结果。

（四）注意事项

1.服装整洁，态度端正，光线、室温适宜。

2.评估脊柱弯曲度时，要求被评估者身体端正。

3.评估脊柱活动度时，不能强迫被评估者运动。

4.评估神经反射时，嘱被评估者肌肉放松，注意力要转移，以免反射难以引出。

（李　丽）

实训七　心电图描记

（一）目的

1.能正确连接肢体导联与胸导联。

2.能熟练操作心电图机。

3.会初步识别常见异常心电图。

（二）操作前准备

1.用物准备　心电图机、酒精棉球（或导电糊）、镊子、心电图纸、分规，常见异常心电图卡片。

2.评估对象准备。

（三）操作步骤

1.教师示教为被评估者描记一份心电图。具体操作如下。

（1）按规定接好导联。①肢体导联连接：先将被评估者的双侧腕部及两侧脚踝内侧上部暴露，并用酒精棉球擦洗脱脂（或使用导电糊），将电极夹按照左上肢（黄）、左下肢（绿）、右上肢（红）、右下肢（黑）固定好。②胸导联连接：暴露胸部，将电极吸球按表7-1固定好，固定前用酒精棉球擦洗脱脂。导联连接完成之后检查一次，确保无误。

（2）校正心电图机的走纸速度、画笔的位置。

（3）按开始旋钮，依次记录Ⅰ、Ⅱ、Ⅲ、aVR、aVL、aVF、V_1、V_2、V_3、V_4、V_5、V_6 12个导联的心电图。

（4）检查完后再核对一遍，并在心电图上标好导联名称，被评估者姓名、性别、年龄及检查时间。

（5）关闭电源开关，然后整理各个导线。

2.分组描记心电图，教师指导。

3. 各组将所描记的心电图进行各个波段、波形、心电轴、心率的测量，并熟悉其名称及书写方法。记录于实验报告。

4. 分发各组异常心电图卡片，讨论并记录每张卡片心电图特点。异常心电图有：期前收缩（房性期前收缩、室性期前收缩、交界性期前收缩）、心房颤动、阵发性室上性心动过速、室性心动过速、心室颤动、各型房室传导阻滞、心肌梗死等。

（四）注意事项

1. 检查心电图机电量是否充足；机器及导线、附件（包括心电图纸）是否齐全、完整；心电图机画笔及各个控制旋钮是否都在零或固定位置，若不在，要旋回规定位置；接好地线。

2. 请被评估者除去身上佩带的各种金属饰物及通信工具；被评估者肢体避免接触床体的金属部分；嘱被评估者呼吸均匀。

3. 操作时要把心电图机上的去干扰按键打开。

4. 注意保温，避免室温过低引起肌肉颤动。

（赵宇航）

参 考 文 献

曹厚德，2016. 现代医学影像技术学 . 上海：上海科学技术出版社

刘成玉，2013. 健康评估 . 3 版 . 北京：人民卫生出版社

罗卫群，崔燕，2016. 健康评估 . 4 版 . 北京：科学出版社

吕探云，2017. 健康评估 . 4 版 . 北京：人民卫生出版社

裴建奎，李文慧，2018. 健康评估 . 北京：人民卫生出版社

孙玉梅，张立力，2017. 健康评估 . 4 版 . 北京：人民卫生出版社

万学红，卢雪峰，2013. 诊断学 . 8 版 . 北京：人民卫生出版社

王峰，2016. 健康评估 . 2 版 . 北京：科学出版社

夏惠丽，朱建宁，2015. 诊断学基础 . 北京：人民卫生出版社

张淑爱，李学松，2016. 健康评估 . 2 版 . 北京：人民卫生出版社

自测题参考答案

第 2 章

1. C   2. B   3. C   4. E   5. D   6. B   7. D
8. E   9. D   10. B

第 3 章

1. A   2. A   3. D   4. B   5. B   6. D   7. D
8. B   9. B   10. A   11. C   12. A   13. B
14. A   15. B   16. D   17. D   18. A   19. D
20. D   21. B   22. E   23. B   24. B   25. D
26. C   27. C

第 4 章

1. D   2. D   3. E   4. E   5. B   6. B   7. A
8. D   9. A   10. D   11. D   12. D   13. E   14. A
15. B   16. E

第 5 章

1. D   2. C   3. D   4. C   5. C   6. D   7. A
8. C   9. D   10. C   11. A   12. A   13. B   14. A
15. B   16. D   17. D   18. C   19. D   20. A
21. E   22. C   23. C   24. C   25. C   26. C

27. C   28. B   29. D   30. B   31. D   32. C
33. C   34. B   35. B   36. C   37. E   38. B
39. B   40. D   41. C   42. D   43. A   44. D
45. C   46. A

第 6 章

1. A   2. C   3. B   4. A   5. B   6. D   7. E
8. E   9. E   10. A   11. C   12. C   13. E   14. D
15. C   16. A   17. C   18. B   19. C   20. D
21. E   22. A   23. B   24. A   25. E   26. D
27. B   28. A   29. B

第 7 章

1. B   2. A   3. D   4. D   5. D   6. A   7. D
8. B   9. C   10. B   11. C   12. D   13. B   14. D
15. B   16. A   17. B   18. A   19. B   20. A
21. B

第 8 章

1. C   2. D   3. A   4. B   5. C   6. A   7. B
8. B   9. D   10. D   11. B   12. C   13. E   14. E